Les dysphasies

De l'évaluation à la rééducation

Chez le même éditeur

Les aphasies. Évaluation et rééducation, par S. Chomel-Guillaume, G. Leloup, I. Bernard. 2010, 288 pages.

Les bilans de langage et de voix, par F. Estienne, B. Piérart et coll. 2006, 312 pages.

Les dyslexies. Décrire, évaluer, expliquer, traiter, par A. Van Hout, F. Estienne. Collection Orthophonie. 1998, 2e édition, 336 pages.

Dysorthographie et dysgraphie. 285 exercices, par F. Estienne. Collection Orthophonie. 2006, 197 pages.

L'enfant dyspraxique et les apprentissages. Coordonner les actions thérapeutiques et scolaires, par M. Mazeau, C. Le Lostec. 2010, 216 pages.

Le langage de l'enfant. Aspects normaux et pathologiques, par C. Chevrie-Muller, J. Narbona. 2007, 3e édition, 656 pages.

Mémoire et langage. Surdité, dysphasie, dyslexie, par A. Dumont. Collection Orthophonie. 2001, 2e édition, 136 pages.

Méthodes d'entraînement à la lecture et dyslexies, par F. Estienne. Collection Orthophonie. 1998, 288 pages.

Méthodes d'initiation à l'écrit. Pour les dyslexiques et les dysorthographiques, par F. Estienne. Collection Orthophonie. 1999, 288 pages.

Orthographie, pédagogie et orthophonie, par F. Estienne. Collection Orthophonie. 2002, 312 pages.

La rééducation du langage de l'enfant. Savoir-faire-dire-être, par F. Estienne. Collection Orthophonie. 2002, 192 pages.

Rééduquer la dyscalculie et la dyspraxie, par A. Crouail. Collection Orthophonie. 2009, 184 pages.

Traitement du langage oral chez l'enfant. Interventions et indications cliniques, par M.-A. Schelstraete. 2011, 302 pages.

Les troubles du langage chez l'enfant, par G. de Weck, P. Marro. 2010, 376 pages.

Troubles dysphasiques. Comment raconter, relater, faire agir à l'âge préscolaire, par G. de Weck, M.-C. Rosat. Collection Orthophonie. 2003, 240 pages.

Voir la parole. Lecture labiale. Perception audiovisuelle de la parole, par A. Dumont, C. Calbour. Collection Orthophonie. 2002, 234 pages.

185 exercices pour les dyslexiques, par F. Estienne. Collection Orthophonie. 2006, 150 pages.

400 exercices de lecture et compréhension, par M.-C. Perret. Collection Orthophonie. 2011, 286 pages.

Les dysphasies

De l'évaluation à la rééducation

Christelle Maillart
Marie-Anne Schelstraete

Avec la collaboration de

Émilie Collette, Nancy Durieux, Audrey Gabriel, Anne-Lise Leclercq, Lucie Macchi, Steve Majerus, Sandrine Leroy, Charline Urbain

Préface de Claude Chevrie-Muller

ELSEVIER
MASSON

ISBN : 978-2-294-72660-6

Elsevier Masson SAS, 62, rue Camille-Desmoulins, 92442 Issy-les-Moulineaux cedex
www.elsevier-masson.fr

Liste des collaborateurs

Maillart, C., chargée de cours, département de psychologie : cognition et comportement, unité de logopédie clinique, université de Liège, Belgique.

Schelstraete M.-A., professeur, université catholique de Louvain, faculté de psychologie et des sciences de l'éducation, institut de recherche en sciences psychologiques, Belgique, université de Genève, Suisse.

Avec la collaboration de :

Collette E., institut de recherche en sciences psychologiques, université catholique de Louvain, Belgique.

Durieux N., bibliothèque des sciences de la vie, université de Liège, Belgique.

Gabriel A., département de psychologie : cognition et comportement, unité de logopédie clinique, université de Liège, Belgique.

Leclercq A.-L., département de psychologie : cognition et comportement, unité de logopédie clinique, université de Liège, Belgique.

Macchi L., doctorante en sciences psychologiques, laboratoire Ureca, université de Lille 3, université catholique de Louvain, Belgique, orthophoniste, hôpital Saint-Vincent-de-Paul, Lille.

Majerus S., département de psychologie, cognition et comportement, université de Liège, Belgique.

Leroy S., département de psychologie : cognition et comportement, unité de logopédie clinique, université de Liège, Belgique.

Urbain C., unité de recherche en neuropsychologie et neuro-imagerie fonctionnelle, université libre de Bruxelles, laboratoire de cartographie fonctionnelle du cerveau, hôpital Erasme, Bruxelles, Belgique.

Préface

J'ai lu avec un réel intérêt le présent ouvrage *Les dysphasies. De l'évaluation à la rééducation.* Il nous permet en effet de faire le point dans cette quête déjà longue du « pourquoi ? » (des déficits sous-jacents expliquant les troubles du langage peuvent-ils être mis en évidence ?) et du « comment ? » (comment intervenir sur les dysphasies aussi efficacement que possible, à la lumière des données scientifiques disponibles ?). Je détaillerai quelque peu certaines, au moins, des raisons pour lesquelles, selon moi, tout clinicien, toute clinicienne (logopède, orthophoniste, neuropsychologue, pédagogue spécialisé, neuropédiatre, etc.) devrait lire, méditer, « faire son miel » des textes proposés ici. Ils y trouveront matière, évidemment, à approfondir leurs connaissances à la lumière des travaux les plus récents de la littérature internationale. Plus précisément – et nous donnerons plus loin quelques exemples – ils apprendront à affiner leur diagnostic, mais aussi à fonder leur pronostic sur des critères validés, à concevoir la prévention au niveau d'une intervention précoce (notamment pour la prévention des difficultés d'apprentissage du langage écrit), et à déterminer la prise en charge, en prenant appui sur des méthodes dont l'efficacité a pu être testée. Les propres travaux expérimentaux et l'expérience clinique des auteurs sont une source supplémentaire d'information et une garantie pour l'analyse rigoureuse des données disponibles dans la littérature.

Les premiers chapitres de l'ouvrage faisant le point sur les « repères théoriques » ne se limitent pas à l'exposé de théories, mais fournissent des clés pour l'interprétation des symptômes, et déjà des orientations pour la prise en charge. Deux questions sont posées d'emblée, et conjointement, dans ces chapitres consacrés aux aspects théoriques, celle du « contenu » (les symptômes) de la dysphasie, ou mieux *des* dysphasies, et celle des limites du cadre nosologique.

En termes de *contenu*, si l'on considère d'abord ce qui est strictement du domaine du langage et de la communication, la diversité des tableaux conduit les auteurs de l'ouvrage à envisager *les* dysphasie*s* et non plus *la* dysphasie. Une première distinction paraît essentielle. Trois grands types peuvent être facilement individualisés : dyspraxie verbale, dysphasie linguistique, troubles pragmatiques (Bishop, 2004, cité par A.L. Leclercq et S. Leroy, chapitre 1, p. 10). Sauf mention contraire, les travaux cliniques ou expérimentaux qui sont analysés dans le présent ouvrage portent sur les « dysphasies linguistiques ». À juste titre les « difficultés pragmatiques » font l'objet d'un chapitre spécifique, très informatif, sur ce sujet délicat.

Dans le cadre même des *dysphasies linguistiques* les « profils » sont divers ; on parle de dysphasie phonologique, phonologique-syntaxique, ou encore lexico-sémantique...Et le rappel de la nécessité d'une évaluation de toutes les composantes du langage est bienvenu.

Une des évolutions dans la conception des troubles *spécifiques* du langage, qui ne sera pas sans incidence sur les recherches théoriques, a concerné les *limites* à donner à cette pathologie. Certes la « découverte » d'une telle spécificité et la définition par *exclusion* ont eu une importance conceptuelle et historique. De même que l'on démontrait qu'un sujet pouvait souffrir d'une infirmité motrice cérébrale grave et avoir des capacités cognitives préservées, on découvrait qu'un trouble du langage pouvait exister en dehors d'atteintes sensorielles, cognitives (non linguistiques) ou comportementales. Ces conceptions, qui ont fondé les modalités de l'intervention dès le milieu du XXe siècle, ont constitué (tant pour l'infirmité motrice cérébrale que pour la dysphasie), dans la pratique rééducative et pédagogique, un bouleversement peut-être oublié aujourd'hui. Le bouleversement suivant, auquel nous assistons maintenant, est illustré par la discussion – voire pour certains la remise en cause – d'une définition « mathématique » de la dysphasie, fondée sur une dissociation entre le QI non verbal et le QI verbal. Ceci n'est pas sans incidence sur les hypothèses qui ont été testées plus récemment par les chercheurs. Une meilleure connaissance des dysphasies a conduit à la reconnaissance de certains déficits associés praxiques et/ou cognitifs, tels que le ralentissement du temps de réaction, et plus généralement la lenteur de certains traitements cognitifs, l'insuffisance de la mémoire de travail, les troubles attentionnels, la limitation devant la charge de traitements cognitifs simultanés... Ce n'est pas l'un des moindres mérites des auteurs des différents chapitres d'attirer l'attention sur ces déficits associés éventuels qui doivent être recherchés, évalués et traités, au même titre que les déficits proprement linguistiques. La connaissance de ces troubles associés a conduit à des « théories non linguistiques » de la dysphasie, incriminant de tels déficits en tant qu'origine commune de déficits de langage et de déficits cognitifs. Même si ces théories ne semblent pas entièrement confirmées, il n'en reste pas moins que la détection de *troubles associés* reste essentielle et inspire la conduite de la rééducation. Ainsi la difficulté pour le dysphasique à assurer un traitement « lourd », impliquant l'exercice de plusieurs capacités (linguistiques, cognitives), va conduire aussi bien pour les expérimentations que pour les épreuves de tests et pour les exercices d'entraînement à ne proposer à l'enfant qu'« une difficulté à la fois ». Si, par exemple, le diagnostic ou l'entraînement est ciblé sur la morphosyntaxe, on évitera un matériel incluant des difficultés phonologiques et/ou un lexique peu fréquent.

Les remises en cause de notions qui paraissaient bien établies (par exemple : diagnostic par exclusion), et la multiplicité des recherches qui « traquent » (à juste titre) les phénomènes sous-jacents pouvant expliquer les difficultés des dysphasiques, ne doivent pas décourager celui ou celle qui souhaite mettre à jour ses connaissances. Nous avons déjà relevé que certaines de ces recherches ont des implications directes sur la pratique.

La lecture de l'ouvrage et la familiarisation avec le foisonnement des hypothèses et contre-hypothèses, preuves et « contre-preuves », ont également une valeur *pédagogique* sur laquelle l'on souhaite insister, en citant quelques exemples. Prendre connaissance des procédures expérimentales, telles qu'elles sont rapportées dans les chapitres 1 à 5, notamment, induit une formation à la critique des travaux scientifiques que l'orthophoniste-logopède doit avoir à connaître au long de sa formation continue.

Une première leçon à retenir est donc la nécessité de ne pas en rester – notamment pour l'intervention – au symptôme langagier de surface, et de rechercher une possible cause sous-jacente, linguistique ou cognitive. Il est trivial de dire que devant une infection bactérienne, on ne soigne pas uniquement le symptôme – la fièvre ou les douleurs – mais que l'on intervient en même temps sur la cause de ces symptômes en administrant un antibiotique. Au fil des chapitres, divers exemples peuvent être rapportés, l'explication peut se trouver au sein même du langage. *Ainsi, selon la théorie de Chiat (chapitre 1 p. 23), si l'on considère que le traitement phonologique est essentiel pour l'acquisition de la morphologie et de la syntaxe, on peut convenir qu'il est nécessaire d'agir en premier lieu – ou concurremment – sur ce niveau phonologique.*

La relation pourrait ne plus être intralinguistique comme dans l'exemple précédent, mais concerner un processus d'apprentissage général commun à la sphère linguistique et à la sphère cognitive. *Une expérimentation chez des aphasiques agrammatiques adultes, par exemple, a permis de montrer l'effet positif de l'entraînement à des séquences cognitives non linguistiques (transformations systématiques de structures sérielles) sur le traitement syntaxique (chapitre 2, p. 43).*

Un autre enseignement, tiré d'une expérimentation tout à fait remarquable, concerne l'attention que l'on doit toujours porter dans l'interprétation, aussi bien d'une expérimentation que dans celle des résultats d'une épreuve de test, à l'interaction entre le déficit-cible que l'on souhaite évaluer (ou traiter) et d'autres déficits associés. Gabriel *et al.* (chapitre 2, p. 48), évaluant les capacités d'apprentissage procédural d'enfants dysphasiques, ont pu montrer, en diminuant – dans le protocole expérimental – le poids des contraintes cognitives et motrices, que ces capacités d'apprentissage étaient équivalentes à celles d'enfants tout-venant. L'interprétation d'expériences antérieures, concluant à une difficulté dans l'apprentissage, était donc faussée.

On envisagera plus loin la nécessaire formation des cliniciens à un abord critique des travaux publiés dans la littérature scientifique. Nous avons voulu donner ici déjà des exemples de démarches rigoureuses entreprises pour répondre aux questions évoquées en introduction : celles du « pourquoi ? » et du « comment ? ».

Pour conclure cette réflexion rappelons, de façon schématique, la démarche qui devrait être suivie pour répondre aux interrogations sur la pathologie du langage :

- constatation d'un trouble du langage ;
- mise en évidence éventuelle d'un déficit (associé) linguistique et/ou cognitif corrélé au trouble du langage ;
- hypothèse d'une relation « explicative » entre le trouble du langage et le déficit potentiellement sous-jacent ;

• intervention ciblée sur ce déficit;
• évaluation de l'efficacité de la prise en charge du déficit « causal » sur le trouble du langage;
• duplication de l'expérimentation sur un nouvel échantillon de population similaire, avec une méthodologie identique.

Même si elle a été remise en cause lors, précisément, de tentatives de duplication, la démarche de Tallal est, à ce titre, tout à fait exemplaire, depuis les travaux des années 1970 mettant en évidence, chez des dysphasiques, un déficit perceptif (déficit du traitement temporel) jusqu'à la mise en œuvre, dans les années 1990 d'un entraînement temporel (cf. chapitre 1, p. 20–21, et chapitre 5 p. 118 pour la méthode d'intervention).

Nous venons de commenter ces chapitres de l'ouvrage consacrés aux aspects théoriques, avec leurs retombées éventuelles sur le diagnostic, le pronostic et la prise en charge. On voudrait individualiser, dans sa très grande richesse, le chapitre portant sur les *relations entre langage oral et langage écrit* dans lequel sont revisitées, notamment, les relations entre dysphasie et dyslexie. On y trouve, entre autres, des données vérifiées applicables au pronostic et à la prévention des difficultés pour l'écrit à l'âge scolaire. L'accent qui est mis sur des déficits de langage oral (entre autres en phonologie) sous-jacents aux difficultés pour l'acquisition de l'écrit conduit à recommander l'intervention préventive précoce pour l'amélioration des capacités orales. Pour ce qui est du pronostic, quant aux acquisitions à l'âge scolaire, l'un des grands mérites de l'auteur est de fournir des données sur les *facteurs de risque* (et leur inversion en miroir en tant que *facteurs de protection*). Deux de ces facteurs nous interrogent particulièrement. La corrélation entre le QI non verbal et l'apprentissage de la lecture chez les dysphasiques indique bien la variété des tableaux de dysphasies (notamment selon la sévérité de l'atteinte cognitive non linguistique) et la multiplicité des capacités mises en jeu pour l'apprentissage de l'écrit. Quant à l'intervention dans le pronostic du niveau d'éducation de la mère, il pourrait témoigner du caractère familial de la pathologie, mais aussi de l'inégalité d'origine socioculturelle devant une difficulté d'apprentissage, ou encore de l'influence de ces deux facteurs.

Enfin l'individualisation d'un déficit de compréhension de la lecture (existence de *mauvais compreneurs*) vient combler un manque; la littérature sur l'apprentissage de l'écrit s'est beaucoup plus intéressée aux déficits du *décodage* qu'à celui de la compréhension.

On a noté, au fur et à mesure de notre lecture de l'ouvrage, l'incidence sur le choix du type d'intervention, et sur ses modalités, de constatations expérimentales; les logopèdes-orthophonistes apprécieront particulièrement de trouver un chapitre entier consacré aux principales techniques de prise en charge des troubles morphosyntaxiques.

Pour terminer notre « déambulation » à travers cet ouvrage particulièrement riche, on se penchera prudemment sur cette « bombe » (qui – ainsi que le note les auteurs ici – n'en serait pas une dans les pays anglo-saxons, et ne devrait pas être considérée comme telle) que constitue le conseil de pratiquer l'« intervention basée sur des preuves » (*Evidence-Based-Practice* ou *EBM*). Il ne s'agit en réalité que d'une attitude de bon sens, mais formalisée. Fonder un diagnostic, et un traitement sur les connaissances scientifiques validées disponibles, est la base des conduites recommandées pour les praticiens médicaux et paramédicaux. Deux cas peuvent se présenter lorsqu'un professionnel fonde – comme il est requis – sa pratique sur des « preuves ».

Dans un premier cas, la « décision thérapeutique est claire et évidente ». Nous ne partageons pas entièrement l'avis des auteurs quant à la rareté de cette situation. Ainsi, au terme de sa formation professionnelle (on postule que celle-ci repose sur des preuves scientifiquement établies, de même que sur l'expérience clinique des formateurs), le praticien dispose d'éléments suffisants pour sa pratique, dans un nombre de cas qui ne devrait pas être négligeable. Il est évidemment nécessaire que l'orthophoniste, le médecin, ou tout autre thérapeute, mette à jour ses connaissances dans un processus de formation continue. Les éléments de la formation professionnelle, si elle respecte les conditions que nous citons ci-dessus, ne devraient pas être placés parmi les preuves de plus *bas niveau*. Par ailleurs un certain nombre d'institutions publient des « recommandations de bonne conduite », qui dans le principe sont fondées sur des preuves « externes et internes » ; on peut donner comme exemple, en France, la Haute Autorité en Santé. L'Institut national de la santé et de la recherche médicale (Inserm), de son côté, réalise des revues systématiques, dans différents domaines de la santé, qui sont publiées sous le nom d'expertises collectives (une d'entre elle a été consacrée à la dyslexie, en 2007). Les groupes qui se chargent de ces expertises comportent des scientifiques, des praticiens et des représentants des associations de patients.

Une autre situation, dont il faudrait évaluer la fréquence, est celle où le clinicien doit lui-même réunir les preuves (de haut niveau) quant à la validité et à l'efficacité des méthodes de diagnostic et de traitement à appliquer à un cas particulier (ou à *des* cas). La méthodologie est parfaitement décrite dans le chapitre consacré à l'EBM. Elle repose, pour une partie essentielle, sur la consultation des bases de données, à la recherche d'études apportant des preuves de haut niveau. Deux remarques d'ordre méthodologique et pratique me semblent devoir être faites. La première concerne la difficulté extrême à réaliser (et donc à trouver dans la littérature « en ligne ») des protocoles du type « essais randomisés contrôlés », constituant la « voie d'or » pour apprécier la validité des traitements. Remarquons que si l'on bute sur la difficulté à constituer des paires d'échantillons « sujets traités/sujets non traités », il est plus aisé de randomiser les essais comparant deux méthodes différentes de prise en charge. D'un point de vue pratique par ailleurs, nous partageons entièrement l'avis des auteurs quant à la nécessité pour les cliniciens de devenir des « consommateurs critiques et avertis des données de la recherche » (donc d'y être formés à l'université), ainsi qu'à l'intérêt de la veille documentaire « éclairée » (c'est un mode de *formation continue*). Il s'avère donc nécessaire de former, au sein de la profession, des groupes de discussion – ou plus précisément de travail. Des groupes, par champs d'intérêt – véritables réseaux multinationaux – devraient avancer de façon plus pertinente dans la recherche des preuves documentaires, et aussi dans l'appréciation de l'efficacité de leur propre pratique. Pourquoi ne pas regrouper sur des protocoles standardisés les observations d'un réseau d'orthophonistes portant sur les résultats des traitements en fonction des méthodes adoptées ?

Cette (trop) longue préface témoigne de mon intérêt pour *Les dysphasies* que j'avais exprimé en entamant ces réflexions. J'ai voulu montrer que la lecture de l'ouvrage était enrichissante par les informations apportées, mais aussi parce qu'elle permet de comprendre, à travers les travaux scientifiques rapportés, la nécessité de la rigueur dans l'observation et dans le choix des méthodes, tout particulièrement dans un domaine où persistent encore, à côté des avancées indiscutables, quelques zones d'ombre. Raison de plus pour – à partir de l'excellente base que constitue ce livre – poursuivre de façon *continue* l'enrichissement de nos connaissances.

Claude Chevrie-Muller
Docteur en médecine, orthophoniste, directrice de recherche émérite à l'institut national de la santé et de la recherche médicale, laboratoire MoDyCo (CNRS-université Paris 10)

Table des matières

Introduction

L'étude des troubles du langage oral chez l'enfant a connu un développement considérable à partir des années 1970 avec le développement des recherches en psychologie du langage, en linguistique et plus récemment dans le domaine des neurosciences et de la génétique. Ces recherches ont conduit à une identification plus précise des enfants présentant des troubles du langage en l'absence de toute cause connue, dits « troubles spécifiques du développement du langage », et à une description assez détaillée des difficultés observées chez ces enfants. Les questions restent toutefois encore nombreuses à l'heure actuelle quant aux mécanismes sous-jacents à ces difficultés. Longtemps centrées sur les déficits linguistiques mis en évidence chez ces enfants, les hypothèses récentes explorent plus largement les mécanismes d'apprentissage impliqués dans le développement langagier. Les chercheurs s'intéressent aux capacités de détection de régularité, de catégorisation, de mémorisation ou de traitement de l'ordre à la fois dans des tâches verbales ou non verbales. La prise en charge des troubles langagiers fait également l'objet d'une attention particulière. Le besoin accru de justifier l'efficacité des pratiques orthophoniques mises en place a conduit au développement d'un courant méthodologique, l'*evidence-based practice,* mettant l'accent sur la motivation des choix cliniques par des données objectives, qu'elles soient issues de la littérature scientifique ou de l'expérience professionnelle des cliniciens. L'objectif principal de ce livre est de rendre accessibles ces développements récents aux professionnels concernés par le suivi des enfants présentant des troubles spécifiques du langage oral.

La première partie de l'ouvrage propose quatre chapitres qui traitent de questions théoriques actuellement débattues dans la littérature scientifique relative aux troubles spécifiques du langage oral chez l'enfant. Le premier chapitre développe les caractéristiques linguistiques observées chez les enfants qui présentent un trouble spécifique sévère et durable du langage oral, appelé également dysphasie. Il discute également des limites de cette définition et des hypothèses théoriques actuellement avancées pour rendre compte de ce trouble. Les deux chapitres suivants détaillent chacun l'une de ces hypothèses : celle d'un déficit d'apprentissage implicite (chapitre 2) et d'un déficit de mémoire à court terme verbale (chapitre 3). Le dernier chapitre offre une synthèse des travaux qui se sont intéressés à l'acquisition de la lecture chez des enfants présentant un trouble spécifique du langage oral, d'une part en reconnaissance de mots écrits, et d'autre part en compréhension de texte.

Chapitre 1

Introduction générale à la dysphasie : caractéristiques linguistiques et approches théoriques

A.-L. Leclercq, S. Leroy

Définition du trouble

La dysphasie est définie comme un trouble développemental, qui concerne l'élaboration du langage oral, entraînant des troubles importants de la compréhension et/ou de l'expression du langage parlé. C'est un trouble spécifique, sévère et persistant qui interfère d'emblée avec la dynamique développementale de l'enfant. Les définitions actuelles montrent la variabilité des critères de diagnostic. La plupart des définitions insistent sur les critères d'exclusion : le trouble du langage oral doit être spécifique, c'est-à-dire présent en l'absence d'un déficit auditif, d'un retard général de développement, de troubles neurologiques ou de troubles envahissants du développement tels que l'autisme (notamment Schwartz, 2009). Cette spécificité se retrouve dans les critères diagnostiques proposés par l'Organisation mondiale de la santé (ICD-10) qui insiste sur l'importance de l'existence d'un écart significatif entre les aptitudes langagières et non langagières (le quotient intellectuel performance [QIP] devant être au minimum 15 points supérieurs au quotient intellectuel verbal [QIV]). D'autres définitions, telles que celle proposée par l'Ordre des orthophonistes et audiologistes du Québec (OOAQ, 2004), soulignent la grande hétérogénéité interindividuelle des troubles, la variabilité du portrait clinique dans le temps, la persistance des troubles, la faible possibilité d'évolution sans intervention et les situations de handicap engendrées sur les plans personnel, social, scolaire et professionnel. D'autres définitions récentes insistent également sur l'hétérogénéité du profil clinique des enfants, soulignant que l'ampleur des déficits des enfants dysphasiques peut varier en fonction des différents niveaux langagiers : phonologique, lexical, morphologique, syntaxique, sémantique ou pragmatique (Friedmann et Novogrodsky, 2007).

Ces définitions renvoient à la spécificité des troubles langagiers d'une part, ainsi qu'à leur sévérité et leur persistance d'autre part. Le diagnostic de dysphasie semble donc reposer sur des critères d'inclusion (sévérité et persistance), ainsi que sur des critères d'exclusion (spécificité). Cependant, des données récentes remettent en doute l'applicabilité de ces critères et lèvent le voile sur une problématique développementale qui apparaît plus complexe qu'un trouble isolé du développement langagier.

Spécificité des troubles langagiers

Cooccurrence des troubles langagier, praxique et attentionnel

De nombreuses études révèlent une importante co-occurrence chez un même individu des troubles langagiers, attentionnel et moteur (pour une revue, Campbell et Skarakis-Doyle, 2007). Dans une revue de littérature sur les troubles moteurs rencontrés chez les enfants dysphasiques, Hill (2001) montre que 40 à 90 % de ces enfants présentent les critères de dyspraxie. Par ailleurs, il semble qu'en moyenne 20 à 40 % des enfants dysphasiques présentent des symptômes d'inattention et/ou d'hyperactivité-impulsivité dont la fréquence et la sévérité sont inappropriées au vu de leur niveau de développement, engendrant par conséquent des troubles de fonctionnement dans la vie quotidienne (*cf.* Oram Cardy, Tannock, Johnson et Johnson, 2010).

Le développement intellectuel

La pose du diagnostic de dysphasie est en général conditionnée par la vérification du niveau de raisonnement non langagier qui doit être dans la norme (QIP supérieur à 85). L'application de ce critère soulève toutefois trois questions majeures, relatives aux problèmes liés à la définition d'un score-seuil, à ses implications sur la prise en charge clinique et à l'évolution du raisonnement non verbal à travers le temps.

Tout d'abord, la définition d'un score-seuil reste un choix arbitraire, consistant à créer une ligne de démarcation artificielle sur un continuum de performances (Dockrell et Lindsay, 2008). Tout test étant entaché d'une erreur standard de mesure, les scores obtenus par un enfant peuvent légèrement différer d'une passation à l'autre. Par conséquent, une application trop stricte de ce critère peut amener à poser le diagnostic un jour et à l'exclure un autre jour. Selon (Lahey, 1990), ni le critère d'écart significatif entre les QIP et QIV, ni le critère d'un score-seuil pour le QIP ne sont des candidats idéaux pour un diagnostic. Certains auteurs se sont interrogés sur le nombre d'enfants dysphasiques qui pourraient rentrer dans ces critères s'ils étaient strictement appliqués. Conti-Ramsden et Botting (1999) ont observé que 84 % des 233 enfants dysphasiques rencontrés présentaient un écart significatif entre leur QIP et leur

QIV. À l'inverse, Tomblin et ses collaborateurs (Tomblin et *al.*, 1997) ont montré que 13,9 % des 7218 enfants rencontrés à l'âge de 5 ans présentaient un écart significatif entre leurs QIP et QIV, alors que seuls 7,4 % ont été diagnostiqués comme ayant un trouble spécifique du langage sur la base de l'utilisation de tests langagiers. La sensibilité et la spécificité de ces critères de sélection ne sont donc pas parfaites, et il est important d'en avoir conscience lors du diagnostic.

En ce qui concerne les implications cliniques, il semble que ces critères d'exclusion ne permettent pas de définir un groupe avec des besoins cliniques homogènes, ni de distinguer des groupes d'enfants cliniquement et théoriquement distincts sur la base de leurs caractéristiques langagières ou de l'efficacité de la prise en charge orthophonique (Botting, 2005 ; Dockrell et Lindsay, 2008 ; Dollaghan, 2004 ; Fey et coll., 1994 ; Tomblin et Zhang, 1999).

> Par exemple, Tomblin et Zhang (1999) montrent que les performances langagières des enfants présentant un trouble spécifique du langage ne se distinguent pas qualitativement de celles des enfants présentant un retard général de développement. Les enfants avec un trouble spécifique affichent des performances globalement meilleures dans tous les domaines langagiers, mais rencontrent le même type de difficultés que les enfants présentant un retard général de développement.

En outre, le quotient intellectuel des enfants en difficulté langagière évolue différemment de celui des enfants sans trouble langagier. En fonction des études, on relève une chute moyenne chez certains enfants dysphasiques de 8 à 36 points de QIP entre l'enfance et l'âge adulte (notamment, Botting, 2005 ; Mawhood, Howlin et Rutter, 2000 ; Tomblin, Freese et Records, 1992). Par ailleurs, Stothard, Snowling, Bishop, Chipchase et Kaplan (1998) observent qu'à 15 ans, les enfants ayant présenté des troubles du langage, mais dont les difficultés langagières sont résolues, montrent des scores non verbaux dans la norme, alors que ceux dont les difficultés langagières persistent présentent des scores non verbaux inférieurs à la norme attendue. L'application d'un score seuil pour le niveau intellectuel risque donc de mener à l'exclusion du diagnostic de dysphasie pour des patients plus âgés. Ainsi, dans la littérature scientifique, certains auteurs soulignent que des QIP compris entre 70 et 85 sont parfois acceptables (notamment, Bishop, North et Donlan, 1996 ; Norbury, Bishop et Briscoe, 2002 ; Rice, 2009). L'évaluation intellectuelle non verbale des enfants dysphasiques doit rester un outil permettant de faire la part des choses entre un retard avant tout langagier et un retard plus général de développement. Choisir des évaluations adaptées aux difficultés langagières et se renseigner sur d'éventuelles évaluations intellectuelles antérieures permettraient de diminuer les biais liés à l'évaluation intellectuelle non verbale.

La problématique de la spécificité des troubles langagiers chez les enfants dysphasiques souligne l'importance de la prise en compte du développement cognitif dans sa globalité. Le développement cognitif est un processus qui peut être vu comme dynamique et interactif. Par conséquent, examiner le développement langagier en ignorant ses interactions avec les autres domaines cognitifs risque de nous donner une vue partielle du problème (Karmiloff-Smith, 1998). Ces considérations ont amené certains auteurs à préférer l'appellation *primary language impairment* (trouble primaire du langage) au plus fréquent *specific language impairment* (trouble spécifique du langage) (notamment Edwards et Munson, 2009; Windsor et Kohnert, 2004).

Sévérité des troubles langagiers

Les critères de sévérité du déficit langagier utilisés pour définir les enfants dysphasiques ne sont pas strictement identiques d'une source à l'autre. Les critères belges actuels de remboursement de l'Institut national d'Assurance maladie-invalidité (INAMI) considèrent que les enfants doivent présenter trois niveaux langagiers sous le percentile 3 par rapport aux normes attendues pour l'âge de l'enfant. En revanche, dans de nombreux articles issus de la littérature anglophone, deux niveaux langagiers sous le percentile 10 suffisent pour admettre que l'enfant présente un trouble spécifique du langage (par exemple, Leonard, Weismer, Miller, Francis, Tomblin et Kail, 2007; van der Lely et Ullman, 2001). Enfin, Campbell et Skarakis-Doyle (2007) proposent de réfléchir à des critères portant davantage sur les situations de handicap engendrées par le trouble langagier. Leur objectif est de créer une définition plus intégrée des différentes facettes des troubles dysphasiques, qui engloberait les répercussions sur la vie de tous les jours, y compris les difficultés scolaires et d'intégration sociale, afin de déboucher sur une prise en charge plus cohérente et intégrée à long terme.

Persistance des troubles langagiers

La dysphasie se distingue essentiellement du retard simple de langage par la persistance du trouble. Étant donné la grande variabilité des développements langagiers observée dans les premières années de vie, le diagnostic est généralement posé vers l'âge de 5–6 ans si l'évolution reste lente et difficile, malgré une prise en charge adaptée. Par exemple, il semble qu'environ 50 % des enfants qui présentent un retard de développement langagier à 2 ans ont rattrapé leur retard vers 3 ans (Rescorla, Roberts et Dahlsgaard, 1997). En outre, Bishop et Edmundson (1987) montrent que 37 % des enfants qui rentraient dans les critères de troubles spécifiques du langage à 4 ans ne présentent plus de troubles à 5 ans et demi.

De plus, le profil langagier semble évoluer. Comme nous l'avons évoqué, plusieurs auteurs insistent sur la grande hétérogénéité des profils linguistiques chez les enfants dysphasiques (*cf.* Bortolini, Leonard et Caselli, 1998). Suite à ces observations, différentes classifications ont été proposées sur la base d'observations cliniques et d'études empiriques, dans le but de répartir les enfants dans des sous-groupes homogènes (notamment Rapin et Allen, 1983). Rapin et Allen (1983) ont proposé une classification en trois sous-types et six profils de troubles langagiers. Le premier sous-type renferme les troubles mixtes réceptifs-expressifs. Ceux-ci se composent de l'agnosie auditivo-verbale ou surdité verbale, et du trouble phonologique-syntaxique. L'agnosie auditivo-verbale se caractérise par un trouble réceptif sévère et une incapacité à donner une signification aux sons du langage, la communication se faisant essentiellement par cris, gestes ou sons. Le trouble phonologique-syntaxique est caractérisé par une atteinte de la production phonologique et syntaxique, se traduisant par un langage peu intelligible, un manque du mot, une hypospontanéité et de l'agrammatisme. Le deuxième sous-type renferme les troubles de traitement de plus haut niveau. On y trouve d'une part les troubles lexico-syntaxiques (ou mnésiques) caractérisés par une défaillance du contrôle syntaxique amenant des troubles de l'évocation lexicale et syntaxique, beaucoup d'omissions de mots, l'utilisation de termes génériques, ainsi que d'importantes difficultés lors de l'élaboration d'un discours ou dans des situations inhabituelles. D'autre part, les troubles sémantico-pragmatiques correspondent à des difficultés de compréhension, de formulation, d'interprétation et de décision, ainsi qu'un manque d'adéquation pragmatique, rendant le contenu discursif inadéquat et peu informatif. Enfin, le troisième sous-type renferme les troubles expressifs dont la compréhension n'est pas altérée. Il s'agit d'une part de la dyspraxie verbale renvoyant à des difficultés pour effectuer et combiner les mouvements articulatoires de la parole et ayant un impact au niveau de la prosodie (l'enfant est très dysfluent), et d'autre part, du syndrome phonologique-articulatoire dans lequel l'enfant est fluent, mais où ses troubles phonologiques et articulatoires rendent son discours très inintelligible. Gérard (1993) s'est inspiré de cette classification pour décrire cinq types de syndromes qui reposeraient sur des déficits structurels distincts. L'auteur distingue ainsi le syndrome phonologico-syntaxique, les troubles de la production phonologique, les dysphasies réceptives, les dysphasies mnésiques (ou lexico-sémantiques) et enfin la dysphasie sémantique-pragmatique.

Des données récentes remettent en cause l'existence et l'intérêt de classifications étanches des troubles. Des études soulignent l'aspect dynamique des pathologies développementales : les symptômes d'un problème donné peuvent évoluer en fonction du développement. L'avancée en âge, et sans doute également la prise en charge, amènent des changements importants à la fois dans les versants productif et réceptif. Il semble en effet que durant le développement langagier, les forces et les faiblesses langagières des enfants évoluent (notamment, Botting et Conti-Ramsden, 2004). À partir de ce type de classification, Conti-Ramsden et Botting (1999) ont par exemple montré que 45 % des enfants changent de sous-groupe entre 7 et 8 ans. Par ailleurs, il est important de souligner que l'enfant peut mettre en place des mécanismes de compensation, et qu'un score dans la norme ne signifie pas que les traitements cognitifs sous-jacents soient préservés ou identiques à ceux des enfants sans trouble langagier. Il semble donc que l'utilisation des classifications doive être relativisée et utilisée pour définir le profil actuel des troubles et des besoins de l'enfant, plutôt que pour l'enfermer de manière définitive dans une représentation fermée de ses difficultés langagières.

Plus récemment, Bishop (2004) distingue trois sous-types de troubles en fonction du niveau du système langagier atteint : la dyspraxie verbale développementale affecterait essentiellement l'interface physique du langage, la dysphasie linguistique toucherait l'organisation des formes du langage, et les troubles pragmatiques développementaux atteindraient la fonction communicative du langage. Bishop propose également l'existence d'un quatrième profil langagier très rare, l'agnosie verbale auditive, renvoyant à des problèmes sévères de compréhension du langage. Les sous-types de troubles du langage ainsi définis resteraient stables au cours du temps.

Caractéristiques langagières des enfants dysphasiques

Comme nous l'avons souligné, on relève une grande hétérogénéité des troubles langagiers chez les enfants dysphasiques, tant au niveau du profil que de la sévérité de l'atteinte. Nous allons cependant passer en revue les difficultés langagières qui ont pu être observées chez les enfants dysphasiques en tant que groupe. D'une manière générale, Tomblin et Zhang (1999) soulignent que les caractéristiques langagières et la séquence développementale des enfants dysphasiques sont assez similaires à celles des enfants plus jeunes, sans troubles de développement. Selon ces auteurs, les troubles spécifiques du développement du langage peuvent être davantage qualifiés d'acquisition retardée que d'acquisition déviante. Cependant, Leonard (1998) souligne que chez la plupart des enfants dysphasiques, le délai ne caractérise pas seulement l'émergence tardive du langage, mais également une acquisition plus lente que la moyenne pendant toute la durée du développement langagier, amenant parfois à une accumulation du retard.

Habiletés phonologiques et articulatoires

Des troubles phonologiques sont très fréquemment décrits chez les enfants dysphasiques. Ces derniers montrent une acquisition tardive des différents phonèmes. L'ordre d'acquisition des phonèmes suit en général la trajectoire développementale et les phonèmes habituellement acquis tardivement sont plus difficilement maîtrisés par les enfants dysphasiques. Ils peuvent garder une représentation imprécise des phonèmes plus complexes.

Il semble que ces enfants présentent des troubles subtils de perception catégorielle. Plusieurs études montrent qu'ils ont des difficultés pour discriminer des phonèmes se distinguant par un seul trait articulatoire, comme le voisement ou la place d'articulation (Stark et Heinz, 1996; Sussman, 1993). Ils présenteraient des troubles de perception catégorielle, caractérisés par une habileté de discrimination moins marquée à la frontière catégorielle, et de moins bonnes performances aux extrémités du continuum perceptif (Joanisse et Seidenberg, 1998). D'autres auteurs ont également observé que les frontières catégorielles de ces enfants seraient distinctes de celles des enfants tout-venant, et moins stables que celles-ci (Sussman, 1993). Selon Sussman (1993), les troubles phonologiques seraient attribuables à des difficultés à mettre en correspondance le signal acoustique avec les représentations phonologiques en mémoire à long terme.

Selon Tallal (1990), les enfants dysphasiques présentent des difficultés particulièrement marquées pour le traitement des informations séquentielles rapides, comme c'est le cas pour la perception du temps de voisement ou de la transition de formants. De même, les enfants dysphasiques auraient des difficultés pour discriminer et déterminer l'ordre de sons présentés en succession rapide (Tallal et Piercy, 1973). Plus récemment, des déficits de discrimination acoustique entre des sons de fréquences différentes, même sans contrainte temporelle, ont également été démontrés (Hill, Hogben et Bishop, 2005 ; McArthur et Bishop, 2004).

Selon Edwards et Lahey (1998) (*cf.* aussi Dollaghan, 1998), les enfants dysphasiques présentent une sous-spécification de leurs représentations phonologiques, vraisemblablement due à des difficultés à former et maintenir les représentations phonologiques en mémoire de travail. Maillart, Schelstraete et Hupet (2004) observent également une sous-spécification des représentations phonologiques chez les enfants francophones, qui les empêche de détecter de légères altérations de la structure phonologique de mots familiers (résultant en pseudo-mots), en particulier si cette altération a lieu en début ou fin de mots. Les enfants dysphasiques s'avèrent cependant plus aptes à détecter des modifications dans la structure syllabique des mots, ce qui fait penser à une procédure de traitement holistique de l'information phonologique.

Plusieurs études ont également relevé un impact des connaissances langagières sur les représentations phonologiques.

> Par exemple, la détection de variation phonémique serait plus difficile si le morphème est en cours d'apprentissage (Criddle et Durkin, 2001). De même, les enfants dysphasiques présentent moins de difficultés de discrimination phonologique au sein de mots que de pseudo-mots, quand ils sont présentés avec une voix naturelle par rapport à une voix synthétique, et lorsque la tâche minimise les demandes mnésiques (Coady, Evans, Mainela-Arnold et Kluender, 2007; Coady, Kluender et Evans, 2005).

Au point de vue comportemental, ces difficultés se traduisent par une grande instabilité des productions (Dodd, 1995 ; Dodd et Iacono, 1989) rendant parfois le langage inintelligible, ainsi que par des déficits de conscience phonologique (Briscoe, Bishop et Norbury, 2001 ; Nathan, Stackhouse, Goulandris et Snowling, 2004) et des difficultés pour répéter des mots ou des pseudo-mots (notamment, Bishop, North et Donlan, 1996 ; Gathercole et Baddeley, 1990). Des données francophones de langage spontané révèlent la présence d'erreurs phonologiques plus fréquentes chez les enfants dysphasiques que chez leurs contrôles de même longueur moyenne d'énoncés (Maillart et Parisse, 2006). Cependant, cette distinction n'est observée qu'à partir d'un certain niveau de développement langagier ; leur développement phonologique pourrait être particulièrement retardé par rapport à leur développement langagier global. Par ailleurs, les erreurs commises par les enfants dysphasiques ne semblent globalement pas atypiques en regard des erreurs produites par les enfants plus jeunes qui produisent des énoncés de même longueur. Seules les erreurs portant sur l'ajout ou l'omission de syllabes, ainsi que les erreurs portant sur les voyelles, seraient légèrement plus fréquentes chez les enfants dysphasiques.

Habiletés lexico-sémantiques

Bien qu'en général décrites comme une force relative des habiletés langagières des enfants dysphasiques, les connaissances lexico-sémantiques sont également fréquemment altérées. L'apparition des premiers mots est souvent retardée d'environ un an, avec de grandes variations interindividuelles (Trauner, Wulfeck, Tallal et Hesselink, 2000). La compréhension des mots est également retardée (Clarke et Leonard, 1996). L'explosion lexicale habituellement observée chez les enfants tout-venant vers l'âge de 2 ans n'est généralement pas présente. Leurs représentations lexicales sont décrites comme étant plus faibles que celles des enfants sans difficulté langagière (McGregor, Friedman, Reilly et Newman, 2002), avec une moins grande diversité lexicale (Goffman et Leonard, 2000; Leonard, Miller et Gerber, 1999). Les enfants dysphasiques affichent des problèmes sémantiques, avec une utilisation de termes génériques et une utilisation inadéquate des termes (Klee, Stokes, Wong, Fletcher et Gavin, 2004). Les enfants dysphasiques souffrent assez fréquemment d'un manque du mot, c'est-à-dire un problème pour dénommer sur demande, conduisant à l'utilisation de circonlocutions, de pauses et à des hésitations (Dockrell et Messer, 2007; Seiger-Gardner, 2009).

Par ailleurs, un processus essentiel en phase initiale d'apprentissage lexical est le processus de *fast-mapping*, permettant à l'enfant de construire rapidement une représentation – partielle – d'un mot non familier, à partir de la première exposition à ce mot et son référent (Weismer et Evans, 2002). Plusieurs études ont montré que les enfants dysphasiques présentaient des difficultés d'acquisition lexicale *via* le processus de *fast-mapping*. Ellis Weismer et Hesketh (1996) ont indiqué que les enfants dysphasiques présentaient des difficultés particulièrement marquées à produire de nouveaux mots lorsqu'ils ont été présentés rapidement. Alt et Plante (2006) ont montré que l'acquisition lexicale était également particulièrement faible lorsque la complexité de la tâche augmente ou lorsque les nouveaux mots sont de fréquence phonotactique faible. Rice, Oetting, Marquis, Bode et Pae (1994) mettent en avant que les enfants dysphasiques ont besoin de plus de présentations avant de pouvoir comprendre ces nouveaux mots. En outre, ces auteurs montrent que l'acquisition à long terme des verbes est plus vulnérable que celle des mots chez les enfants dysphasiques. D'autres auteurs ont observé des difficultés particulières pour l'acquisition de verbes, surtout les verbes concernant les états mentaux (Johnston, Miller et Tallal, 2001 ; Windfuhr, Faragher et Conti-Ramsden, 2002).

L'importance de la fréquence de présentation a également été mise en évidence dans une étude récente de Riches, Tomasello et Conti-Ramsden (2005).

Malgré un meilleur niveau de vocabulaire en production, leur apprentissage lexical est plus dépendant de la fréquence de présentation de nouveaux verbes et leur rétention est moindre que celle des enfants plus jeunes produisant des énoncés de même longueur. Par ailleurs, les enfants dysphasiques seraient également sensibles au délai entre des présentations répétées. La stabilisation d'une nouvelle trace lexicale est meilleure lors de présentations espacées (18 expositions réparties sur 4 jours), par rapport à de trop nombreuses présentations regroupées sur un seul jour (18 expositions sur une même séance).

Habiletés morphosyntaxiques

Ces troubles sont les plus fréquemment décrits chez les enfants dysphasiques. Les premières combinaisons de mots apparaissent généralement plus tardivement ; elles peuvent apparaître vers 3 ans seulement alors qu'elles apparaissent généralement vers 1 an et demi chez l'enfant tout-venant. Dès l'âge préscolaire, la longueur moyenne d'énoncés est inférieure à celle des enfants tout-venant, avec une moindre utilisation de la morphologie grammaticale (Oetting et Hadley, 2009).

Des données plaident en faveur de l'hypothèse d'une acquisition retardée. Ainsi, la séquence d'acquisition des morphèmes grammaticaux serait similaire à celle des enfants tout-venant, les formes au présent étant acquises avant les formes au passé et les déterminants étant acquis avant les pronoms clitiques, indépendamment de leur forme phonologique (Jakubowicz et Nash, 2001). D'autre part, la fréquence d'omission des articles est équivalente à celle d'enfants plus jeunes sans problème langagier (Paradis, Crago et Genesee, 2003). À 4 et 5 ans, les enfants dysphasiques continueraient à produire des formes non conjuguées à la fréquence d'enfants de 3 ans (Hamann *et al.*, 2003). D'autres données semblent toutefois montrer la présence de difficultés plus marquées en morphologie grammaticale chez les enfants dysphasiques que chez leurs pairs plus jeunes sans trouble langagier. Crago et Paradis (2003) ont par exemple montré une omission plus fréquente de l'auxiliaire « a » au passé composé que de la préposition « à », malgré leur homophonie. D'autres auteurs ont montré des difficultés spécifiques pour l'utilisation de pronoms clitiques, qui pourraient être associées à des difficultés à traiter des structures non canoniques (Jakubowicz, Nash, Rigaut et Gerard, 1998).

Les troubles morphologiques des enfants dysphasiques pourraient dépendre des caractéristiques phonologiques, morphologiques et prosodiques de la langue (Leonard, McGregor et Allen, 1992). Certaines propriétés acoustiques des morphèmes (durée brève, moindre accentuation) peuvent les rendre perceptivement peu saillants et donc particulièrement vulnérables. Par ailleurs, il semble que les enfants dysphasiques présentent moins de difficultés pour le traitement des propriétés morphosyntaxiques dominantes dans leur langage (comme l'ordre des mots en anglais ou la morphologie grammaticale en allemand), et présentent des performances particulièrement altérées lors du traitement de caractéristiques moins dominantes (comme la morphologie grammaticale en anglais ou l'ordre des mots en allemand) (Leonard, 1998).

Les enfants dysphasiques présentent une plus grande rigidité d'utilisation des structures syntaxiques et alternent moins la structure des énoncés et les verbes utilisés que les enfants tout-venant (King, Schelletter, Sinka, Fletcher et Ingham, 1995; Thordardottir et Weismer, 2002). On relève de nombreuses difficultés pour la production de structures passives (van der Lely, 1996), interrogatives (van der Lely et Battell, 2003), ainsi que pour l'emploi de propositions conditionnelles et de conséquence (Donaldson, Reid et Murray, 2007).

> Les enfants dysphasiques produisent en général des phrases courtes, présentant beaucoup de simplifications et d'omissions, s'attachant à décrire le contenu sémantique du message. Les omissions semblent particulièrement marquées lorsque la structure argumentale du verbe est complexe (Grela et Leonard, 2000; Pizzioli et Schelstraete, 2008). Si l'on note une acquisition retardée des structures complexes (Schuele et Dykes, 2005), il semble également qu'une évolution développementale soit observée (Hesketh, 2004).

La compréhension morphosyntaxique des enfants dysphasique a été assez peu étudiée. Cependant, quelques études montrent des difficultés marquées pour les phrases longues (Deevy et Leonard, 2004; Montgomery, 2000), les énoncés de structure argumentale complexe ou les énoncés de structure non canonique, comme c'est le cas des phrases comportant un pronom interrogatif ou une proposition relative objet (Deevy et Leonard, 2004; Friedmann et Novogrodsky, 2007). Les enfants dysphasiques auraient également des difficultés pour assigner un référent à un pronom (van der Lely et Stollwerck, 1997). Quelques études se sont interrogées sur le lien entre les habiletés de production et de compréhension morphosyntaxiques. Leonard, Miller et Owen (2000) montrent que les enfants dysphasiques ont des difficultés à comprendre les morphèmes grammaticaux qu'ils n'utilisent pas eux-mêmes. Par ailleurs, les enfants dysphasiques pourraient rejeter adéquatement les erreurs grammaticales qu'ils ne produisent pas, mais accepter erronément les erreurs qu'ils produisent (Rice, Wexler et Redmond, 1999). Enfin, en production comme en compréhension, ces enfants auraient de meilleures performances pour les formes présentes que passées (Jakubowicz, Nash et van der Velde, 1999).

Habiletés discursives, narratives et pragmatiques

D'une manière générale, les enfants dysphasiques présentent des difficultés de compréhension des inférences et des métaphores (Ryder, Leinonen et Schulz, 2008). Les récits sont moins informatifs que ceux de leurs pairs et les réponses sont beaucoup plus vagues (Reed, Patchell, Coggins et Hand, 2007). D'autre part, les enfants dysphasiques montrent un problème de respect du tour de parole, ainsi qu'un manque d'initiation de la conversation (Bonifacio *et al.*, 2007). En outre, on relève peu d'ancrage situationnel du discours et de prise en compte de l'interlocuteur (Brinton, Fujiki et McKee, 1998) et des difficultés marquées dans la gestion des conflits (Marton, Abramoff et Rosenzweig, 2005).

La compréhension des expressions idiomatiques serait particulièrement altérée chez les enfants dysphasiques. Leur signification conventionnelle n'est pas directement déductible de la signification des mots qui la composent. Lors de l'acquisition de ces expressions idiomatiques, la compréhension dépend donc largement de la prise en compte du contexte de communication. Dans une étude sur des enfants dysphasiques francophones, Laval, de Weck, Chaminaud et Lacroix (2009) ont montré que les performances en compréhension d'expressions idiomatiques des enfants dysphasiques étaient inférieures à celles de leurs pairs sans difficulté langagière, que leur interprétation était littérale, qu'ils ne bénéficiaient pas du contexte communicationnel et que leurs performances n'augmentaient pas entre 8 et 11 ans.

Théories explicatives des troubles à l'origine de la dysphasie

Les théories qui se sont attachées à décrire les troubles à l'origine de la dysphasie sont de deux ordres. D'une part, les théories linguistiques expliquent les difficultés langagières des enfants dysphasiques en termes de compétences : elles proposent que la dysphasie résulte d'un déficit de la connaissance linguistique, attribué à un délai de maturation ou à des représentations langagières déficitaires. D'autre part, les théories en termes de traitements expliquent la dysphasie en termes de difficultés au niveau des traitements cognitifs, qu'ils soient spécifiques à un domaine ou qu'il s'agisse de traitements plus généraux, non spécifiquement langagiers. Ces théories adoptent une explication fondée sur la performance : les habiletés linguistiques des enfants dysphasiques seraient restreintes par des problèmes lors du traitement langagier. Les troubles à l'origine de la dysphasie restent au cœur de nombreux débats. En effet certaines théories, comme les théories langagières, ne permettent pas d'expliquer l'ensemble des difficultés associées à la dysphasie. Par ailleurs, d'autres théories, comme les théories en termes de traitements généraux, présentent l'intérêt de tenter d'expliquer l'ensemble des troubles langagiers et non langagiers observés dans la dysphasie. Cependant, elles restent souvent fort vagues et nécessitent d'être clarifiées.

Les théories linguistiques

La théorie de la cécité aux traits syntaxico-sémantiques

La théorie de la cécité aux traits syntaxico-sémantiques (*Feature Blindness*, Gopnik, 1990) propose d'expliquer les difficultés de production des marques morphologiques rencontrées chez les enfants dysphasiques. Selon l'auteur, ces difficultés sont dues à l'absence, dans les représentations grammaticales des enfants dysphasiques, des représentations exprimant certains traits des morphèmes grammaticaux tels que le genre, le nombre ou le temps. Les enfants dysphasiques pourraient produire différentes variantes phonologiques d'une même forme, mais sans réelle signification grammaticale. Plus récemment, Gopnik (1997) a reformulé son hypothèse. Le problème trouverait son origine dans la création de règles grammaticales implicites pour la formation des morphèmes. Les enfants dysphasiques seraient donc amenés à mémoriser des formes infléchies sous leur forme lexicale, ou à appliquer les règles qui leur ont été explicitement enseignées. Comme la constitution d'un stock lexical de formes infléchies prend du temps, les enfants dysphasiques utiliseraient moins de formes infléchies que leurs pairs présentant la même longueur moyenne d'énoncés.

Cette théorie soulève plusieurs problèmes. Tout d'abord, selon cette hypothèse, les enfants dysphasiques dont la langue maternelle présente une forte dominance de la morphologie flexionnelle (par exemple, l'italien ou l'hébreu), devraient être davantage affectés dans leur utilisation de cette morphologie que les enfants dont la morphologie grammaticale est moins importante. Or, les enfants dysphasiques parlant l'italien ou l'hébreu présentent de meilleures performances morphologiques que les dysphasiques parlant l'anglais (Leonard, Bortolini, Caselli, McGregor et Sabbadini, 1992; Leonard, Sabbadini, Leonard et Volterra, 1987). Ces données sont difficilement compatibles avec une hypothèse en termes de caractéristiques manquantes dans les représentations grammaticales des enfants dysphasiques. Ensuite, les enfants dysphasiques sont inconsistants dans leur utilisation des formes infléchies d'une même forme lexicale (Leonard, Eyer, Bedore et Grela, 1997). Or, si chaque forme infléchie est encodée de manière lexicale, on s'attend à ce que certaines formes soient systématiquement acquises, et d'autres jamais. En outre, certaines études ont observé des erreurs de régularisation chez les enfants dysphasiques (Leonard, Bortolini *et al.*, 1992). Ces données sont difficilement compatibles avec une impossibilité de créer des règles grammaticales implicites pour la formation des morphèmes. En conséquence, l'hypothèse de Gopnik n'est pas parfaitement compatible avec l'ensemble des erreurs grammaticales observées chez les enfants dysphasiques.

La théorie de la persistance dans un stade développemental où les accords morphologiques sont optionnels

Rice et Wexler (1996) ont proposé une autre explication aux troubles morphosyntaxiques des enfants dysphasiques. Ces enfants resteraient de manière prolongée dans une période développementale où la marque de l'accord morphologique serait optionnelle (*Extended Optional Infinitive*, Rice et Wexler, 1996). Cette hypothèse explique pourquoi les verbes sont généralement produits dans une forme basique, sans accord en personne et en temps. Des versions plus récentes de cette proposition sont le modèle d'omission de l'accord ou du temps (*Agreement/Tense Omission Model*, Wexler, Schutze, et Rice, 1998) et la théorie de la vérification unique étendue (*Extended Unique Checking Constraint,* Wexler, 1998). L'idée est que pour qu'un morphème soit produit, les caractéristiques de temps et de personne doivent être présentes. Si l'une de ces deux caractéristiques est manquante, un autre morphème correspondant à ces caractéristiques partielles pourra être produit. S'il n'y en a pas, alors la forme de base sera produite. Lors de la production grammaticale, le système de production serait à la recherche de ces caractéristiques morphologiques. Les enfants dysphasiques resteraient bloqués à un stade développemental dans lequel ils ne tiendraient compte que d'une caractéristique morphologique. Cette version plus récente parvient assez bien à prédire différentes données observées, comme le fait que les enfants dont la langue comporte une morphologie dominante aient moins de difficultés morphologiques que ceux dont la langue a une composante morphologique faible, ou le fait que l'auxiliaire et le pronom clitique soient souvent omis. Cependant, ce modèle ne propose pas d'explication pour l'ensemble des difficultés morphologiques des enfants dysphasiques (Leonard, 2009).

La théorie de la complexité des structures syntaxiques

Van der Lely (van der Lely, 1998 ; van der Lely et Stollwerck, 1997) a proposé une théorie davantage fondée sur les difficultés syntaxiques plutôt que sur les marques morphologiques. Elle présente l'avantage de proposer une explication des difficultés de compréhension morphosyntaxique, au-delà des difficultés de production généralement expliquées. Selon van der Lely, les difficultés des enfants dysphasiques résident dans la capacité à traiter les relations de dépendance syntaxiques complexes (*Representational deficit for Dependent Relationships*, van der Lely et Stollwerck, 1997). Une relation de dépendance entre deux éléments d'une phrase est définie lorsque la présence, l'absence ou la forme d'un élément est associée avec la présence, l'absence ou la forme d'un autre élément. Leurs difficultés résideraient spécifiquement dans la construction de dépendances syntaxiques complexes, comme c'est le cas entre un sujet et son verbe lorsqu'ils ne sont pas directement adjacents, ou lorsque des éléments syntaxiques ont été déplacés comme c'est le cas lors de l'utilisation de pronoms, de pronoms relatifs, de pronoms interrogatifs ou de phrases passives. Dans ce cas, les enfants dysphasiques auraient des difficultés à recréer la structure de la phrase qui leur permet de relier un pronom à son antécédent. Selon van der Lely, l'analyse du mouvement grammatical serait optionnelle dans la grammaire des enfants dysphasiques, ce qui les empêcherait d'assigner correctement un pronom relatif à son antécédent, ou d'établir des relations de longues distances.

Plus récemment, van der Lely (2005) a reformulé son hypothèse en étendant les déficits des enfants dysphasiques à l'ensemble des systèmes nécessitant de traiter des structures hiérarchiques complexes. L'analyse de la structure syntaxique d'une phrase est d'ordre hiérarchique (par exemple, un énoncé peut être décomposé en un groupe nominal sujet et un groupe verbal, chacun pouvant être décomposé en un nom et un déterminant d'une part, un verbe et des compléments du verbe d'autre part, etc.). Ce serait également le cas des structures morphologique (un verbe peut être décomposé en son morphème lexical et son morphème grammatical) et phonologique (la syllabe peut être décomposée en une attaque et une rime, l'attaque pouvant contenir une consonne ou un groupe consonantique et la rime un noyau et un éventuel coda). Si elle ne permet pas encore d'expliquer l'ensemble des difficultés rencontrées par les enfants dysphasiques, cette nouvelle formulation a l'avantage d'étendre la proposition d'explication des troubles syntaxiques aux troubles morphologiques et phonologiques présentés par ces enfants.

La théorie de l'assignation des rôles thématiques dans des structures non canoniques

Enfin, d'autres auteurs (Friedmann et Novogrodsky, 2007 ; Levy et Friedmann, 2009 ; Novogrodsky et Friedmann, 2006) proposent que les enfants dysphasiques présentent des difficultés à produire et comprendre des structures syntaxiques qui ne respectent pas l'ordre canonique des éléments (agent-verbe-thème). Cependant, selon Friedmann, les difficultés ne sont pas liées à une difficulté à construire la structure syntaxique permettant d'établir des relations de dépendance entre les éléments syntaxiques comme le propose van der Lely, mais bien à l'assignation des rôles thématiques aux éléments qui ont été déplacés. Ces difficultés se manifesteraient essentiellement dans les phrases sémantiquement réversibles dont l'ordre canonique entre l'agent et le thème n'est pas respecté. En effet, les phrases qui ne sont pas sémantiquement réversibles comme : « C'est la pomme que la dame mange » peuvent être comprises sur la base d'une analyse lexico-sémantique. Par ailleurs, les phrases sémantiquement réversibles dont l'ordre canonique des éléments syntaxiques est respecté vont être comprises sur la base d'une assignation linéaire des rôles thématiques aux différents groupes nominaux. En général, les enfants dysphasiques utilisent une stratégie qui consiste à attribuer les rôles thématiques de manière linéaire (le 1er groupe nominal sera le sujet, le 2e sera l'objet). Dans ce cas, si un élément de la phrase est déplacé, mais que l'ordre canonique des éléments est respecté, les enfants assigneront en général les bons rôles thématiques. En revanche, si la phrase est sémantiquement réversible et que l'ordre canonique n'est pas respecté, comme c'est le cas dans les propositions relatives objet ou les questions avec pronom interrogatif objet, alors l'enfant fait un choix au hasard. Novogrodsky et Friedmann (2006) plaident toutefois en faveur de l'existence d'une évolution développementale des représentations grammaticales chez les enfants dysphasiques. À l'âge préscolaire, ils pourraient avoir des difficultés pour construire les structures de relations syntaxiques. Cependant, les données récoltées auprès des enfants plus âgés montrent qu'ils sont capables de construire cette structure et que c'est spécifiquement l'habileté à assigner les rôles thématiques aux éléments déplacés qui pose problème.

L'intérêt majeur de ces théories linguistiques est qu'elles proposent des explications falsifiables à des problèmes grammaticaux précis. Cependant, ce sont des hypothèses « domaine-spécifique » selon lesquelles la grammaire dépend d'un système cognitif spécialisé. Selon ces théories, les erreurs grammaticales ne peuvent pas être expliquées par des problèmes plus généraux, affectant d'autres domaines langagiers ou cognitifs. De même, ces hypothèses grammaticales s'appliquent difficilement à l'étendue des troubles rencontrés chez les enfants dysphasiques. Ces théories sont donc particulièrement bien adaptées pour les enfants qui présentent exclusivement des difficultés grammaticales, en dehors de tout autre problème de traitement cognitif, ce qui constitue « une forme rare de trouble spécifique du langage » (van der Lely, 2005).

Hypothèse d'un déficit procédural

Partant d'études ayant montré des anomalies au niveau de ces structures cérébrales, Ullman et Pierpont (2005) proposent l'hypothèse que les troubles des enfants dysphasiques proviennent d'un développement anormal des structures cérébrales qui sous-tendent le système de mémoire procédurale. Ces enfants souffriraient donc d'un trouble du langage procédural. Un circuit fronto-basal en collaboration avec d'autres structures, dont le cervelet, sous-tend l'apprentissage et l'exécution d'habiletés motrices et cognitives. Ce réseau serait notamment essentiel dans le traitement des séquences et l'apprentissage implicite des régularités. Au niveau du langage, la capacité à traiter et maintenir des séquences, à détecter et apprendre des régularités, serait fondamentale pour la découverte et l'apprentissage des règles syntaxiques (règles qui sous-tendent les combinaisons légales des syntagmes dans la langue) et morphologiques (règles qui sous-tendent la formation et l'accord des morphèmes grammaticaux). Par conséquent, un dysfonctionnement de ce réseau expliquerait les troubles morphologiques et syntaxiques des enfants dysphasiques. De plus, l'apprentissage et le stockage de régularités phonologiques pourraient également dépendre de ce système de mémoire procédurale (Saffran, Newport et Aslin, 1996). En outre, ce réseau sous-tendrait l'accès aux représentations langagières en mémoire à long terme, ce qui expliquerait le manque du mot chez les enfants dysphasiques. Par ailleurs, d'autres habiletés non linguistiques seraient également sous-tendues par ces mêmes structures striato-corticales. Le dysfonctionnement d'un même réseau neuronal expliquerait les troubles des enfants dysphasiques aux niveaux langagiers et non langagiers, dont les troubles praxiques, temporels, de mémoire de travail ou d'imagerie mentale. Certaines études ont en effet montré que des régions impliquées dans ce système de mémoire procédurale seraient activement recrutées lors de tâches de mémoire. Par exemple, des boucles cortico-sous-corticales sont systématiquement activées dans les tâches de MCT verbale et visuelle, principalement dans la rétention des informations d'ordre sériel (Majerus *et al.*, 2010).

En revanche, l'acquisition du vocabulaire, largement formé d'associations abstraites, serait dépendante d'un apprentissage explicite et d'un système de mémoire déclarative sous-tendu par un réseau impliquant les régions temporales médiales, ainsi que les régions temporales et pariétales du néocortex. Certaines études ont directement évalué cette hypothèse chez les enfants dysphasiques. Elles ont observé la présence de difficultés pour l'apprentissage de séquences, mais une capacité préservée à apprendre des associations abstraites, plaidant pour un déficit spécifique du système procédural (Lum, Gelgic et Conti-Ramsden, 2010 ; Tomblin, Mainela-Arnold et Zhang, 2007).

L'intérêt de cette hypothèse est qu'elle permet de rendre compte d'un large pattern de difficultés langagières et non langagières des enfants dysphasiques, et d'offrir une explication à l'hétérogénéité des troubles, en fonction des structures cérébrales exactes qui sont affectées. Elle se positionne comme dépassant la dichotomie entre les théories qui proposent un déficit spécifiquement grammatical et les autres théories.

> Selon cette hypothèse, la grammaire d'une part, et des habiletés non spécifiquement langagières (comme la vitesse ou les capacités de traitement) d'autre part, sont directement affectées, mais les différents déficits langagiers et non langagiers sont le reflet d'un dysfonctionnement cérébral commun. Cependant, ses fondements sont largement innéistes : comme les théories innéistes sur les troubles grammaticaux des enfants dysphasiques, elle postule l'existence d'un système distinct pour la réalisation des traitements de type grammatical.

Par ailleurs, leurs explications des troubles phonologiques restent très vagues et les auteurs sont même étonnés (Ullman et Pierpont, 2005, p. 410) de recenser des anomalies cérébrales au niveau du planum temporale (pour une revue, voir Ullman et Pierpont, 2005), région impliquée dans les traitements acoustiques complexes et phonétiques (Zaehle, Wustenberg, Meyer et Jancke, 2004), alors que de nombreuses études ont montré l'existence de troubles acoustico-phonétiques et phonologiques chez les enfants dysphasiques (Leonard, McGregor *et al.*, 1992 ; McArthur et Bishop, 2005 ; Tallal et Stark, 1981). Selon Ullman et Pierpont, les anomalies au niveau du planum temporale pourraient relever de mécanismes de compensation par le système de mémoire déclarative du système procédural déficitaire. En outre, cette théorie ne tente pas d'expliquer certaines difficultés, comme les troubles pragmatiques par exemple. Enfin, Ullman et Pierpont suggèrent l'existence d'un système de compensation *via* la mémoire déclarative, mais comme le souligne (Thomas, 2005), cette proposition nécessite d'être davantage spécifiée pour expliquer le pattern de performances observé chez les enfants dysphasiques.

Les théories en termes de traitements

Ces théories proposent d'expliquer les difficultés des enfants dysphasiques en termes de difficultés au niveau des traitements cognitifs, plutôt qu'au niveau des connaissances linguistiques. Elles sont globalement de deux ordres : d'une part, les théories qui proposent un déficit pour des traitements qui sont spécifiquement linguistiques, et d'autre part, les théories qui proposent un déficit pour des traitements affectant des processus cognitifs qui ne sont pas spécifiques au langage, mais qui sont requis pour son traitement.

Troubles spécifiquement linguistiques

Troubles de la perception auditive

Tallal (1990) fut la première à proposer une explication en termes de traitement auditif : les enfants dysphasiques souffriraient d'un déficit de traitement temporel. Ils présenteraient des difficultés spécifiques lors du traitement d'informations séquentielles rapides. L'auteur a montré que les enfants dysphasiques ont des difficultés à discriminer des sons complexes non langagiers s'ils sont présentés en succession rapide, et que ce type de difficulté n'apparait pas dans le développement normal, même chez des enfants très jeunes. Ces données laissent donc penser qu'il ne s'agit pas d'une simple immaturité du système perceptif (Tallal et Stark, 1981). Cependant, leurs performances s'améliorent si la vitesse de présentation est ralentie ou si la durée des sons est allongée (Tallal et Piercy, 1973). Par ailleurs, les enfants dysphasiques présentent des difficultés pour discriminer des phonèmes dont la durée est brève, et plus particulièrement pour discriminer des consonnes occlusives qui se distinguent par des indices acoustiques brefs comme le temps de voisement, et surtout la transition de formants (Tallal, Stark, Kallman et Mellits, 1981). En revanche, les voyelles sont en général bien discriminées, si elles ne sont pas suivies rapidement d'autres indices acoustiques. Leonard, McGregor et Allen (1992) ont confirmé cette notion de durée relative en montrant que les indices de durée brève étaient particulièrement difficiles à traiter lorsqu'ils sont entourés par d'autres stimuli acoustiques de plus longue durée. Ces données ont conduit Tallal (2000) à formuler l'hypothèse que les difficultés à traiter les sons langagiers résideraient spécifiquement dans le traitement des changements acoustiques rapides. Cela amènerait des troubles de segmentation du signal de parole en unités temporelles suffisamment courtes pour créer des représentations consistantes des phonèmes de la langue. Certaines études ont montré que les problèmes de traitement auditif des enfants dysphasiques pourraient être liés à un délai de maturation auditive ou une organisation neuronale atypique (*cf.* McArthur et Bishop, 2005).

Ces troubles pourraient s'étendre au-delà des traitements auditifs. Tallal, Stark et Mellitz (1985) ont mis en évidence que parmi 160 variables évaluant un grand nombre d'habiletés sensorielles, perceptives, motrices et langagières, les six variables qui, de manière combinée, sont les plus aptes à distinguer les enfants dysphasiques des enfants contrôles étaient toutes des variables nécessitant un traitement temporel rapide. Parmi celles-ci, on retrouve la capacité à discriminer des syllabes ne se distinguant que par la transition de formants entre la consonne occlusive et la voyelle, mais également l'intégration de séquences de stimuli visuels et auditifs ou la capacité à identifier deux touchers sur deux doigts différents. Cependant, plusieurs études n'ont pas réussi à mettre en évidence ce déficit de traitement temporel rapide chez les enfants dysphasiques, ou n'ont pu l'observer que chez certains enfants (pour une revue, McArthur et Bishop, 2001). Par ailleurs, certains auteurs ont remis en question les tâches utilisées, ou les analyses effectuées (par exemple, Zhang et Tomblin, 1998). McArthur et Bishop (2001) soulignent par exemple le fait que les tâches utilisées par Tallal étaient coûteuses aux niveaux attentionnel et mnésique, et que des différences à ces niveaux pourraient également expliquer les faibles performances des enfants dysphasiques. En outre, les enfants dysphasiques ne présenteraient pas uniquement des difficultés pour traiter des indices acoustiques temporels, mais également pour les indices spectraux (notamment, Hill *et al.*, 2005 ; McArthur et Bishop, 2004 ; McArthur et Bishop, 2005). Enfin, la nature exacte de ce déficit et sa relation aux troubles langagiers restent controversées. Bishop et ses collaborateurs (Bishop, Bishop, Bright, James, Delanay et Tallal, 1999) ne montrent pas d'association claire entre les performances de discrimination phonétique et les capacités phonologiques évaluées dans d'autres tâches, comme la répétition de non-mots.

La théorie phonologique pure

Joanisse et Seidenberg (1998) repartent de l'observation de troubles de la perception auditive chez les enfants dysphasiques pour formuler une théorie expliquant la manière dont ils peuvent affecter les habiletés langagières. Selon les auteurs, le lien entre les troubles de la perception auditive et les troubles langagiers réside dans la phonologie. Une perception auditive altérée va restreindre la détection des contrastes et des régularités phonologiques et par conséquent le développement des représentations phonologiques. Ces représentations phonologiques déficitaires vont entraver le développement d'autres aspects du développement langagier. Par exemple, pour extraire les règles morphologiques d'accord verbal, il faut avoir une bonne analyse des phonèmes qui composent les morphèmes. De même, les troubles phonologiques entravent la rétention des informations en mémoire à court terme et l'activation de leurs représentations en mémoire à long terme, altérant notamment la compréhension syntaxique. Joanisse a montré comment un réseau connexionniste peut simuler le type d'erreurs morphologiques produites par des enfants dysphasiques lorsqu'on y crée un déficit de perception de l'information phonologique. L'apprentissage du réseau est plus lent et il semble que le réseau n'arrive jamais à la performance d'un réseau intact pour catégoriser les phonèmes (*cf.* Joanisse, 2009). Selon l'auteur, le fait qu'un déficit perceptif ne puisse pas être observé chez tous les enfants dysphasiques peut être expliqué par un délai de maturation des mécanismes neuronaux qui sous-tendent les traitements perceptifs. Ainsi, un déficit perceptif initial peut avoir interféré avec l'apprentissage langagier, mais serait indétectable par la suite, même si son impact sur le développement langagier persiste.

Cette hypothèse explicative est cependant mise en difficulté par l'observation de troubles de traitements temporels rapides et de discrimination auditive chez les enfants dyslexiques (pour une revue, McArthur et Bishop, 2001). Une théorie intégrée de l'influence des troubles perceptifs sur les troubles langagiers devrait pouvoir prendre en compte, notamment, l'impact différentiel que ces troubles perceptifs ont sur le développement langagier.

La théorie du mapping

Chiat (2001) défend également l'idée selon laquelle les troubles spécifiques du langage découlent de troubles dans les traitements phonologiques et des perturbations qu'ils entraînent sur les autres traitements langagiers, notamment lexicaux et morphosyntaxiques. Chiat repart du processus central à l'apprentissage langagier qu'est le *mapping*. Apprendre une langue revient à apprendre les associations entre les formes linguistiques et leurs sens. Pour ce faire, l'enfant doit segmenter le flot de la parole en éléments pertinents, de même qu'il doit pouvoir distinguer dans son environnement les référents d'intérêt. L'enfant est équipé pour traiter les deux sources d'informations qui vont l'aider à segmenter le signal acoustique : ses caractéristiques rythmiques (l'intonation, l'accentuation) et segmentales (les probabilités transitionnelles). La probabilité transitionnelle d'un son à un autre concerne la probabilité qu'un son en suive un autre dans une succession de sons. Celle-ci est haute quand les deux sons se suivent généralement au sein des mots et basse si la succession de sons se trouve généralement à la frontière entre les mots (Saffran *et al.*, 1996). Chiat s'appuie sur plusieurs données montrant que les enfants, dès la naissance, sont capables d'enregistrer des caractéristiques prosodiques complexes, comme l'accentuation propre à sa langue, qui vont servir d'indices à la segmentation (Jusczyk, Friederici, Wessels, Svenkerud et Jusczyk, 1993). De même, les enfants sont capables, dès quelques mois, de détecter des successions de syllabes dont la probabilité transitionnelle est fréquente et qui pourraient correspondre à des « mots » par rapport à des associations peu fréquentes (Saffran *et al.*, 1996). Ces indices seraient donc déterminants pour l'acquisition lexicale. L'hypothèse de Chiat est que si les enfants dysphasiques ont des troubles au niveau du traitement phonologique, ils auront moins accès à ces détails phonologiques essentiels pour se créer des représentations lexicales, morphologiques et syntaxiques.

Selon Chiat, la tâche est plus simple pour certains mots que pour d'autres : pour les mots concrets, dont les référents sont directement observables, des épisodes d'attention conjointe avec un adulte peuvent aider l'enfant à en découvrir l'étiquette lexicale et à leur associer un sens. Cependant, pour les morphèmes lexicaux et morphologiques abstraits, pour lesquels peu d'indices sémantiques sont directement observables dans l'environnement, l'enfant est quasi exclusivement dépendant de la phonologie pour en découvrir l'étiquette lexicale.

> Par exemple, le seul indice dont l'enfant dispose pour découvrir l'existence des marques d'accord grammatical réside dans les différences phonologiques entre les formes conjuguées d'un même verbe. Dans ce cas, il ne peut s'appuyer que sur sa capacité à détecter des variations phonologiques d'étiquettes lexicales familières. Il est vraisemblable qu'il ne cherchera à comprendre ce qui détermine cette variation (par exemple, que cette modification dépend du sujet ou du temps du verbe) que s'il détecte ces variations phonologiques.

Par conséquent, les morphèmes lexicaux sont moins vulnérables aux troubles phonologiques que les morphèmes grammaticaux, et les morphèmes grammaticaux phonologiquement plus saillants sont moins vulnérables que les morphèmes grammaticaux phonologiquement moins saillants. Les traitements phonologiques seraient également essentiels pour acquérir les structures syntaxiques : il s'agit pour l'enfant d'associer un arrangement prosodique de mots familiers à une signification en termes de relation sémantique entre leurs référents.

Cette théorie permet notamment d'expliquer les difficultés particulièrement marquées pour les verbes et les morphèmes grammaticaux par rapport aux noms, et les différences inter-langues au niveau de la complexité du traitement de certaines catégories grammaticales. Cependant, elle ne permet pas d'expliquer les difficultés non langagières des enfants dysphasiques.

Troubles des traitements généraux

La dysphasie est définie comme étant un trouble spécifique du développement du langage. Cependant, comme nous l'avons abordé en début de chapitre, la spécificité des troubles langagiers a été remise en cause par de nombreuses études révélant l'existence de difficultés non linguistiques chez les enfants dysphasiques. Plusieurs auteurs ont ainsi montré que les enfants dysphasiques présentaient des temps de réaction ralentis (Kail, 1994; Leonard *et al.*, 2007; Miller, Kail, Leonard et Tomblin, 2001; Windsor et Hwang, 1999), des problèmes d'inhibition (Bishop et Norbury, 2005; Im-Bolter, Johnson et Pascual-Leone, 2006), d'attention (Finneran, Francis et Leonard, 2009; Noterdaeme, Amorosa, Mildenberger, Sitter et Minow, 2001; Spaulding, Plante et Vance, 2008), de gestion de double tâche (Archibald et Gathercole, 2007; Hoffman et Gillam, 2004) ou de mémoire de travail (Isaki, Spaulding et Plante, 2008; Marton et Schwartz, 2003; Montgomery, 2000; Weismer, Evans et Hesketh, 1999). Certains auteurs se sont inspirés de travaux ayant souligné l'impact des processus attentionnels et de la mémoire de travail dans le traitement langagier et ont émis l'hypothèse que de tels troubles puissent limiter les performances langagières des enfants dysphasiques (Im-Bolter *et al.*, 2006; Marton, Kelmenson et Pinkhasova, 2007; Montgomery, Evans et Gillam, 2009). D'autres sont repartis d'une vision hautement interactive du développement cognitif et ont suggéré qu'une limitation des ressources cognitives peut entraver le développement langagier, en limitant le nombre de traitements pouvant être réalisés rapidement ou simultanément (Leonard, 1998; Montgomery, 2000; Weismer et Hesketh, 1996). Ces auteurs s'appuient sur la conception neuro-constructiviste du développement et sur le caractère hautement interactif du fonctionnement cognitif durant cette période. Selon cette conception, le fonctionnement cognitif n'est au départ pas modulaire et le développement du langage n'est pas indépendant des capacités cognitives générales (Karmiloff-Smith, 1998; Karmiloff-Smith et Thomas, 2005). Par conséquent, des déficits subtils au niveau des capacités générales de traitement peuvent limiter la capacité à traiter les informations linguistiques et à se créer des représentations langagières stables. Ce serait notamment le cas pour les traitements langagiers complexes, nécessitant de coordonner plusieurs processus de stockage et de traitement, comme lors de la compréhension de phrases complexes (notamment Montgomery, 2000) ou lorsque l'acquisition de formes langagières nécessite le traitement rapide des informations (notamment Leonard, 1998). Cette hypothèse a également l'avantage d'expliquer comment des déficits subtils peuvent avoir un impact sur différentes aires de fonctionnement (Thomas et Karmiloff-Smith, 2005). Il n'existe actuellement pas de consensus quant à la définition du ou des processus à l'origine de cette limitation des capacités de traitement.

Comme l'hypothèse d'un déficit procédural (Ullman et Pierpont, 2005), l'hypothèse d'une limitation des capacités de traitement tente d'expliquer l'ensemble des troubles langagiers et non langagiers rencontrés chez les enfants dysphasiques par un déficit unique au niveau d'un mécanisme basique, général, sous-tendant un grand nombre de traitements. Cependant, l'hypothèse d'un déficit procédural ne permet pas d'expliquer plusieurs troubles associés fréquemment observés dans la dysphasie, comme les troubles attentionnels et d'inhibition (Bishop et Norbury, 2005; Finneran *et al.*, 2009; Marton *et al.*, 2007; Marton et Schwartz, 2003 ; Montgomery *et al.*, 2000 ; Noterdaeme *et al.*, 2001 ; Oram Cardy *et al.*, 2010 ; Spaulding *et al.*, 2008). Ces troubles associés sont davantage compatibles avec l'hypothèse d'une limitation des capacités de traitement. L'hypothèse d'une limitation des capacités de traitement comme trouble à l'origine des difficultés langagières et non langagières des enfants dysphasiques est donc une voie prometteuse pour expliquer l'ensemble du pattern comportemental complexe observé chez ces enfants.

Conclusion

Les définitions actuelles de la dysphasie reflètent la complexité du tableau clinique de cette pathologie. Les recherches récentes remettant en cause la spécificité du trouble langagier amènent à appliquer avec prudence les critères d'exclusion diagnostique. Par ailleurs, la grande hétérogénéité des troubles et de leur évolution questionne la pertinence des classifications historiquement utilisées. Malgré de nombreuses études ayant tenté d'appréhender les mécanismes à l'origine de la dysphasie, aucune des théories actuellement proposées ne permet d'expliquer l'ensemble des troubles rencontrés par ces enfants ni d'en prédire l'évolution. Une compréhension approfondie des difficultés rencontrées et une prise en charge éclairée des troubles passent par une prise en compte de l'ensemble des difficultés langagières et non langagières de chaque patient, ainsi que du handicap engendré au quotidien. Plus qu'un rétablissement à tout prix d'un langage parfait, les décisions thérapeutiques doivent être guidées par un objectif de communication efficace et autonome.

Références

Alt, M., & Plante, E. (2006). Factors that influence lexical et semantic fast mapping of young children with specific language impairment. *Journal of Speech, Language, and Hearing Research*, *49* (5), 941–954.

Archibald, L. M., & Gathercole, S. E. (2007). The complexities of complex memory span: Storage and processing deficits in specific language impairment. *Journal of Memory and Language*, *57* (2), 177–194.

Bishop, D. V. (2004). Specific language impairment: Diagnostic dilemmas. In *Classification of developmental language disorders : Theoretical issues* and *clinical implications* (pp. 309–326). Mahwah, NJ : Lawrence Erlbaum Associates Publishers, US.

Bishop, D. V., Bishop, S. J., Bright, P., James, C., Delaney, T., & Tallal, P. (1999). Different origin of auditory and phonological processing problems in children with language impairment : Evidence from a twin study. *Journal of Speech, Language,* and *Hearing Research*, *42* (1), 155–168.

Bishop, D. V., & Edmundson, A. (1987). Language-impaired 4-year-olds: Distinguishing transient from persistent impairment. *Journal of Speech & Hearing Disorders*, *52* (2), 156–173.

Bishop, D. V., & Norbury, C. F. (2005). Executive functions in children with communication impairments, in relation to autistic symptomatology 2: Response inhibition. *Autism*, 9 (1), 29–43.

Bishop, D., North, T., & Donlan, C. (1996). Nonword repetition as a behavioural marker for inherited language impairment: Evidence from a twin study. *Journal of Child Psychology and Psychiatry*, *37* (4), 391–403.

Bonifacio, S., Girolametto, L., Bulligan, M., Callegari, M., Vignola, S., & Zocconi, E. (2007). Assertive and responsive conversational skills of Italian-speaking late talkers. *International Journal of Language & Communication Disorders*, *42* (5), 607–623.

Bortolini, U., Leonard, L. B., & Caselli, M. C. (1998). Specific language impairment in Italian and English: Evaluating alternative accounts of grammatical deficits. *Language and cognitive processes*, *13* (1), 1–20.

Botting, N. (2005). Non-verbal cognitive development et language impairment. *Journal of Child Psychology and Psychiatry*, *46* (3), 317–326.

Botting, N., & Conti-Ramsden, G. (2004). Characteristics of children with specific impairment. *Classification of developmental language disorders: Theoretical issues and clinical implications* (pp. 21–38). Mahwah, NJ : Lawrence Erlbaum Associates Publishers ; US.

Brinton, B., Fujiki, M., & McKee, L. (1998). Negotiation skills of children with specific language impairment. *Journal of Speech, Language, and Hearing Research*, *41* (4), 927–940.

Briscoe, J., Bishop, D. V., & Norbury, C. F. (2001). Phonological processing, language, and literacy: A comparison of children with mild-to-moderate sensorineural hearing loss and those with specific language impairment. *Journal of Child Psychology and Psychiatry*, *42* (3), 329–340.

Campbell, W. N., & Skarakis-Doyle, E. (2007). School-aged children with SLI: The ICF as a framework for collaborative service delivery. *Journal of Communication Disorders*, *40* (6), 513–535.

Chiat, S. (2001). Mapping theories of developmental language impairment: Premises, predictions and evidence. *Language and cognitive processus*, *16* (2/3), 113–142.

Clarke, M. G., & Leonard, L. B. (1996). Lexical comprehension and grammatical deficits in children with specific language impairment. *Journal of Communication Disorders*, *29* (2), 95–105.

Coady, J. A., Evans, J. L., Mainela-Arnold, E., & Kluender, K. R. (2007). Children with specific language impairments perceive speech most categorically when tokens are natural and meaningful. *Journal of Speech, Language, and Hearing Research*, *50* (1), 41–57.

Coady, J. A., Kluender, K. R., & Evans, J. L. (2005). Categorical perception of speech by children with specific language impairments. *Journal of Speech, Language, and Hearing Research*, 48 (4), 944–959.

Conti-Ramsden, G., & Botting, N. (1999). Classification of children with specific language impairment: Longitudinal considerations. *Journal of Speech, Language, and Hearing Research, 42, 1195–1204.*

Crago, M., & Paradis, J. (2003). Language impairment in children : Cross-linguistic studies. In R. Kent (Ed.), *The MIT encyclopedia of communication sciences and disorders* (pp. 327–329). Cambridge : The MIT Press.

Criddle, M. J., & Durkin, K. (2001). Phonological representation of novel morphemes in children with SLI and typically developing children. *Applied Psycholinguistics*, *22* (3), 363–382.

Deevy, P., & Leonard, L. B. (2004). The comprehension of Wh-questions in children with specific language impairment. *Journal of Speech, Language, and Hearing Research*, *47* (4), 802–815.

Dockrell, J. E., & Lindsay, G. (2008). Inclusion versus specialist provision for children with developmental language disorders. In *Understanding developmental language disorders : From theory to practice* (pp. 131–147). New York, NY : Psychology Press, US.

Dockrell, J. E., & Messer, D. (2007). Language profiles and naming in children with word finding difficulties. *Folia Phoniatrica* et *Logopaedica*, *59* (6), 318–323.

Dodd, B. (1995). *Differential diagnosis of child with speech disorder*. London : Whurr.

Dodd, B., & Iacono, T. (1989). Phonological disorders in children: Changes in phonological process use during treatment. *British Journal of Disorders of Communication*, *24*, 333–351.
Dollaghan, C. (1998). Spoken word recognition in children with and without specific language impairment. *Applied Psycholinguistics*, *19* (2), 193–207.
Dollaghan, C. A. (2004). Taxometric Analyses of Specific Language Impairment in 3 and 4 Year-Old Children. *Journal of Speech, Language, and Hearing Research*, *47* (2), 464–475.
Donaldson, M. L., Reid, J., & Murray, C. (2007). Causal sentence production in children with language impairments. *International Journal of Language & Communication Disorders*, *42* (2), 155–186.
Edwards, J., & Lahey, M. (1998). Nonword repetitions of children with specific language impairment: Exploration of some explanations for their inaccuracies. *Applied Psycholinguistics*, *19* (2), 279–309.
Edwards, J., & Munson, B. (2009). Speech perception and production in child language disorders In *Handbook of child language disorders* (pp. 216–231). New York, NY : Psychology Press, US.
Fey, M. E., Long, S. H., & Cleave, P. L. (1994). Reconsideration of IQ criteria in the definition of specific language impairment. In *Specific language impairments in children* (pp. 161–178). Baltimore, MD : Paul H Brookes Publishing, US.
Finneran, D. A., Francis, A. L., & Leonard, L. B. (2009). Sustained attention in children with specific language impairment (SLI). *Journal of Speech, Language, and Hearing Research*, *52* (4), 915–929.
Friedmann, N., & Novogrodsky, R. (2007). Is the movement deficit in syntactic SLI related to traces or to thematic role transfer ? *Brain and Language*, *101* (1), 50–63.
Gathercole, S. E., & Baddeley, A. D. (1990). Phonological memory deficits in language disordered children: Is there a causal connection ? *Journal of Memory and Language*, *29* (3), 336–360.
Gérard, C. L. (1993). *L'enfant dysphasique*. Bruxelles : De Boeck Université.
Goffman, L., & Leonard, J. (2000). Growth of language skills in preschool children with specific language impairment: Implications for assessment and intervention. *American Journal of Speech-Language Pathology*, *9* (2), 151–161.
Gopnik, M. (1990). *Feature-blind grammar and dysphasia. Nature*, *344* (6268), 715.
Gopnik, M. (1997). Language deficits and genetic factors. *Trends in Cognitive Sciences*, *1* (1), 5–9.
Grela, B. G., & Leonard, L. B. (2000). The influence of argument-structure complexity on the use of auxiliary verbs by children with SLI. *Journal of Speech, Language, and Hearing Research*, *43* (5), 1115–1125.
Hamann, C., Ohayon, S., Dube, S., Frauenfelder, U. H., Rizzi, L., Starke, M., et *al.* (2003). Aspects of grammatical development in young French children with SLI. *Developmental Science*, *6* (2), 151–158.
Hesketh, A. (2004). Early literacy achievement of children with a history of speech problems. *International Journal of Language & Communication Disorders*, *39* (4), 453–468.
Hill, E. L. (2001). Non-specific nature of specific language impairment: A review of the literature with regard to concomitant motor impairments. *International Journal of Language & Communication Disorders*, *36* (2), 149–171.
Hill, P., Hogben, J., & Bishop, D. (2005). Auditory frequency discrimination in children with specific language impairment: A longitudinal study. *Journal of Speech, Language, and Hearing Research*, *48* (5), 1136–1146.
Hoffman, L. M., & Gillam, R. B. (2004). Verbal and Spatial Information Processing Constraints in Children With Specific Language Impairment. *Journal of Speech, Language, and Hearing Research*, *47* (1), 114–125.

Im-Bolter, N., Johnson, J., & Pascual-Leone, J. (2006). Processing Limitations in Children With Specific Language Impairment: The Role of Executive Function. *Child Development*, *77* (6), 1822–1841.

Isaki, E., Spaulding, T. J., & Plante, E. (2008). Contributions of language and memory demands to verbal memory performance in language-learning disabilities. *Journal of Communication Disorders*, *41* (6), 512–530.

Jakubowicz, C., & Nash, L. (2001). Functional categories and syntactic operations in (ab)normal language acquisition. *Brain and Language*, *77* (3), 321–339.

Jakubowicz, C., Nash, L., Rigaut, C., & Gerard, C. (1998). *Determiners and clitic pronouns in French-speaking children with SLI.*

Jakubowicz, C., Nash, L., & van der Velde, M. (1999). *Inflection and Past tense Morphology in French SLI.* Paper presented at the Proceedings of the 23rd Annual Boston University Conference on Language Development, Somerville.

Joanisse, M. F. (2009). Model-based approaches to child language disorders. In *Handbook of child language disorders* (pp. 257–278). New York, NY : Psychology Press, US.

Joanisse, M. F., & Seidenberg, M. S. (1998). Specific language impairment: A deficit in grammar or processing ? *Trends in Cognitive Sciences*, *2* (7), 240–247.

Johnston, J. R., Miller, J., & Tallal, P. (2001). Use of cognitive state predicates by language-impaired children. *International Journal of Language & Communication Disorders*, *36* (3), 349–370.

Jusczyk, P. W., Friederici, A. D., Wessels, J. M., Svenkerud, V. Y., & Jusczyk, A. M. (1993). Infants' sensitivity to the sound patterns of native language words. *Journal of Memory and Language*, *32* (3), 402–420.

Kail, R. (1994). A method for studying the generalized slowing hypothesis in children with specific language impairment. *Journal of Speech & Hearing Research*, *37* (2), 418–421.

Karmiloff-Smith, A. (1998). Development itself is the key to understanding developmental disorders. *Trends in Cognitive Sciences*, 2 (10), 389–398.

Karmiloff-Smith, A., & Thomas, M. (2005). Les troubles du développement viennent-ils confirmer les arguments de la psychologie évolutionniste ? Une approche neuro-constructiviste. *Revue Française de Pédagogie*, *152*, 11–19.

King, R., Schelletter, I., Sinka, P., Fletcher, P., & Ingham, R. (1995). Are English-speaking SLI children with morpho-syntactic deficits impaired in their use of locative-contact and causative alternating verbs ? *University of Reading Working Papers in Linguistics*, *2*, 45–65.

Klee, T., Stokes, S. F., Wong, A. M., Fletcher, P., & Gavin, W. J. (2004). Utterance Length and Lexical Diversity in Cantonese-Speaking Children With and Without Specific Language Impairment. *Journal of Speech, Language, and Hearing Research*, *47* (6), 1396–1410.

Lahey, M. (1990). Who shall be called language disordered ? Some reflections and one perspective. *Journal of Speech & Hearing Disorders*, *55* (4), 612–620.

Laval, V., de Weck, G., Chaminaud, S., & Lacroix, A. (2009). Context and idiom comprehension: A study in French-speaking children with a phonologic-syntactic dysphasia. *Swiss Journal of Psychology/Schweizerische Zeitschrift fur Psychologie /Revue Suisse de Psychologie*, *68* (1), 51–60.

Leonard, L. B. (1998). *Children with specific language impairment.* Cambridge, MA : The MIT Press.

Leonard, L. B. (2009). Cross-linguistic studies of child language disorders. In *Handbook of child language disorders* (pp. 308–324). New York, NY : Psychology Press, US.

Leonard, L. B., Bortolini, U., Caselli, M., McGregor, K. K., & Sabbadini, L. (1992). Morphological deficits in children with specific language impairment : The status of features in the underlying grammar. *Language Acquisition*, *2*, 151–179.

Leonard, L. B., Eyer, J. A., Bedore, L. M., & Grela, B. G. (1997). Three accounts of the grammatical morpheme difficulties of English-speaking children with specific language impairment. *Journal of Speech, Language, and Hearing Research*, *40* (4), 741–753.
Leonard, L. B., McGregor, K. K., & Allen, G. D. (1992). Grammatical morphology and speech perception in children with specific language impairment. *Journal of Speech, Language and Hearing Research, 41*,1363–1374.
Leonard, L. B., Miller, C., & Gerber, E. (1999). Grammatical morphology and the lexicon in children with specific language impairment. *Journal of Speech, Language, and Hearing Research*, *42* (3), 678–689.
Leonard, J., Miller, C., & Owen, A. (2000). The comprehension of verb agreement morphology by English-speaking children with specific language impairment. *Clinical Linguistics & Phonetics*, *14* (6), 465–481.
Leonard, L. B., Sabbadini, L., Leonard, J. S., & Volterra, V. (1987). Specific language impairment in children : A cross-linguistic study. *Brain and Language*, *32* (2), 233–252.
Leonard, L. B., Weismer, S. E., Miller, C. A., Francis, D. J., Tomblin, J., & Kail, R. V. (2007). Speed of processing, working memory, and language impairment in children. *Journal of Speech, Language, and Hearing Research*, *50* (2), 408–428.
Levy, H., & Friedmann, N. (2009). Treatment of syntactic movement in syntactic SLI: A case study. *First Language*, *29* (1), 15–50.
Lum, J. A., Gelgic, C., & Conti-Ramsden, G. (2010). Research report: Procedural and declarative memory in children with and without specific language impairment. *International Journal of Language & Communication Disorders*, *45* (1), 96–107.
Maillart, C., & Parisse, C. (2006). Phonological deficits in French speaking children with SLI. *International Journal of Language & Communication Disorders*, *41* (3), 253–274.
Maillart, C., Schelstraete, M. A., & Hupet, M. (2004). Phonological Representations in Children With SLI: A Study of French. *Journal of Speech, Language, and Hearing Research*, *47* (1), 187–198.
Majerus, S., D'Argembeau, A., Perez, T., Belayachi, S., Van der Linden, M., Collette, F., et *al.* (2010). The commonality of neural networks for verbal and visual short-term memory. *Journal of Cognitive Neuroscience*, *22* (11), 2570–2593.
Marton, K., Abramoff, B., & Rosenzweig, S. (2005). Social cognition and language in children with specific language impairment (SLI). *Journal of Communication Disorders*, *38*, 143–162.
Marton, K., Kelmenson, L., & Pinkhasova, M. (2007). Inhibition control and working memory capacity in children with SLI. *Psychologia: An International Journal of Psychology in the Orient*, *50* (2), 110–121.
Marton, K., & Schwartz, R. G. (2003). Working Memory Capacity and Language Processes in Children with Specific Language Impairment. *Journal of Speech, Language, and Hearing Research*, *46* (5), 1138–1153.
Mawhood, L., Howlin, P., & Rutter, M. (2000). Autism and developmental receptive language disorder. *A comparitive follow-up in early adult life. I: Cognitive and language outcomes. Journal of Child Psychology and Psychiatry*, *41* (5), 547–559.
McArthur, G., & Bishop, D. (2001). Auditory perceptual processing in people with reading and oral language impairments : Current issues and recommendations. *Dyslexia*, 7, 150–170.
McArthur, G., & Bishop, D. (2004). Frequency Discrimination Deficits in People With Specific Language Impairment: Reliability, Validity, and Linguistic Correlates. *Journal of Speech, Language, and Hearing Research*, *47* (3), 527–541.
McArthur, G., & Bishop, D. (2005). Speech and non-speech processing in people with specific language impairment: A behavioural and electrophysiological study. *Brain and Language*, *94* (3), 260–273.
McGregor, K. K., Friedman, R. M., Reilly, R. M., & Newman, R. M. (2002). Semantic representation and naming in young children. *Journal of Speech, Language, and Hearing Research*, *45* (2), 332–346.

Miller, C. A., Kail, R., Leonard, L. B., & Tomblin, J. (2001). Speed of processing in children with specific language impairment. *Journal of Speech, Language, and Hearing Research, 44* (2), 416–433.

Montgomery, J. W. (2000). Verbal working memory and sentence comprehension in children with specific language impairment. *Journal of Speech, Language, and Hearing Research, 43* (2), 293–308.

Nathan, L., Stackhouse, J., Goulandris, N., & Snowling, M. J. (2004). The Development of Early Literacy Skills Among Children With Speech Difficulties: A Test of the "Critical Age Hypothesis". *Journal of Speech, Language, and Hearing Research, 47* (2), 377–391.

Norbury, C. F., Bishop, D. V., & Briscoe, J. (2002). Does impaired grammatical comprehension provide evidence for an innate grammar module ? *Applied Psycholinguistics, 23* (2), 247–268.

Noterdaeme, M., Amorosa, H., Mildenberger, K., Sitter, S., & Minow, F. (2001). Evaluation of attention problems in children with autism and children with a specific language disorder. *European Child & Adolescent Psychiatry, 10* (1), 58–66.

Novogrodsky, R., & Friedmann, N. (2006). The production of relative clauses in syntactic SLI: A window to the nature of the impairment. *Advances in Speech Language Pathology, 8* (4), 364–375.

Oetting, J. B., & Hadley, P. A. (2009). Morphosyntax in child language disorders. In *Handbook of child language disorders* (pp. 341–364). New York, NY : Psychology Press, US.

Oram Cardy, J. E., Tannock, R., Johnson, A. M., & Johnson, C. J. (2010). The contribution of processing impairments to SLI : Insights from attention-deficit/hyperactivity disorder. *Journal of Communication Disorders, 43* (2), 77–91.

Ordre des orthophonistes and audiologistes du Québec (2004). *Guide et outils cliniques : trouble primaire du langage/dysphasie*. Montréal : Ordre des orthophonistes and audiologistes du Québec.

Paradis, J., Crago, M., & Genesee, F. (2003). *Object Clitics as Clinical Marker of SLI in French: Evidence from French-English Bilingual Children*. Paper presented at the 27th Annual Boston University Conference on Language Development.

Pizzioli, F., & Schelstraete, M. A. (2008). *The argument-structure complexity effect in children with specific language impairment: Evidence from the use of grammatical morphemes in French. Journal of Speech, Language and Hearing Research, 51*,706-721.

Rapin, I., & Allen, D. (1983). Developmental language disorders : nosological considerations. In U. Kirk (Ed.), *Neuropsychology of language, reading and spelling*. New-York : Academic Press.

Reed, V. A., Patchell, F. C., Coggins, T. E., & Hand, L. S. (2007). Informativeness of the spoken narratives of younger and older adolescents with specific language impairment and their counterparts with normal language. *Clinical Linguistics & Phonetics, 21* (11–12), 953–960.

Rescorla, L., Roberts, J., & Dahlsgaard, K. (1997). Late talkers at 2: Outcome at age 3. *Journal of Speech & Hearing Research, 40* (3), 556–566.

Rice, M. L. (2009). How different is disordered language ? In *Infant pathways to language: Methods, models, and research disorders* (pp. 65–82). New York : Psychology Press.

Rice, M. L., Oetting, J. B., Marquis, J., Bode, J., & Pae, S. (1994). Frequency of input effects on word comprehension of children with specific language impairment. *Journal of Speech & Hearing Research, 37* (1), 106–121.

Rice, M. L., & Wexler, K. (1996). A phenotype of specific language impairment: Extended optional infinitives. In *Toward a genetics of language* (pp. 215–237). Hillsdale, NJ, England : Lawrence Erlbaum Associates, Inc, England.

Rice, M. L., Wexler, K., & Redmond, S. M. (1999). Grammaticality judgments of an extended optional infinitive grammar: Evidence from English-speaking children with specific language impairment. *Journal of Speech, Language, and Hearing Research, 42* (4), 943–961.

Riches, N., Tomasello, M., & Conti-Ramsden, G. (2005). Verb Learning in Children With SLI: Frequency and Spacing Effects. *Journal of Speech, Language, and Hearing Research, 48* (6), 1397–1411.

Ryder, N., Leinonen, E., & Schulz, J. (2008). Cognitive approach to assessing pragmatic language comprehension in children with specific language impairment. *International Journal of Language & Communication Disorders, 43* (4), 427–447.

Saffran, J. R., Newport, E. L., & Aslin, R. N. (1996). *Word segmentation : The role of distributional cues. Journal of Memory and Language, 35,* 606–621.

Schuele, C., & Dykes, J. C. (2005). Complex syntax acquisition : A longitudinal case study of a child with specific language impairment. *Clinical Linguistics & Phonetics, 19* (4), 295–318.

Schwartz, R. G. (2009). Specific language impairment. In R. G. Schwartz (Ed.), *Handbook of child language disorders* (pp. 3–43). New York, NY : Psychology Press, US.

Seiger-Gardner, L. (2009). Language production approaches to child language disorders. In *Handbook of child language disorders* (pp. 465–487). New York, NY : Psychology Press, US.

Spaulding, T. J., Plante, E., & Vance, R. (2008). Sustained selective attention skills of preschool children with specific language impairment: Evidence for separate attentional capacities. *Journal of Speech, Language, and Hearing Research, 51* (1), 16–34.

Stark, R. E., & Heinz, J. (1996). Vowels perception in language impaired and language normal children. *Journal of Speech and Hearing Research,* 39, 860–869.

Stothard, S. E., Snowling, M. J., Bishop, D., Chipchase, B. B., & Kaplan, C. A. (1998). Language-impaired preschoolers: A follow-up into adolescence. *Journal of Speech, Language, and Hearing Research, 41* (2), 407–418.

Sussman, J. E. (1993). Perception of formant transition cues to place of articulation in children with language impairments. *Journal of Speech & Hearing Research, 36* (6), 1286–1299.

Tallal, P. (1990). Fine-grained discrimination deficits in language-learning impaired children are specific neither to the auditory modality nor to speech perception. *Journal of Speech & Hearing Research, 33* (3), 616–617.

Tallal, P. (2000). Experimental studies of language learning impairments: From research to remediation. In *Speech and language impairments in children : Causes, characteristics, intervention and outcome* (pp. 131–155). New York, NY : Psychology Press, US.

Tallal, P., & Piercy, M. (1973). Defects of non-verbal auditory perception in children with developmental aphasia. *Nature, 241,* 468–469.

Tallal, P., & Stark, R. E. (1981). Speech acoustic-cue discrimination abilities of normally developing and language-impaired children. *Journal of the Acoustical Society of America, 69* (2), 568–574.

Tallal, P., Stark, R., Kallman, C., & Mellits, D. (1981). A reexamination of some nonverbal perceptual abilities of language-impaired and normal children as a function of age and sensory modality. *Journal of Speech & Hearing Research, 24* (3), 351–357.

Tallal, P., Stark, R. E., & Mellits, E. D. (1985). Identification of language-impaired children on the basis of rapid perception and production skills. Research Support, US Gov't, PHS. *Brain & Language, 25* (2), 314–322.

Thomas, M. S. (2005). Characterising Compensation: Commentary on Ullman and Pierpont, "Specific Language Impairment is not Specific to Language : The Procedural Deficit Hypothesis". *Cortex : A Journal Devoted to the Study of the Nervous System and Behavior, 41* (3), 434–442.

Thomas, M., & Karmiloff-Smith, A. (2005). Can developmental disorders reveal the component parts of the human language faculty ? *Language Learning and Development, 1* (1), 65–92.

Thordardottir, E. T., & Weismer, S. E. (2002). Verb argument structure weakness in specific language impairment in relation to age and utterance length. *Clinical Linguistics & Phonetics, 16* (4), 233–250.

Tomblin, J., Freese, P. R., & Records, N. L. (1992). Diagnosing specific language impairment in adults for the purpose of pedigree analysis. *Journal of Speech & Hearing Research*, *35* (4), 832–843.
Tomblin, J. B., Mainela-Arnold, E., & Zhang, X. (2007). Procedural learning and adolescents with and without specific language impairment. *Language Learning and Development*, *3* (4), 269–293.
Tomblin, J., Records, N. L., Buckwalter, P., Zhang, X., Smith, E., & O'Brien, M. (1997). Prevalence of specific language impairment in kindergarten children. *Journal of Speech & Hearing Research*, *40* (6), 1245–1260.
Tomblin, J., & Zhang, X. (1999). Language patterns and etiology in children with specific language impairment. In *Neurodevelopmental disorders* (pp. 361–382). Cambridge, MA : The MIT Press, US.
Trauner, D., Wulfeck, B., Tallal, P., & Hesselink, J. (2000). Neurological and MRI profiles of children with developmental language impairment. *Developmental Medicine & Child Neurology*, *42* (7), 470–475.
Ullman, M. T., & Pierpont, E. I. (2005). Specific Language Impairment Is Not Specific To Language: The Procedural Deficit Hypothesis. *Cortex*, *41* (3), 399–433.
van der Lely, H. K. (1996). Specifically language impaired and normally developing children : verbal passive vs. adjectival passive sentence interpretation. *Lingua*, *98*, 243–272.
van der Lely, H. K. (1998). SLI in children: Movement, economy, and deficits in the computational-syntactic system. *Language Acquisition : A Journal of Developmental Linguistics*, *7* (2–4), 161–192.
van der Lely, H. K. (2005). Domain-specific cognitive systems: Insight from Grammatical-SLI. *Trends in Cognitive Sciences*, *9* (2), 53–59.
van der Lely, H. K., & Battell, J. (2003). Wh- movement in children with grammatical SLI: a test of the RDDR hypothesis. *Language*, *79* (1), 153–181.
van der Lely, H. K., & Stollwerck, L. (1997). Binding theory and grammatical specific language impairment in children. *Cognition*, *62* (3), 245–290.
van der Lely, H. K., & Ullman, M. T. (2001). Past tense morphology in specifically language impaired and normally developing children. *Language and cognitive processes*, *16* (2–3), 177–217.
Weismer, S. E., & Evans, J. L. (2002). The role of processing limitations in early identification of specific language impairment. *Topics in Language Disorders*, *22* (3), 15–29.
Weismer, S. E., Evans, J., & Hesketh, L. J. (1999). An examination of verbal working memory capacity in children with specific language impairment. *Journal of Speech, Language, and Hearing Research*, *42* (5), 1249–1260.
Weismer, S. E., & Hesketh, L. J. (1996). Lexical learning by children with specific language impairment : Effects of linguistic input presented at varying speaking rates. *Journal of Speech & Hearing Research*, *39* (1), 177–190.
Wexler, K. (1998). Very early parameter setting and the unique checking constraint: A new explanation of the optional infinitive stage. In A. Sorace, C. Heycock, & R. Shillcock (Eds.), *Language Acquisition: Knowledge Representation and Processing*. Amsterdam : Elsevier.
Wexler, K., Schutze, C. T., & Rice, M. (1998). Subject case in children with SLI and unaffected controls : Evidence for the Agr/Tns Omission Model. *Language Acquisition: A Journal of Developmental Linguistics*, *7* (2–4), 317–344.
Windfuhr, K. L., Faragher, B., & Conti-Ramsden, G. (2002). Lexical learning skills in young children with specific language impairment. *International Journal of Language & Communication Disorders*, *37* (4), 415–432.
Windsor, J., & Hwang, M. (1999). Testing the generalized slowing hypothesis in specific language impairment. *Journal of Speech, Language, and Hearing Research*, *42* (5), 1205–1218.

Windsor, J., & Kohnert, K. (2004). The search for common ground: Part I. Lexical performance by linguistically diverse learners. *Journal of Speech, Language, and Hearing Research*, *47* (4), 877–890.

Zaehle, T., Wustenberg, T., Meyer, M., & Jancke, L. (2004). Evidence for rapid auditory perception as the foundation of speech processing: A sparse temporal sampling fMRI study. *European Journal of Neuroscience*, *20* (9), 2447–2456.

Zhang, X., & Tomblin, J. (1998). Can children with language impairment be accurately identified using temporal processing measures ? A simulation study. *Brain and Language*, *65* (3), 395–403.

Chapitre 2
Implication des mécanismes d'apprentissage de régularités dans l'acquisition du langage chez l'enfant sain et dysphasique

A. Gabriel, C. Urbain

Implication des mécanismes d'apprentissage de régularités dans l'acquisition du langage chez l'enfant

Évolution des conceptions sur l'acquisition du langage

L'acquisition du langage a longtemps été considérée comme un exploit du cerveau humain régi par des capacités innées et spécifiques, se développant indépendamment des autres sphères cognitives. C'est entre autres pour cette raison que les chercheurs ont traditionnellement préconisé une distinction entre les champs d'étude du développement des compétences langagières d'une part, apanage des linguistes, et du développement cognitif non verbal d'autre part, champ de prédilection de la psychologie.

Il et a plus d'un demi-siècle, des linguistes tels que Noam Chomsky ont défendu l'hypothèse selon laquelle cette prouesse cognitive, compte tenu de la complexité des mécanismes qui gouvernent le langage, est rendue possible parce que l'enfant posséderait de façon innée un « dispositif d'acquisition du langage ». Celui-ci leur conférerait, dès la naissance, les règles générales (et les possibles variations) auxquelles les langages obéissent (Chomsky, 1957).

De nos jours, grâce au développement de la psycholinguistique, des neurosciences et des modèles connexionnistes, la compréhension des mécanismes qui sous-tendent l'acquisition du langage a largement évolué, d'un point de vue innéiste et modulaire, vers un processus non spécifiquement linguistique et en grande partie sous-tendu par des mécanismes d'apprentissage, par définition, intimement dépendants de l'expérience sensible de l'enfant.

Le développement de certaines méthodologies a permis d'améliorer notre compréhension des processus cognitifs mis en œuvre dans l'acquisition du langage. Des capacités d'apprentissage auparavant insoupçonnées chez le nourrisson ont pu être détectées notamment grâce à l'élaboration et à l'utilisation de la procédure dite de *Conditioned Head Turn* (Werker, Polka *et al.*, 1997) aussi appelée *Familiarization-preference procedure* (Jusczyk et Aslin, 1995). Cette procédure se déroule en deux étapes : la phase de familiarisation au cours de laquelle le nourrisson est exposé au matériel à apprendre et la phase de test qui permet l'évaluation de l'état des connaissances acquises.

Au cours de la phase de familiarisation, le nourrisson est exposé au matériel auditif à apprendre pendant quelques minutes. Généralement, l'*input* auditif est un langage synthétique artificiellement dépourvu de tout indice acoustique ou sémantique susceptible de biaiser le phénomène d'apprentissage que l'on souhaite observer. Le langage est émis par deux haut-parleurs situés aux extrémités de la pièce vers lesquels le regard de l'enfant est préalablement orienté à la suite de stimulations visuelles répétées (flashs lumineux). Immédiatement après la phase de familiarisation, on présente aléatoirement dans l'un des deux haut-parleurs, des séquences de sons congruentes (auxquelles le nourrisson a préalablement été familiarisé) et des séquences de sons incongruentes (auxquelles le nourrisson n'a pas préalablement été familiarisé), afin de tester les capacités d'apprentissage de ce dernier.

Les temps de regards cumulés à travers chacun des deux types d'items-test procurent la mesure dite de « préférence ». Partant du principe que l'attention de l'enfant est attirée par la nouveauté, on considère que le nourrisson a appris les propriétés du langage lorsqu'il prête moins longtemps attention aux items congruents qu'incongruents (Jusczyk et Aslin, 1995).

Au cours de ces quinze dernières années, l'utilisation de la procédure de *Head Turn* dans de nombreuses expériences a permis de découvrir que, dès quelques mois de vie, les enfants possèdent de puissantes capacités d'apprentissage susceptibles de jouer un rôle prépondérant dans l'acquisition du langage.

Quels mécanismes sous-tendent l'acquisition du langage ?

Chaque langue est constituée d'un ensemble limité de sons qui lui sont spécifiques et qui, en se succédant, déterminent l'ordre des phonèmes dans les mots, des mots dans les phrases, des idées dans le discours. Il semble donc crucial pour les jeunes apprenants d'être capables d'encoder et de se représenter l'ordre temporel de telles informations.

Pour ce faire, une méthode potentielle consiste à apprendre les relations statistiques des éléments présents dans l'*input* séquentiel. Selon plusieurs études, ce processus d'extraction de régularités apparaîtrait très tôt dans le développement de l'enfant et jouerait un rôle dans son développement phonologique, lexical et morphosyntaxique (Gomez, 2002 ; Graf-Estes, Evans *et al.*, 2007 ; Saffran, 2003).

Implication des mécanismes d'apprentissage de régularités dans la segmentation de la parole en mots

En 1996, Saffran, Aslin et Newport mettent pour la première fois en évidence l'implication du traitement des régularités statistiques dans le processus de segmentation de la parole en mots.

Les auteurs montrent qu'au sein d'un flux continu de parole, certaines régularités statistiques sont mesurables et permettent à l'enfant de distinguer les mots comprenant des séquences de sons récurrentes, des séquences de sons plus accidentelles qui apparaissent entre les frontières de mots.

Pour reprendre l'exemple classique de Saffran, dans l'expression « *pretty baby* », l'occurrence de la syllabe « *pre* » permet de prédire celle de la syllabe « *tty* » avec une probabilité de 80 %, alors que l'occurrence de la syllabe « *tty* » ne permet pas de prédire celle de la syllabe « *ba* » qu'avec une probabilité de 1 %, puisque le mot *pretty* peut être suivi, de manière tout aussi fréquente dans l'environnement, par le mot « *mamm*, *daddy*, *cat*, *dog*, *doll* », etc.

Ce processus requiert un apprentissage de la structure statistique du langage, car l'enfant ne peut connaître de façon innée le début et la fin du mot « *pretty* » (Saffran, 2003).

De manière plus précise, la probabilité transitionnelle prend en considération la co-occurrence entre les syllabes et les fréquences absolues des syllabes : P(Y/X) = fréquence de la paire XY/fréquence de X. En effet, dans les langues naturelles, la probabilité qu'une syllabe et suive la syllabe X est bien plus forte à l'intérieur des mots qu'entre les mots (Saffran, Newport *et al.*, 1996a).

> Dans leur célèbre expérience, Saffran et ses collaborateurs ont exposé, au moyen du paradigme de *Head Turn*, des nourrissons de 8 mois à un langage miniaturisé composé de quatre mots trisyllabiques concaténés. Le langage était dénué de tout indice acoustique, sémantique, syntaxique ou prosodique (par exemple : « *bidakupadotigolabubidaku...* »). Les seuls indices de frontière de mots présents dans ce langage étaient les propriétés transitionnelles contenues entre les paires de syllabes. Les résultats montrent qu'après seulement deux minutes d'exposition au langage, les enfants âgés de 8 mois orientent plus longtemps leur regard vers les non-mots (0, 33 par exemple « *kupa* ») que vers les mots (1,0 par exemple « *bida* ») (Saffran, Aslin *et al.*, 1996b). Ces résultats, répliqués à plusieurs reprises, montrent que l'enfant, dès quelques mois de vie, possède de puissants mécanismes d'apprentissage lui permettant non seulement, de segmenter la parole en mots, mais également d'acquérir d'autres aspects du langage.

Implication des mécanismes d'apprentissage de régularités dans l'association mot-sens

En effet, lorsqu'un enfant apprend sa langue maternelle, il ne suffit pas de pouvoir segmenter le flux de parole continue. Il s'agit également d'associer les mots segmentés à leur sens ou aux objets qu'ils représentent. Dans ce cas, l'apprentissage statistique pourrait également jouer un rôle (Yu et Ballard,

2007; Smith et Yu, 2008). Ces auteurs ont montré que les régularités statistiques pouvaient jouer un rôle dans l'association entre les mots et les objets chez les enfants de 12 à 14 mois. Dans leur expérience, les sujets voyaient des paires de mots associées à des paires d'objets (par exemple « *bat* » et « *ball* »). Cette simple association ne permettait pas forcément de savoir quel objet était *bat* et lequel était « *ball* ». Ainsi, dans un autre essai, les sujets voyaient une nouvelle paire de mots : un mot de l'ancienne paire et un autre nouveau (« *ball* » et « *dog* »). De cette manière, en combinant les fréquences de co-occurrence des associations, il devient possible d'apprendre l'association du mot et de l'objet « *ball* » et, par élimination, le nom et l'objet « *bat* ». Ce paradigme a permis de démontrer que des enfants de 12 à 14 mois étaient capables d'utiliser les co-occurrences statistiques afin d'associer les mots et les objets. Les régularités statistiques d'une langue peuvent donc être exploitées lors de la segmentation de la parole et également lors de l'association entre les mots et leur sens.

Implication des mécanismes d'apprentissage de régularités dans l'acquisition de la morphosyntaxe

Une fois que l'enfant a pu segmenter le flux continu de la parole et qu'il est parvenu à isoler les mots et leur attribuer un sens, il devient capable de communiquer. Encore faut-il que les mots soient correctement placés dans le discours. Dans ce contexte, plusieurs chercheurs (Gomez et Gerken, 1999; Gomez et Gerken, 2002; Saffran, Senghas, et Trueswell, 2001; Saffran et Wilson, 2003) ont tenté de cibler le rôle des régularités statistiques dans l'acquisition de la (morpho) syntaxe.

Ainsi, afin d'explorer l'hypothétique utilisation d'un mécanisme d'apprentissage statistique dans ce domaine, Gomez et Gerken (1999) ont exposé des enfants de 12 mois à plusieurs séquences de sons appelées *strings* de type : « *pel tam rud* » générées sur la base de deux grammaires artificielles. La moitié des enfants était soumise à des séquences provenant d'une grammaire artificielle 1 (G1) et l'autre moitié à des séquences provenant de G2. Ces deux grammaires avaient le même vocabulaire de manière à ce que la seule composante qui les distingue soit l'ordre autorisé des mots (par exemple : « *pel tam rud* » versus « *rud tam pel* »). Après une très brève exposition, on présentait à chaque nourrisson des *strings* dont la moitié provenait de la grammaire artificielle (G1 ou G2) à laquelle il avait été familiarisé (« *pel tam rud* » versus « *rud tam pel* »). En utilisant la procedure de *Head Turn*, les auteurs ont constaté que les bébés d'1 an écoutaient plus longtemps les nouvelles séquences et semblaient donc capables de traiter l'information statistique dans le traitement syntaxique.

Cependant, pour comprendre et produire le langage, il est parfois nécessaire d'établir un lien entre des éléments qui ne sont pas proches spatialement ou temporellement. Dans beaucoup de langues, les mots contiennent des régularités entre syllabes ou segments phonémiques qui ne sont pas immédiatement adjacents (Chomsky, 1957). C'est en l'occurrence essentiel pour le traitement des structures syntaxiques : on et trouve des dépendances entre des mots qui peuvent être distants (sujet/verbe par exemple).

Le langage n'étant pas linéaire mais régi par une structure hiérarchique, l'apprentissage de régularités dites « non adjacentes » semble fondamental pour l'acquisition du langage. Prenons, par exemple, la phrase : « La souris que le chat poursuit mange le fromage ». La compréhension de cette phrase nécessite une transformation de la structure syntaxique et la capacité de faire un lien entre les différents constituants de la phrase qui ne sont pas, ici, côte à côte. Un autre exemple du traitement d'éléments distants concerne l'accord en nombre, comme dans la phrase : « Les oranges posées sur la table sont appétissantes ».

Lorsque, dans une séquence abstraite de type « AXC », un lien existe entre les éléments A et C, indépendamment de l'élément intervenant entre ces deux éléments (X), on parle de contingences disjointes. Dans le langage, des régularités non adjacentes, ou contingences disjointes sont présentes à divers niveaux (Pacton et Perruchet, 2008).

> Par exemple, en anglais, au niveau sous-syllabique, dans la lecture d'une phrase, le locuteur modifie la prononciation courte *versus* longue de voyelles selon la présence d'un « e » caduc en fin de mot, indépendamment de la consonne intermédiaire, comme dans *CAP-CAPE*, *CAR-CARE*, grâce au contexte sémantique (Stanback, 1992). Autre exemple anglophone classique au niveau de la morphosyntaxe, un élément variable (le verbe) s'interpose entre deux éléments dépendants, à savoir les auxiliaires (is) et les morphèmes indérivables (— ing), comme dans : « *She is writing* ». Enfin, on retrouve également des contingences disjointes au niveau des structures hiérarchiques : lors de la compréhension de phrases complexes comme dans : « Le rat que le chat poursuit mange le fromage » (Perruchet et Rey, 2005).

Une étude de Gomez (Gomez, 2002) investigue au moyen de la procédure de *Head Turn* l'apprentissage de contingences disjointes auprès de bébés âgés de 18 mois. Chaque apprenant est exposé à un langage artificiel composé d'une série de *strings* de trois éléments. Ces éléments sont des non-mots de type « *pel-wadim – rud* » ou « *vot-kicey-jic* ». Les deux catégories de *strings* commencent et finissent toujours par le même mot et contiennent les mêmes probabilités transitionnelles. Elles diffèrent seulement par les contingences entre le 1er et le 3e élément, si bien que la seule façon pour les apprenants de distinguer ces langages artificiels est de se baser sur la règle qui lie le 1er et le 3e élément (soit les contingences disjointes : « *pel-rud*, *vot-jic* »).

Dans cet article, Gomez fait l'hypothèse que le fait d'augmenter l'élément variable entre le 1er et le 3e élément pourrait améliorer la détection des contingences disjointes. C'est pourquoi Gomez manipule la variabilité de l'élément intermédiaire. Des *strings* comprenant 2, 6, 12 ou 24 éléments variables (« X » dans « AXC » ou « *wadim* » issu de la « *string pel-wadim-rud* » peut être remplacé par 1, 5, 11 ou 23 autres non-mots bisyllabiques) sont présentées lors de la phase de familiarisation aux enfants.

Les résultats de cette étude montrent que l'apprentissage des contingences disjointes augmente manifestement sous la condition où il existe le plus de variabilité, et donc quand les éléments adjacents sont moins prédictibles. Une interprétation possible est que, quand l'élément intermédiaire « X » est très variable, les relations adjacentes (« AX » et « XC ») ne sont pas assez stables pour être apprises. Les participants orientent donc leur attention sur la seule relation stable disponible, accessible, dans le langage, à savoir celle entre A et C.

Ces réflexions ont donné lieu à une série d'études qui ont investigué la possibilité d'apprendre des contingences disjointes au sein de langages artificiels (Aslin, 2004a ; Aslin, 2004b ; Bonatti, Pena *et al.*, 2005 ; Gomez, 2002 ; Gomez, Gerken *et al.*, 2002b ; Pena, Bonatti *et al.*, 2002 ; Perruchet et Peereman, 2004 ; Onnis, Monoghan *et al.*, 2005).

Une expérience similaire de Grunow (Grunow, Spaulding *et al.*, 2006), appliquée chez des adultes ayant des difficultés langagières et chez d'autres n'éprouvant aucune difficulté, montre que l'apprentissage de contingences disjointes est possible, chez les adultes contrôles, uniquement lorsque la variabilité de l'élément du milieu est élevée tandis qu'aucun résultat significatif n'est observé chez les adultes présentant des difficultés langagières.

L'extraction de régularités statistiques n'est pas un mécanisme spécifique du langage !

Les expériences décrites ci-dessus nous montrent l'importance des habiletés computationnelles du nourrisson sur le plan de l'acquisition du langage. La présence (sans doute innée) de tels mécanismes d'apprentissage statistique va permettre à l'enfant de détecter et d'extraire une structure à partir de l'*input* langagier. En effet, tant le calcul probabiliste de régularités adjacentes (Saffran, Newport *et al.*, 1996a ; Saffran, Aslin *et al.*, 1996b) que disjointes (Gomez, 2002) semble constituer des mécanismes de traitement cruciaux pour l'acquisition du langage.

Toutefois, plusieurs études suggèrent que ces mêmes mécanismes d'apprentissage pourraient sous-tendre le développement d'autres sphères cognitives non verbales. En effet, il semble que l'apprentissage statistique, défini comme l'apprentissage de règles qui régissent la contingence entre deux éléments, constitue l'une des formes d'apprentissage qui interviennent dans l'acquisition du langage sans pour autant et être spécifiquement dédiées.

Arguments comportementaux

Saffran et ses collaborateurs (Saffran, Johnson *et al.*, 1999) ont exposé des bébés de 8 mois à des séquences auditives continues de sons non linguistiques au sein desquelles les éléments étaient organisés en « mots sons ». Comme dans leurs précédentes études, le seul indice concernant la frontière entre ces « mots sons » était l'information statistique.

Les résultats montrent que les bébés de 8 mois réussissent à segmenter correctement le flux de sons avec des performances similaires à celles obtenues dans le cadre des expériences précédentes mettant en jeu des séquences syllabiques.

Cela suggère donc que les mécanismes d'apprentissage impliqués dans la segmentation de la parole en mots peuvent aussi être utilisés pour segmenter des séquences de stimuli non linguistiques.

Des études complémentaires montrent que l'apprentissage statistique est un mécanisme d'apprentissage puissant, permettant le traitement d'informations non seulement en modalité auditive (stimuli linguistiques et non linguistiques), mais également visuelle (Fiser et Aslin, 2002) et même tactile (Conway et Christiansen, 2005).

De façon intéressante, Conway et Christiansen (2005) ont tenté d'investiguer jusqu'à quel point nos différents sens participent au traitement des régularités statistiques de l'*input* séquentiel. En effet, au préalable, peu de recherches ont conduit des comparaisons intermodales rigoureuses, le sens du toucher étant particulièrement ignoré dans la littérature. La question principale de leur recherche est de savoir si l'apprentissage statistique peut être considéré comme un mécanisme d'apprentissage « domaine-général » ou bien s'il est directement dépendant de la modalité de présentation. L'étude de Conway et Christiansen (2005) révèle que les processus de traitement statistique de l'*input* présentent de nombreux points communs entre les modalités, mais aussi des contraintes spécifiques affectant l'apprentissage statistique différentiellement en fonction de la modalité de présentation du matériel. Plus précisément, les auteurs ont constaté que la modalité auditive fait preuve d'un apprentissage quantitativement avantageux par rapport à la vision et au toucher.

Arguments neurophysiologiques

Bien que les méthodes comportementales aient considérablement amélioré notre compréhension des mécanismes d'apprentissage intervenant dans l'acquisition du langage, de nombreuses questions restent en suspens, notamment au niveau de l'interprétation de certains troubles langagiers.

Dans ce contexte, la neurophysiologie cognitive constitue un atout prometteur. En effet, des informations telles que le décours temporel et la localisation des activations engendrées par le traitement langagier sont essentielles à obtenir.

L'ensemble des arguments comportementaux et cliniques (*cf.* section dysphasie ci-dessous) en faveur de l'implication de processus d'apprentissage généraux dans l'acquisition du langage a conduit les chercheurs à étudier les bases neuronales susceptibles de sous-tendre ces formes d'apprentissage de régularités.

Selon le modèle « déclaratif procédural » proposé en 2001 par Ullman, le développement langagier s'appuie sur deux systèmes d'apprentissage distincts. Le premier, à savoir le « lexique mental » dépendrait de la mémoire déclarative qui permettrait de mémoriser des informations arbitraires et spécifiques. Le second appelé « grammaire mentale », dépendrait de la mémoire procédurale et serait nécessaire au traitement et à l'apprentissage de régularités propres à la langue (Ullman, 2001 ; Ullman, 2004).

Ainsi, l'apprentissage d'informations arbitraires permettant le développement et la mémorisation des connaissances lexicales (apprentissage des mots et de leur sens, mais aussi des formes verbales irrégulières) serait sous-tendu par la mémoire déclarative et dépendrait des lobes temporaux médians.

L'apprentissage des règles combinatoires, des procédures gouvernant les régularités de la langue, et en particulier des procédures permettant la combinaison d'éléments en structures plus complexes, dépendrait en revanche de la mémoire procédurale. Ce système de traitement séquentiel, de détection et d'apprentissage de régularités permettrait ainsi l'accès à la syntaxe et à la morphologie inflexionnelle/dérivationnelle (typiquement à la conjugaison des verbes réguliers), ainsi qu'aux aspects phonologiques (règles de combinaison des sons). Il serait donc également impliqué dans l'apprentissage de nouvelles habiletés motrices et cognitives et dans toutes autres procédures requérant un apprentissage de séquences abstraites ou sérielles, cognitives ou sensori-motrices (Aldridge et Berridge, 1998; Squire, Knowlton *et al.*, 2000; Eichenbaum et Cohen, 2001). Ces aptitudes dépendraient ainsi du système d'apprentissage procédural, lui-même sous-tendu par le circuit fronto-striatal.

Le modèle d'Ullman propose que les bases neuronales fronto-striatales qui sous-tendent la mémoire procédurale soient à l'origine de processus neurophysiologiques permettant le traitement de régularités tant linguistiques que non linguistiques.

L'hypothèse étant que des projections entre le cortex frontal et les ganglions de la base fixent les modifications synaptiques permettant l'apprentissage procédural. Le lobe frontal, plus spécifiquement la région de Broca, serait chargé des aspects cognitifs abstraits, de la manipulation des informations séquentielles. Le noyau caudé, quant à lui, participerait de façon cruciale à l'apprentissage de nouvelles procédures, de nouvelles règles de grammaire (Dominey, Hoen *et al.*, 2003; Goschke, Friederici *et al.*, 2001).

La formulation de telles hypothèses a suscité l'engouement de nombreux chercheurs désireux de mettre en évidence les corrélats neurophysiologiques communs du traitement de régularités linguistiques (traitement syntaxique) et non linguistiques (traitement de contingences disjointes).

Pour ce faire, la plupart des recherches se sont fondées sur le modèle neurocognitif de la compréhension de phrases (Friederici, 2002a; Friederici et Kotz, 2003) qui offre une description précise (en ce qui concerne le décours temporel et les structures cérébrales impliquées) des mécanismes neurophysiologiques et cognitifs impliqués dans la compréhension du langage.

Ce modèle propose que deux sous-processus topographiquement et temporellement distincts sous-tendent les mécanismes de traitement des régularités (morpho) syntaxiques.

La première, très précoce et se situant au niveau de l'aire BA44 de Broca appelée E/LAN (*early/left anterior negativity* : 100–300 ms), refléterait la mise en œuvre de processus syntaxiques automatiques responsables de la construction et de l'identification de la structure sous-jacente. La seconde, que l'on appelle la P600, plus tardive et postérieure (région centro-pariétale) serait responsable des processus d'intégration syntaxique permettant le traitement de la complexité syntaxique de la phrase.

Les études réalisées dans ce domaine montrent que le traitement de contingences disjointes au sein de langages artificiels (ou encore de séquences visuelles) peut évoquer des composantes électrophysiologiques telles que l'E/LAN et la P600, ceci suggérant que des mécanismes similaires jouent un rôle dans le traitement grammatical tant naturel qu'artificiel (Bahlmann, Gunter *et al.*, 2006; Friederici, Steinhauer *et al.*, 2002b; Hoen et Dominey, 2000; Mueller, Bahlmann *et al.*, 2008).

Par exemple, dans le domaine visuel, Hoen et Dominey (2000) reportent une négativité antérieure gauche (LAN) évoquée lors du traitement d'une transformation syntaxique au sein d'une séquence de lettres. Les auteurs interprètent cela comme une indication d'un traitement morphosyntaxique en analogie à la composante LAN dans les études concernant le domaine du langage.

Lelekov-Boissard et Dominey (2002) font l'hypothèse que des processus neurophysiologiques partagés ou similaires sont requis pour le traitement d'une structure abstraite non linguistique et pour certains aspects du traitement d'une structure syntaxique linguistique. Leur assertion se fonde sur le fait que dans le langage, une même structure syntaxique peut être utilisée pour générer un ensemble de phrases et qu'une transposition de cet aspect génératif au domaine des séquences non linguistiques est possible.

> Par exemple, les séquences « ABCBAC » et « DEFEDF » ont une structure sérielle différente, mais partagent la même structure abstraite (123213). Cette structure non linguistique abstraite représente la logique sous-jacente à la séquence et permet la construction d'autres séries du même type telle « GHIHGI » (Lelekov-Boissard et Dominey, 2002). Ces données électrophysiologiques montrent que des réseaux neuronaux distincts sont activés lors du traitement d'une structure sérielle et d'une structure abstraite et que seul le traitement d'une structure abstraite est similaire à celui effectué lors du traitement syntaxique. Ceci s'explique par l'utilisation de règles génératives, tant dans la syntaxe que dans la génération de séquences abstraites non linguistiques. L'observation des données obtenues en potentiels évoqués autour de 500 ms lors du traitement de séquences abstraites, et de 600 ms lors du traitement syntaxique, soutient l'hypothèse de processus similaires impliqués dans le traitement de séquences non linguistiques abstraites et linguistiques, même si la différence topographique des effets suggère que les deux types de processus ne sont pas strictement superposables.

Partant de cette hypothèse, des difficultés à traiter des séquences linguistiques et non linguistiques devraient être observées chez les patients présentant un déficit syntaxique. Afin de le vérifier, d'autres chercheurs (Lelekov, Franck *et al.*, 2000) ont observé les performances de patients aphasiques agrammatiques et de patients schizophrènes lors du traitement d'une tâche de compréhension syntaxique et lors de l'apprentissage de structures non canoniques, ou abstraites (ABCCAB) et canoniques, ou sérielles (ABCABC). Les résultats indiquent une corrélation significative entre le traitement de structures non canoniques et le traitement syntaxique, ce qui va dans le sens de l'hypothèse de processus cognitifs partagés.

Enfin, Hoen *et al.* (2003) ont tenté d'exploiter ces découvertes dans un contexte de rééducation. Les auteurs investiguent alors l'effet de l'entraînement, et son possible transfert, à des séquences cognitives non linguistiques sur la compréhension syntaxique de six patients aphasiques avec lésion hémisphérique gauche. L'expérience démontre qu'après 10 jours d'entraînement, exclusivement sur des structures non linguistiques, une amélioration significative du traitement syntaxique est observée, donc un transfert semble avoir lieu. Les auteurs expliquent ces résultats par l'hypothèse de transformation qui postule que la réalisation de transformations systématiques de structures sérielles est l'une des propriétés requises pour accéder à la syntaxe (Hoen, Golembiowski *et al.*, 2003).

Implication des mécanismes d'apprentissage de régularités dans l'acquisition du langage chez l'enfant dysphasique

Les théories explicatives des troubles langagiers

Des controverses existent quant à la nature des déficits cognitifs sous-jacents aux troubles langagiers. Alors que certains auteurs privilégient l'hypothèse qu'un déficit linguistique spécifique, principalement au niveau des marqueurs grammaticaux, rendrait compte des troubles langagiers (Gopnik et Crago, 1991 ; Rice et Wexler, 1995 ; Van de Lely, 2003), d'autres suggèrent des théories explicatives en termes d'altérations ou de limitations de capacité de traitements. Ces théories considèrent que le langage émergerait *via* l'utilisation de processus cognitifs plus généraux tels que des troubles du traitement rapide des informations auditives et verbales et/ou un retard de maturation auditive (Tallal *et al.*, 1996 ; Bishop et McArthur, 2004), une capacité de mémoire de travail limitée (Ellis Weismer, Evans, et Hesketh, 1999), un ralentissement général de la vitesse de traitement (Miller, Kail, Leonard, et Tomblin, 2001), ou encore des capacités de traitement limitées (Ellis Weismer *et al.*, 2000).

Sur la base du modèle « déclaratif procédural » (DP, Ullman, 2001, 2004), Ullman et Pierpont (2005) émettent l'hypothèse qu'un déficit procédural (PDH) pourrait rendre compte des différents déficits présentés par les enfants dysphasiques. L'originalité de ce modèle est qu'il permet d'expliquer à la fois les difficultés langagières et non langagières observées chez ces enfants sur la base d'une altération des circuits neuronaux impliqués dans la mémoire procédurale. Selon cette hypothèse, les enfants dysphasiques présenteraient des déficits grammaticaux dus à des déficits dans les mécanismes généraux d'apprentissage, et plus particulièrement à des déficits dans l'apprentissage procédural. Par ailleurs, des déficits associés à la dysphasie tels que des déficits de mémoire de travail, des troubles du développement moteur, ou encore des déficits d'attention découleraient, selon ces auteurs, de l'atteinte du système procédural.

Étant donné que le bébé détecte de manière automatique certaines régularités de l'environnement et que ce processus d'apprentissage serait fortement lié au développement du langage, il paraît raisonnable de suspecter un déficit d'apprentissage implicite (procédural) chez les enfants présentant des troubles langagiers. Bien que l'hypothèse d'un déficit procédural (PDH, Ullman et Pierpont, 2005) amène à de fortes prédictions, peu d'études se sont penchées sur l'évaluation d'un tel apprentissage chez les personnes présentant des troubles langagiers.

Les capacités d'apprentissage implicite des enfants dysphasiques

Pour une majorité des études menées, l'évaluation a été restreinte au domaine linguistique (Evans, Saffran, et Robe-Torres, 2009 ; Plante, Gomez and Gerken, 2002). En 2002, Plante *et al.* ont examiné la manière dont des adultes présentant des troubles langagiers et/ou d'apprentissage étaient sensibles à l'ordre des mots dans un flux continu de parole. Le matériel expérimental consistait en une tâche de grammaire artificielle (Gomez et Gerken, 1999) dans laquelle des mots « consonne-voyelle-consonne » étaient combinés selon des règles grammaticales bien précises afin de former des phrases de trois à six mots. La première phase de cette expérimentation consistait en une phase de familiarisation de cinq minutes au cours de laquelle chaque participant écoutait le langage « artificiel » et s'imprégnait des règles sous-jacentes à cette nouvelle grammaire. Par la suite, de nouvelles chaînes de mots étaient présentées aux participants. La moitié d'entre elles suivaient les règles de la nouvelle grammaire mais n'avaient jamais été entendues lors de la phase de familiarisation. L'autre moitié, au contraire, violait ces règles. Les participants avaient pour tâche de juger du niveau de grammaticalité de ces nouvelles séquences. Les résultats ont indiqué que les adultes avec troubles langagiers et/ou d'apprentissage possédaient de moins bonnes capacités pour reconnaître les chaînes de mots qui respectaient la règle grammaticale par rapport aux sujets contrôles. Par ailleurs, les participants avec troubles langagiers et/ou d'apprentissage jugeaient davantage et à tort des items ne respectant pas la règle comme étant grammaticaux par rapport au groupe contrôle. Ces résultats suggéreraient donc que le groupe contrôle serait suffisamment sensible aux régularités statistiques de la grammaire pour rejeter des items non grammaticaux. À l'inverse, les adultes avec troubles langagiers et/ou d'apprentissage seraient moins sensibles à l'ordre des mots (prédit par la règle), mécanisme nécessaire pour l'acquisition du langage.

En 2009, Evans *et al.* ont évalué la capacité des enfants dysphasiques à apprendre implicitement les contingences adjacentes contenues dans des séquences de mots et de tonalités. Ils se sont également demandé si cette habileté dépendait du temps d'exposition au matériel et/ou du niveau de vocabulaire. Ces auteurs ont mené trois expériences.

- Dans une *première expérience* (a), ils ont investigué la capacité des enfants dysphasiques à détecter implicitement l'information statistique contenue dans un flot continu de paroles. Six mots trisyllabiques construits à l'aide de 12 syllabes « consonne-voyelle », elles-mêmes composées de quatre consonnes et trois voyelles, étaient utilisés (Saffran *et al.*, 1997). Les probabilités transitionnelles à l'intérieur des mots étaient comprises entre 0,37 et 1 et étaient supérieures à celles chevauchant deux mots (probabilités comprises entre 0,1 et 0,2). Pendant la phase de familiarisation qui durait 21 minutes, les enfants avaient pour consigne distractrice de réaliser un dessin à l'ordinateur. Ensuite, durant la phase de test, les enfants devaient discriminer, entre deux items trisyllabiques, celui qu'ils avaient précédemment entendu. Ces paires contenaient un mot issu de la phase de familiarisation et un non-mot construit avec les mêmes consonnes et voyelles mais jamais entendu pendant la phase de familiarisation. Les probabilités transitionnelles de ces non-mots étaient alors égales à zéro. Les résultats indiquaient que, contrairement aux enfants contrôles, les enfants dysphasiques présentaient un niveau de performance qui n'excédait pas celui du hasard. Par ailleurs, ce niveau n'était pas corrélé avec le niveau de vocabulaire expressif et réceptif. Par conséquent, il semblerait qu'après 21 minutes d'exposition, les enfants dysphasiques soient incapables de découvrir implicitement les frontières entre les mots.

• Dans *une seconde expérience* (b), Evans *et al.* (2009) ont soumis les enfants dysphasiques à un temps d'exposition deux fois plus long (42 minutes). Les résultats de cette étude ont montré que les enfants contrôles obtenaient un niveau de performance équivalent à celui de la première expérience. En revanche, cette augmentation en temps de la phase de familiarisation a été bénéfique pour les enfants dysphasiques puisque leur taux de reconnaissance était alors supérieur au niveau du hasard. En conséquence, ils pouvaient découvrir les structures statistiques qui régissaient le langage à condition de disposer d'un temps d'exposition suffisamment long. Néanmoins, chez ces enfants, les mots ayant une haute probabilité transitionnelle étaient confondus avec des non-mots contenant de grandes similarités phonologiques. Par conséquent, même si les enfants dysphasiques se montraient capables de segmenter le discours, ils ne le faisaient pas de façon suffisamment précise pour apprendre les propriétés structurelles de l'*input*. Les enfants dysphasiques éprouveraient donc plus de difficultés à maintenir en mémoire une représentation phonologique suffisamment riche du mot-cible vu que leurs représentations phonologiques sont plus holistiques et sous-spécifiées par rapport à celles d'enfants tout-venant (Mainela-Arnold, Evans et Coady, 2008).

• Dans *une troisième expérience* (c), Evans *et al.* (2009) ont évalué ces capacités de segmentation à partir des stimuli non linguistiques tels que des sons purs (Saffran *et al.*, 1999). Les résultats de cette étude ont également montré que, contrairement aux enfants contrôles, les enfants dysphasiques n'obtenaient pas de performances supérieures au niveau du hasard même après un temps d'exposition de 42 minutes. En résumé, l'ensemble de ces études montrent que les enfants dysphasiques présenteraient des difficultés à apprendre les propriétés structurelles de l'*input*, et ce quelle que soit la nature du matériel présenté (linguistique *vs* non linguistique).

Ces résultats pourraient être expliqués par d'autres déficits que des déficits purement « procéduraux ». Dans leurs études, Evans *et al.* (2009) et Plante *et al.* (2002) ont utilisé uniquement du matériel linguistique (items pluri-syllabiques) alors qu'une grande majorité des enfants dysphasiques présentent des troubles phonologiques (Hill, Hogben et Bishop, 2005 ; Bishop et McArthur, 2004). Par conséquent, l'hypothèse d'un déficit procédural serait davantage confirmée si ce déficit s'observait également avec du matériel non linguistique, ne faisant aucunement appel à la sphère langagière.

Les capacités d'apprentissage implicite des enfants dysphasiques : aspects non linguistiques

À notre connaissance, seules deux études (Tomblin, Arnold-Mainela et Zhang, 2007; Lum, Gelgec et Conti-Ramsden, 2010) ont investigué l'apprentissage procédural chez les enfants dysphasiques en dehors du domaine linguistique. Ces études ont utilisé une tâche de temps de réaction sériel (TRS, Nissen et Bullemer, 1987), au cours de laquelle le sujet doit réagir le plus rapidement possible à l'apparition d'une cible sur un écran. À l'aide d'un clavier, sa tâche consiste à appuyer sur la touche correspondant à la localisation du stimulus présent sur l'écran. Le sujet n'est pas informé du fait que la cible répète une séquence particulière (par exemple, 2-3-1-4-3-2-4-1-3-4-2-1). L'apprentissage est attesté par :

- une amélioration progressive de la vitesse de réponse pour les stimuli correspondant à la séquence;
- une augmentation significative du temps de réaction moyen pour les stimuli présentés de manière aléatoire (Meulemans, Van der Linden, et Perruchet, 1998; Nissen et Bullemer, 1987).

En 2007, Tomblin *et al.* ont exploré les capacités d'apprentissage procédural chez des adolescents dysphasiques à l'aide d'une tâche de temps de réaction sériel (TRS; Thomas et Nelson, 2001). Cette tâche comprenait quatre blocs de cent essais (une séquence de 10 éléments répétée 10 fois à l'intérieur d'un même bloc). Au cours du premier et dernier bloc, le stimulus apparaissait de manière aléatoire, tandis qu'il suivait une séquence répétée durant les blocs 2 et 3. Les résultats de cette étude montraient une diminution des temps de réaction du bloc 1 au bloc 4, tant pour les adolescents dysphasiques que pour les adolescents contrôles. Cet apprentissage était néanmoins significativement plus lent pour les adolescents dysphasiques. Tomblin *et al.* (2007) ont ensuite analysé ces résultats en réalisant deux types de classement. Le premier décomposait le groupe de participants en fonction de leurs habiletés grammaticales (un premier groupe de sujets dont les compétences grammaticales étaient faibles et un second dont les compétences grammaticales se situaient dans la norme). Le deuxième classement distinguait les participants en fonction de leurs habiletés lexicales. Ces données ont montré un apprentissage de la séquence significativement plus lent pour le groupe présentant de faibles capacités grammaticales. Ce pattern de résultats n'a pas été observé pour le groupe de participants présentant de faibles compétences lexicales. Ainsi, ces résultats corroboreraient l'hypothèse d'un déficit procédural (Ullman et Pierpont, 2005) en suggérant que de faibles habiletés grammaticales seraient directement associées à de faibles performances dans l'apprentissage de régularités séquentielles non linguistiques lors d'une tâche visuo-spatiale. En 2010, Lum *et al.* ont également investigué les capacités d'apprentissage procédural d'enfants dysphasiques à l'aide d'une tâche TRS (Nissen et Bullemer, 1987). Les résultats de cette étude ont montré que la différence du temps de réaction moyen entre le dernier bloc d'apprentissage et le bloc de transfert était plus importante pour les enfants contrôles que pour les enfants dysphasiques. Des difficultés dans l'apprentissage procédural pourraient donc contribuer, au moins en partie, aux troubles langagiers observés chez les enfants dysphasiques.

Néanmoins, deux argumentations pourraient être émises à l'encontre des études de Tomblin *et al.* (2007) et Lum *et al.* (2010). Premièrement, contrairement à ce qui est généralement proposé dans la littérature (Meulemans *et al.*, 1998; Rüsseler *et al.*, 2006), ces deux études ont investigué l'apprentissage procédural en utilisant peu de blocs d'apprentissage. Ce design expérimental pourrait avoir des répercussions sur les réelles capacités d'apprentissage procédural des enfants dysphasiques. Il serait donc pertinent d'estimer les capacités de ces enfants lorsqu'ils sont confrontés à un nombre plus important d'essais d'apprentissage. Deuxièmement, Tomblin *et al.* (2007) ont observé des différences significatives de temps de réactions au niveau des lignes de base entre les enfants dysphasiques et les sujets contrôles. Il est donc difficile d'interpréter les courbes d'apprentissage de ces deux groupes étant donné qu'ils présentaient des vitesses de traitement très différentes (Karatekin, Marcus, et White, 2007; Meulemans *et al.*, 1998). Le ralentissement observé chez les enfants dysphasiques pourrait être le reflet d'un trouble plus général de la vitesse de traitement (Miller, Kail, Leonard, et Tomblin, 2001), d'un trouble d'origine motrice (Hill, 2005; Schwartz et Regan, 1996) ou encore d'un déficit cognitif comme dans le processus de *matching* (processus nécessaire pour la correspondance entre la touche clavier et la localisation de la cible sur l'écran) requis dans les tâches classiques de temps de réaction sériel.

Hypothèses de recherche

Actuellement, Gabriel, Maillart, Stefaniak, Schmitz, et Meulemans (accepté) mènent des recherches dans le but d'approfondir cette PDH (Ullman et Pierpont, 2005). Plus spécifiquement, ces auteurs investiguent si de faibles habiletés langagières observées chez des enfants dysphasiques sont réellement liées à de pauvres habiletés d'apprentissage procédural. Au cours d'une première étude, Gabriel *et al.* (accepté) ont évalué les capacités d'apprentissage procédural des enfants dysphasiques à l'aide d'une tâche classique de TRS (Nissen et Bullemer, 1987). Il apparaît qu'un nombre plus important de présentations de la séquence serait nécessaire pour que les enfants dysphasiques démontrent un effet spécifique d'apprentissage de la séquence (Bavin *et al.*, 2005). Dès lors, dans cette tâche, une séquence plus courte (huit éléments au lieu de dix éléments) présentée plus fréquemment (plus de blocs d'apprentissage) a été proposée aux participants. Dans les designs expérimentaux des études antérieures (Lum *et al.*, 2010; Tomblin *et al.*, 2007), l'origine des difficultés rencontrées par les enfants dysphasiques lors de l'apprentissage de séquences n'est pas clairement spécifiée. En fait, deux hypothèses peuvent être émises : soit les enfants dysphasiques présentent un ralentissement moteur général, soit le nombre d'expositions à la séquence est insuffisant. En calculant un indice d'apprentissage de la séquence (bloc de transfert – dernier bloc apprentissage/dernier bloc apprentissage + bloc de transfert, Thomas et Nelson, 2001), les auteurs ont donc contrôlé si les difficultés d'apprentissage se manifestaient toujours une fois les lignes de base (au niveau des temps de réaction) vérifiées. Les résultats de cette première étude corroboraient les résultats des études antérieures (Lum *et al.*, 2010; Tomblin *et al.*, 2007). Les enfants dysphasiques répondaient plus lentement et produisaient plus d'erreurs que les enfants tout-venant. Cependant, contrairement aux études de Tomblin *et al.* (2007) et de Lum *et al.* (2010), les deux groupes de participants montraient un apprentissage spécifique de la séquence. Dans une deuxième étude, Gabriel, Maillart, Stefaniak, Schmitz, et Meulemans (accepté) se sont interrogés sur les contraintes motrices et cognitives de la tâche et sur leurs éventuelles répercussions au niveau des capacités d'apprentissage procédural. Afin de réduire les contraintes cognitives et motrices des tâches de TRS, un écran tactile a remplacé le mode de réponse classique (le clavier). Grâce à l'apposition de cet écran sur celui de l'ordinateur, l'enfant appuyait directement sur le stimulus, éliminant ainsi toute influence d'un apprentissage d'associations « positions à l'écran – touche du clavier » et donc toute difficulté au niveau des processus cognitifs requis *(matching)* ainsi qu'au niveau de la motricité fine. Grâce à ce design expérimental, il a été plus aisé de déterminer si le ralentissement observé chez les enfants dysphasiques était davantage attribué à un trouble moteur et/ou à un trouble cognitif, ou s'il était simplement le reflet d'un déficit plus général de la vitesse de traitement. Les résultats de cette deuxième étude, contrairement aux résultats antérieurs, ont montré que les enfants dysphasiques étaient capables de répondre aussi rapidement et aussi précisément que les enfants contrôles. En outre, les deux groupes d'enfants présentaient un effet d'apprentissage spécifique de la séquence similaire. En conclusion, ces données remettraient en cause l'hypothèse PDH (Ullman et Pierpont, 2005) en montrant que les enfants dysphasiques présenteraient certaines capacités d'apprentissage procédural équivalentes à celles des enfants tout-venant, une fois les contraintes cognitives et motrices de la tâche réduites.

Différentes hypothèses à propos de l'apprentissage procédural chez les enfants dysphasiques ont également été contrastées à l'aide d'une troisième et d'une quatrième étude. Traditionnellement, dans le domaine de l'apprentissage procédural, la majorité des études utilise des tâches de TRS avec du matériel visuel et sollicite très peu le matériel auditif (Frensch, Lin et Buchner, 1998). Certaines études ont montré qu'un apprentissage procédural d'informations auditives était réalisable (Saffran *et al.*, 1999; Buchner, Steffens, Erdfelder et Rothkegel, 1997) malgré le fait qu'elles aient été peu systématiques dans leur approche (Buchner, Steffens, Irmen et Wender, 1998; Perruchet, Bigand et Benoit-Gonin, 1997; Saffran, Johnson, Aslin et Newport, 1999). Le but principal de cette troisième étude (Gabriel, Meulemans, Parisse et Maillart, en préparation) était d'évaluer les capacités d'apprentissage de régularités auditives chez des enfants dysphasiques. En utilisant des stimuli auditifs, les auteurs pouvaient être capables de déterminer si les effets d'apprentissage étaient uniquement liés au domaine visuel ou s'ils pouvaient s'étendre au domaine auditif. Les résultats de cette étude ont montré que les enfants dysphasiques répondaient aussi rapidement mais commettaient plus d'erreurs que les enfants tout-venant. Gabriel *et al.*

proposent que cette augmentation du nombre d'erreurs serait due aux déficits d'attention auditive présents chez les enfants dysphasiques (Helzer, Champlin, et Gillam, 1996 ; Montgomery, Evans, et Gillam, 2009 ; Stevens, Sanders, et Neville, 2006 ; Uwer, Albrecht, et von Suchodoletz, 2002). Le but principal de la quatrième étude (Gabriel, Maillart, Guillaume, Stefaniak, et Meulemans, 2011) était d'évaluer si les capacités d'apprentissage procédural observées chez les enfants dysphasiques pour une séquence déterministe (*cf.* études ultérieures où la séquence ne contient que des régularités) pouvaient être transférées à une séquence probabiliste (c'est-à-dire une séquence dans laquelle des irrégularités sont insérées ; Schvaneveldt et Gomez, 1998). Ce type de séquence aurait l'avantage de se rapprocher des contraintes du système langagier (Aslin et Newport, 2004) qui ne sont pas déterministes mais plutôt probabilistes (par exemple : le passé simple en anglais se termine par « ed » pour les verbes réguliers mais pas pour les verbes irréguliers). Bien que les séquences probabilistes soient plus difficiles à apprendre que les séquences déterministes (Stefaniak, Willems, Adam et Meulemans, 2008), elles s'avèrent cependant particulièrement intéressantes à évaluer car elles permettraient de déterminer si les enfants dysphasiques bénéficient des mêmes mécanismes d'apprentissage implicites (procéduraux) que les enfants tout-venant pour découvrir certaines régularités et irrégularités dans l'*input* langagier. Les résultats de cette étude ont montré que les enfants dysphasiques apprenaient la séquence probabiliste aussi rapidement et précisément que les enfants tout-venant. Par ailleurs, comme attendu, les deux groupes d'enfants traitaient plus rapidement et plus précisément les morceaux de séquences réguliers (déterministes) que les morceaux de séquences irréguliers (probabilistes). Toutefois, ces données ne permettent pas de rejeter l'hypothèse suggérant que les enfants dysphasiques seraient moins sensibles aux mécanismes d'apprentissage implicite que les enfants contrôles pour découvrir les régularités dans l'environnement. Les mécanismes impliqués dans l'acquisition du langage diffèrent certainement quelque peu des mécanismes impliqués dans l'apprentissage d'informations séquentielles non linguistiques. Cette différence expliquerait le fait que les enfants dysphasiques soient capables d'apprendre implicitement des régularités non linguistiques alors qu'ils échouent face à des informations purement linguistiques.

Conclusion

En conclusion, l'ensemble de ces données ne corroborerait pas l'hypothèse d'un déficit procédural chez les personnes dysphasiques (Ullman et Pierpont, 2005). Il semblerait que les difficultés langagières, plus particulièrement les troubles grammaticaux, ne soient pas systématiquement liées à la présence d'un déficit procédural. Les enfants dysphasiques présenteraient certaines capacités d'apprentissage procédural mais des faiblesses émergeraient (plus d'erreurs, effet d'inattention) lorsque les informations séquentielles seraient de nature auditive (Gabriel *et al.*, en préparation), phonologique (Evans *et al.*, 2009 ; Plante *et al.*, 2002), ou encore lorsque les demandes de la tâche seraient trop importantes (par exemple : contraintes motrices et cognitives de la tâche classique de TRS). Les enfants dysphasiques, même en présentant des troubles grammaticaux, démontreraient certaines capacités d'apprentissage procédural, peu importe la modalité de présentation (visuelle *vs* auditive) et la complexité de la séquence (déterministe vs probabiliste). Par ailleurs, une fois les contraintes motrices et cognitives des tâches de TRS réduites, ces capacités ne différeraient pas significativement de celles des enfants tout-venant. Étant donné le nombre limité d'études s'étant intéressé à cette problématique, de futures recherches sont encore nécessaires, notamment d'un point de vue neuropsychologique.

Références

Aldridge, J. W., & Berridge, K. C. (1998). Coding of serial order by neostriatal neurons: a "natural action" approach to movement sequence. *The Journal of neuroscience, 18* (7), 2777–2787.

Aslin, N. R., & Newport, L. E. (2004a). Learning at a distance. I. Statistical learning of non-adjacent dependencies. *Cognitive Psychology, 48*, 127–162.

Aslin, N. R., Newport, L. E., Hauser, M. D., & Spaepen, G. (2004b). Learning at a distance. II. Statistical learning of non-adjacent dependencies in a non-human primate. *Cognitive Psychology, 49*, 85–117.

Aslin, R. N., Saffran, J. R., & Newport, E. L. (1998). Computation of conditional probability statistics by 8-month-old infants. *Psychological Science, 9* (4), 321–324.

Bavin, E. L., Wilson, P. H., Maruff, P., & Sleeman, F. (2005). Spatio-visual memory of children with specific language impairment : evidence for generalised processing problems. *International Journal of Language Communication and Disability, 40*, 319–332.

Bahlmann, J., Gunter, T. C., *et al.* (2006). Hierarchical and linear sequence processing: an electrophysiological exploration of two different grammar types. *Journal of cognitive neuroscience, 18* (11), 1829–1842.

Bishop, D. V. M., & McArthur, G. (2004). Immature cortical responses to auditory stimuli in specific language impairment : Evidence from ERPs to rapid tone sequences. *Developmental Science, 7* (4), F11–F18.

Bonatti, L. L., Pena, M., *et al.* (2005). Linguistic constraints on statistical computations: the role of consonants and vowels in continuous speech processing. *Psychological science, 16* (6), 451–459.

Buchner, A., Steffens, M., Erdfelder, E., & Rothkegel, R. (1997). A multinominal model to assess fluency and recollection in a sequence learning task. *The Quarterly Journal of Experimental Psychology, 50A* (3), 631–663.

Buchner, A., Steffens, M. C., Irmen, L., & Wender, K. F. (1998). Irrelevant auditory material affects counting. *Journal of Experimental Psychology : Learning, Memory, and Cognition, 24* (1), 48–67.

Chomsky, N. (1957). *Structures syntaxiques.* The Hagu, Paris : Mouton.

Conway, C. M., & Christiansen, M. H. (2005). Modality-constrained statistical learning of tactile, visual, and auditory sequences. *Journal of experimental psychology. Learning, memory, and cognition, 31* (1), 24–39.

Dominey, P. F., Hoen, M., *et al.* (2003). Neurological basis of language and sequential cognition: evidence from simulation, aphasia, and ERP studies. *Brain and language, 86* (2), 207–225.

Eichenbaum, H., & Cohen, N. J. (2001). *From Conditioning to Conscious Recollection: Memory Systems of the Brain.* New York : Oxford University Press.

Ellis Weismer, S., Evans, J. L., & Hesketh, L. (1999). An examination of verbal working memory capacity in children with specific language impairment. *Journal of Speech, Language, and Hearing Research, 42*, 1249–1260.

Ellis Weismer, S., Tomblin, J. B., Zhang, X., Buckwalter, P., Gaura Chynoweth, J., & Jones, M. (2000). Nonword repetition performance in school-age children with and without language impairment. *Journal of Speech, Language, and Hearing Research, 43*, 865–878.

Evans, J., Saffran, J. R., & Robe-Torres, K. (2009). Statistical Learning in Children with Specific Language Impairment. *Journal of Speech Language Hearing Research, 52*, 321–335.

Fiser, J., & Aslin, R. N. (2002). Statistical learning of new visual feature combinations by infants. *Proceedings of the National Academy of Sciences of the United States of America, 99* (24), 15822–15826.

Frensch, P. A., Lin, J., & Buchner, A. (1998). Learning versus behavioral expression of the learned : The effects of a secondary tone-counting task on implicit learning in the serial reaction task. *Psychological Research, 61* (2), 83–98.

Friederici, A. D. (2002a). Towards a neural basis of auditory sentence processing. *Trends in cognitive sciences, 6* (2), 78–84.

Friederici, A. D., & Kotz, S. A. (2003). The brain basis of syntactic processes: functional imaging and lesion studies. *Neuroimage, 20* (Suppl. 1), S8–S17.

Friederici, A. D., Steinhauer, K., *et al.* (2002b). Brain signatures of artificial language processing : evidence challenging the critical period hypothesis. *Proceedings of the National Academy of Sciences of the United States of America, 99* (1), 529–534.

Gabriel, A., Stefaniak, N., Maillart, C., Schmitz, N., & Meulemans, T. (accepté). Unimpaired implicit visual learning abilities in children with specific language impairment. *American Journal of Speech, Language, and Pathology.*

Gabriel, A., Maillart, C., Guillaume, M., Stefaniak, N., & Meulemans, T. (2011). Exploration of serial structure procedural learning in children with specific language impairment. *Journal of the International Neuropsychological Society, 17*, 1–8.

Gabriel, A., Meulemans, T., Parisse, C., & Maillart, C. (in preparation). *Unimpaired Procedural Learning abilities in Children with Specific Language Impairment.*

Gomez, R. L. (2002). Variability and detection of invariant structure. *Psychological Science, 13*, 431–436.

Gomez, R. L., & Gerken, L. A. (1999). Artificial grammar learning by 1-year-olds leads to specific and abstract knowledge. *Cognition, 70*, 109–135.

Gomez, R. L., Gerken, L., *et al.* (2002). Sensitivity to word order Cues by normal and language/learning disabled adults. *Journal of Communication Disorders, 35*, 453–462.

Gopnik, M., & Crago, M. B. (1991). Familial aggregation of a developmental language disorder. *Cognition, 39*, 1–50.

Goschke, T., Friederici, A. D., *et al.* (2001). Procedural learning in Broca's aphasia: dissociation between the implicit acquisition of spatio-motor and phoneme sequences. *Journal of cognitive neuroscience, 13* (3), 370–388.

Graf-Estes, K., Evans, J. L., Alibali, M. W., & Saffran, J. R. (2007). Can infants map meaning to newly segmented words ? Statistical segmentation and word learning. *Psychological Science, 18* (3), 254–260.

Grunow, H., Spaulding, T. J., *et al.* (2006). The effects of variation on learning word order rules by adults with and without language-based learning disabilities. *Journal of communication disorders, 39* (2), 158–170.

Helzer, J. R., Champlin, C. A., & Gillam, R. B. (1996). Auditory temporal resolution in specifically language-impaired and age-matched children. *Perceptual and Motor Skills, 83*, 1171–1181.

Hill, P., Hogben, J., & Bishop, D. (2005). Auditory frequency discrimination in children with specific language impairment : A longitudinal study. *Journal of Speech, Language, and Hearing Research, 48* (5), 1136–1146.

Hoen, M., & Dominey, P. F. (2000). ERP analysis of cognitive sequencing: a left anterior negativity related to structural transformation processing. *Neuroreport, 11* (14), 3187–3191.
Hoen, M., Golembiowski, M., *et al.* (2003). Training with cognitive sequences improves syntactic comprehension in agrammatic aphasics. *Neuroreport, 14* (3), 495–499.
Jusczyk, P. W., & Aslin, R. N. (1995). Infants' detection of the sound patterns of words in fluent speech. *Cogn Psychol, 29* (1), 1–23.
Karatekin, C., Marcus, D. J., & White, T. J. (2007). Oculomotor and manual indices of incidental and intentional spatial sequence learning in middle childhood and adolescence. *Journal of Experimental Child Psychology, 96*, 107–130.
Lelekov-Boissard, T., & Dominey, P. F. (2002). Human brain potentials reveal similar processing of non-linguistic abstract structure and linguistic syntactic structure. *Neurophysiologie clinique, 32* (1), 72–84.
Lelekov, T., Franck, N., *et al.* (2000). Cognitive sequence processing and syntactic comprehension in schizophrenia. *Neuroreport, 11* (10), 2145–2149.
Lum, J.A., Gelgic, C., Conti-Ramsden, G. (2010). Research report: Procedural and declarative memory in children with and without specific language impairment. *International Journal of Language & Communication Disorders, 45*(1):96–107.
Mainela-Arnold, E., Evans, J., & Coady, J. (2008). Lexical representations in children with SLI : Evidence from a frequency-manipulated gating task. *Journal of Speech, Language, and Hearing Research, 51*, 381–393.
Meulemans, T. (1998). *L'apprentissage implicite : une approche cognitive, neuropsychologique et développementale*. Marseille : Solal.
Meulemans, T., Van der Linden, M., & Perruchet, P. (1998). Implicit sequence learning in children. *Journal of Experimental Child Psychology*, 69, 199–221.
Miller, C. A., Kail, R., Leonard, L. B., & Tomblin, J. B. (2001). Speed of processing in children with specific language impairment. *Journal of Speech, Language, and Hearing Research, 44*, 416–433.
Montgomery, J., Evans, J., & Gillam, R. (2009). Relation of auditory attention on complex sentence comprehension in children with specific language impairment: A preliminary study. *Applied Psycholinguistics, 30*, 123–151.
Mueller, J. L., Bahlmann, J., *et al.* (2008). The role of pause cues in language learning: The emergence of event-related potentials related to sequence processing. *Journal of Cognitive Neuroscience, 20* (5), 892–905.
Nissen, M. J., & Bullemer, P. (1987). Attentional requirements of learning-evidence from performance-measures. *Cognitive Psychology, 19*, 1–32.
Onnis, L., Monoghan, P., *et al.* (2005). Phonology impacts segmentation in online speech processing. *Journal of Memory and Language, 53*, 225–237.
Pacton, S., & Perruchet, P. (2008). An attention-based associative account of adjacent and nonadjacent dependency learning. *Journal of experimental psychology. Learning, memory, and cognition, 34* (1), 80–96.
Pena, M., Bonatti, L. L., *et al.* (2002). Signal-driven computations in speech processing. *Science, 298* (5593), 604–607.
Plante, E., Gomez, R., & Gerken, L. (2002). Sensitivity to word order cues by normal and language/learning disabled adults. *Journal of Communication Disorders, 35*, 453–462.
Perruchet, P., Bigand, E., & Benoit-Gonin, F. (1997). The emergence of explicit knowledge during the early phase of learning in sequential reaction time tasks. *Psychological Research/Psychologische Forschung, 60* (1–2), 4–13.
Perruchet, P., & Peereman, R. (2004). The exploitation of distributional information in syllabe processing. *Journal of Neurolinguistics, 17*, 97–119.

Perruchet, P., & Rey, A. (2005). Does the mastery of center-embedded linguistic structures distinguish humans from nonhuman primates ? *Psychonomic bulletin & review, 12* (2), 307–313.

Reber, A. S. (1989). Implicit learning and tacit knowledge. *Journal of Experimental Psychology: General, 118*, 219–235.

Rice, M., Wexler, K., & Cleave, P. (1995). Specific language impairment as a period of extended optional infinitive. *Journal of Speech and Hearing Research, 38*, 850–863.

Rüsseler, J., Gerth, I., & Münte, T. (2006). Implicit Learning is Intact in Adult Developmental Dyslexic Readers: Evidence from the Serial Reaction Time Task and Artificial Grammar Learning. *Journal of Clinical and Experimental Neuropsychology, 28*, 808–827.

Saffran, J. R. (2003). Statistical language learning: Mechanisms and constraints. *Current Directions in Psychological Science, 12* (4), 110–114.

Saffran, J. R., Aslin, R. N., *et al.* (1996b). Statistical learning by 8-month-old infants. *Science, 274* (5294), 1926–1928.

Saffran, J. R., Johnson, E. K., *et al.* (1999). Statistical learning of tone sequences by human infants and adults. *Cognition, 70* (1), 27–52.

Saffran, J. R., Newport, E. L., *et al.* (1996a). Word segmentation: The role of distributional cues. *Journal of Memory and Language, 35*, 606–662.

Saffran, J. R., Newport, E. L., Aslin, R. N., Tunick, R. A., & Barrueco, S. (1997). Incidental language learning: Listening (and learning) out of the corner of your ear. *Psychological Science, 8*, 101–105.

Saffran, J.R., Senghas, A., & Trueswell, J.C. (2001). The acquisition of language by children. *Proceedings of the National Academy of Sciences, 98,* 12874–12875.

Saffran, J.R., & Wilson, D.P. (2003). From syllables to syntaxe: Multi-level statistical learning by 12-month-old infants. *Infancy, 4,* 273–284.

Schvaneveldt, R. W., & Gomez, R. L. (1998). Attention and probabilistic sequence learning. *Psychological Research, 61*, 175–190.

Schwartz, M., & Regan, V. (1996). Sequencing, Timing and Rate Relationships Between Language and Motor Skill in Children with Receptive Language Delay. *Developmental Neuropsychology, 12*, 255–270.

Smith, L., & Yu, C. (2008). Infants rapidly learn word-referent mappings via cross-situational statistics. *Cognition, 106* (3), 1558–1568.

Squire, L. R., & Knowlton, B. J. (2000). The medial temporal lobe, the hippocampus, and the memory systems of the brain. In M. Gazzaniga (Ed.), *The new cognitive neurosciences* (2nd ed., pp. 756–776). Cambridge, MA : MIT Press.

Stanback, M. L. (1992). Syllable and rime patterns for teaching reading: Analysis of a frequency-based vocabulary of 17,602 words. *Annals of Dyslexia, 42*, 196–221.

Stefaniak, N., Willems, S., Adam, S., & Meulemans, T. (2008). What is the impact of the explicit knowledge of sequence regularities on both deterministic and probabilistic serial reaction time task performance ? *Memory & Cognition, 36*, 1283–1298.

Stevens, C., Sanders, L., & Neville, H. (2006). Neurophysiological evidence for selective auditory attention deficits in children with specific language impairment. *Brain Research, 1111* (1), 143–152.

Tallal, P., Miller, S. L., Bedi, G., Byma, G., Wang, X., Nagarajan, S. S., *et al.* (1996). Language comprehension in language-learning impaired children improved with acoustically modified speech. *Science, 271*, 81–84.

Thomas, K., & Nelson, C. (2001). Serial response time learning in preschool- and school-age children. *Journal of Experimental Child Psychology, 79*, 364–387.

Tomblin, B., Mainela-Arnold, E., & Zhang, X. (2007). Procedural learning in children with and without specific language impairment. *Journal of Child Language Learning and Development, 3*, 269–293.

Ullman, M. T. (2001). A neurocognitive perspective on language: the declarative/procedural model. *Nature reviews. Neuroscience, 2* (10), 717–726.

Ullman, M. T. (2004). Contributions of memory circuits to language: the declarative/procedural model. *Cognition, 92* (1–2), 231–270.

Ullman, M., & Pierpont, E. (2005). Specific language impairment is not specific to language: the procedural deficit hypothesis. *Cortex, 41*, 399–433.

Uwer, R., Albrecht, R., & von Suchodoletz, W. (2002). Automatic processing of tones and speech stimuli in children with specific language impairment. *Developmental Medicine and Child Neurology, 44*, 527–532.

Van der Lely, H. (2003). Do heterogeneous deficits require heterogeneous theories ? SLI subgroups and the RDDR hypothesis. In Y. Levy, & J. Schaeffer (Eds.), *Language competence across populations : Toward a definition of specific language impairment* (pp. 109–133). Mahwah, NJ : Erlbaum.

Werker, J. F., Polka, L., *et al.* (1997). The Conditioned Head Turn Procedure as a Method for Testing Infant Speech Perception. *Early Development and Parenting*, 6, 171–178.

Yu, C., & Ballard, D. H. (2007). A unified model of early word learning: Integrating statistical and social cues. *Neurocomputing, 70*, 2149–2165.

Chapitre 3
Interprétation et évaluation des déficits de la mémoire à court terme verbal dans les troubles spécifiques du développement du langage

S. Majerus

Malgré de nombreux travaux mettant en évidence des difficultés sévères et persistantes pour des tâches de mémoire à court terme (MCT) verbale, la nature de ces déficits dans les troubles spécifiques du développement du langage (TSL) reste mal comprise. Dans ce chapitre, nous allons exposer un nouveau cadre théorique considérant la MCT verbale comme résultant de l'interaction d'au moins trois facteurs : le langage, le traitement de l'ordre sériel et l'attention. Nous présenterons ensuite le potentiel de ce cadre théorique pour aboutir à une meilleure compréhension des déficits de la MCT verbale dans les TSL.

Les enfants avec troubles spécifiques du développement du langage (TSL) présentent très souvent des limitations au niveau de la mémoire à court terme (MCT) verbale, traditionnellement mesurée par l'empan de chiffres, l'empan de mots et surtout la répétition de non-mots (par exemple, Archibald et Gathercole, 2006a, b; Gathercole et Baddeley, 1990; Gillam *et al.*, 1998; Majerus *et al.*, 2009a; Majerus *et al.*, 2003; Montgomery, 2004). De même, ces limitations sont persistantes. En effet, les enfants dont les troubles du langage se résorbent au cours du temps continuent à présenter des difficultés dans les tâches de MCT verbale (Bishop *et al.*, 1995). Certaines mesures de MCT verbale, dont surtout la répétition de non-mots, sont également des prédicteurs fiables pour distinguer les enfants qui vont présenter des TSL d'autres enfants (Weismer *et al.*, 2000).

Alors que ces données attestent de l'importance et de la persistance des déficits de la MCT verbale dans les TSL, l'origine de ces déficits et leur relation avec les troubles langagiers restent peu comprises. Selon certains auteurs, les enfants avec TSL présentent une limitation intrinsèque des capacités de stockage verbale, qui pourrait même être en partie la cause des déficits langagiers (par exemple, Gathercole et Baddeley, 1990). D'autres auteurs considèrent que les déficits en MCT verbale ne sont que la conséquence des déficits langagiers sous-jacents (par exemple, Van der Lely, 1993). La réponse à ces questions est compliquée par le fait que les mesures de MCT verbale sont en effet également des mesures langagières, et un déficit langagier va affecter les performances en MCT verbale. Cette remarque vaut particulièrement pour la mesure la plus fréquemment utilisée pour évaluer la MCT verbale chez l'enfant, la répétition de non-mots, qui exige non seulement le stockage d'informations verbales, mais également l'analyse et la segmentation phonologique ainsi que l'accès aux représentations phonologiques (Gathercole, 2006 ; Majerus *et al.*, 2009). En somme, les tâches de MCT verbale sont des mesures multi-déterminées, ce qui rend leur interprétation difficile. Dans ce chapitre, nous allons d'abord examiner en profondeur les différents processus et connaissances qui déterminent les tâches de MCT verbale. Nous allons présenter des tâches de MCT verbale et des procédures d'évaluation qui permettent de dissocier ces différents aspects. Finalement, nous déterminerons dans quelle mesure une meilleure compréhension des déficits de la MCT verbale dans les TSL peut être obtenue, en s'appuyant sur ces nouvelles procédures d'évaluation.

MCT verbale et activation des connaissances langagières

Alors que la MCT verbale a été longtemps considérée comme étant un système indépendant du système langagier (par exemple, Baddeley, 1986), de nombreuses données montrent qu'en réalité, les connaissances langagières constituent un facteur déterminant de la MCT verbale. Ainsi, les connaissances langagières, que ce soit au niveau phonologique, lexical ou sémantique, vont déterminer la quantité de mots correctement rappelés dans les tâches de MCT verbale. Parmi ces effets langagiers, l'effet de lexicalité est le plus important et se traduit par un meilleur rappel de listes de mots que de non-mots : alors que l'empan de mots avoisine les cinq mots chez l'adolescent, il peut ne pas dépasser les trois non-mots si les non-mots sont peu ressemblants à des mots existants (par exemple : /zVf, /pSb/, /tyY/) (Majerus et Van der Linden, 2003). Cet effet a été interprété comme reflétant l'existence de connaissances lexicales s'activant lors de la présentation des mots à mémoriser et stabilisant les traces temporaires en MCT par la suite, soit *via* un *feedback* permanent entre le système langagier et les traces en MCT tout au long de la tâche, soit *via* une reconstruction des traces partiellement dégradées au moment du rappel (Hulme *et al.*, 1991 ; N. Martin et Saffran, 1992 ; R. Martin *et al.*, 1994). Au niveau des non-mots, des effets subtils impliquant la fréquence de co-occurrence des sons du langage ont également été démontrés : des non-mots composés de phonèmes fréquemment associés (par exemple : /sDftSs/) sont mieux rappelés dans une tâche de MCT que des non-mots contenant des phonèmes plus rarement associés dans la structure phonologique du français (par exemple : /Gybmyl). Cet effet dit de la fréquence phonotactique a une amplitude moindre que l'effet de lexicalité, tout en restant un effet consistant (Majerus *et al.*, 2004a ; Thorn *et al.*, 2005). Finalement, au niveau lexico-sémantique, des effets de fréquence lexicale, du degré d'imagerie, de la valence sémantique et du voisinage phonologique ont également été montrés : des mots fréquents, concrets, émotionnels ou ayant peu de voisins phonologiques sont mieux rappelés dans les tâches de MCT que des mots peu fréquents, abstraits, neutres ou ayant beaucoup de voisins phonologiques (Goh et Pisoni, 2003 ; Hulme *et al.*, 1997 ; Majerus et D'Argembeau, 2011 ; Majerus et Van der Linden, 2003 ; Roodenrys *et al.*, 1994 ; Walker et Hulme, 1999). Par ailleurs, les données en neuro-imagerie fonctionnelle montrent que les régions sous-tendant le traitement langagier (régions temporales supérieures, moyennes et inférieures) sont activement recrutées lors de la réalisation de tâches de MCT et restent actives lors de la phase de maintien des informations verbales (Collette *et al.*, 2001 ; Fiebach *et al.*, 2007 ; Majerus *et al.*, 2010 ; Ruchkin *et al.*, 1999). Toutes ces données témoignent du fait que les connaissances langagières, leur structuration et leurs corrélats cérébraux sont intimement liés aux performances dans des tâches de MCT.

MCT verbale et attention

À côté de l'implication des processus langagiers, des travaux récents montrent également l'importance des capacités attentionnelles lors de la réalisation de tâches de MCT verbale dites « passives ». Il est bien admis que les tâches de MCT « actives », telles que les doubles tâches, les tâches de mise à jour ou toute autre tâche nécessitant la manipulation de l'information stockée en MCT (= tâche de mémoire de travail), font appel à des processus de contrôle attentionnel. Le modèle de la mémoire de travail de Baddeley (1986) postule en effet l'existence d'un système de supervision attentionnel qui intervient lors des tâches de mémoire de travail. Ce système attentionnel n'est pas censé jouer de rôle majeur dans les tâches d'empan classiques, tant que l'information doit être simplement mémorisée et restituée, et non manipulée ou intégrée avec d'autres informations.

Des travaux récents montrent cependant que même des tâches de MCT « passives », impliquant seulement le maintien temporaire de l'information verbale, font déjà intervenir des processus attentionnels.

> Dans une étude explorant les relations entre MCT verbale, attention sélective et développement du vocabulaire auprès d'enfants de 6 à 7 ans, Majerus *et al.* (2009b) ont montré que des tâches d'attention sélective auditive (détecter des mots cibles dans une séquence auditive de mots) expliquaient plus de 30 % de la variance des performances dans une tâche de MCT verbale. Par ailleurs, plus de 30 % de la variance dans les scores de vocabulaire des enfants étaient expliqués de façon commune par la tâche attentionnelle et la tâche de MCT verbale (*cf.* également Cowan *et al.*, 2005 pour des résultats similaires).

Ces résultats suggèrent que l'attention sélective est un médiateur important des performances dans les tâches de MCT. Ceci est également soutenu par des données obtenues auprès de l'adulte : Todd *et al.* (2005), Fougnie et Marois

(2007) et Majerus *et al.* (2011) ont observé que plus le nombre d'éléments à retenir dans une tâche de MCT augmente, moins il est probable que le participant détecte un stimulus nouveau présenté brièvement et de façon inattendue dans son champ visuel. Ces résultats suggèrent que les tâches de MCT absorbent nos capacités attentionnelles : plus la tâche est difficile, plus nos capacités attentionnelles seront monopolisées par cette tâche, et moins elles seront disponibles pour traiter une nouvelle information non reliée à la tâche en cours. Ces résultats sont également corroborés par les études récentes en neuroimagerie fonctionnelle, montrant qu'un substrat cérébral commun sous-tend les tâches de MCT verbale et visuelle : les régions pariétales, et plus spécifiquement le sillon intrapariétal gauche, ainsi que le cortex dorsolatéral préfrontal s'activent de manière identique, peu importe la nature des informations à maintenir en MCT (Majerus *et al.*, 2010). Ce réseau est activé de la même manière dans les tâches d'attention sélective (Labar *et al.*, 1999; Majerus *et al.*, 2011). En revanche, la MCT verbale et la MCT visuelle se différencient au niveau des régions temporales, impliquées dans le traitement des aspects langagiers des tâches de MCT verbale, et au niveau des régions occipito-temporales, impliquées dans le traitement des aspects visuels dans les tâches de MCT visuelle.

MCT verbale et ordre sériel

L'aspect qui justifie peut-être encore actuellement l'existence d'un système de MCT verbale spécifique est le traitement de l'ordre sériel. Dans une tâche d'empan classique, deux types d'information doivent en effet être maintenus et rappelés : les items présentés (information « item ») et l'ordre dans lequel les items ont été présentés (information « ordre sériel »). Des études récentes ont montré que la distinction entre information « item » et information « ordre sériel » est capitale pour mieux comprendre la nature des processus sous-jacents aux tâches de MCT verbale. Des études ont révélé que les effets des connaissances langagières exposés ci-dessus sont en réalité les plus importants pour le rappel de l'information « item » (mesuré par le nombre d'erreurs d'item : omission, paraphasies, intrusions), par rapport au rappel de l'information « ordre sériel » (mesuré par le nombre d'erreurs d'ordre : items de la liste rappelés dans des positions sérielles incorrectes) (Majerus et D'Argembeau, 2011; Nairne et Kelley, 2004; Poirier et Saint-Aubin, 1995, 1996; Saint-Aubin et Poirier, 1999). En d'autres termes, les connaissances langagières affectent surtout le rappel des items, mais beaucoup moins le rappel de l'ordre dans lequel les items ont été présentés.

Les modèles théoriques récents de la MCT verbale considèrent en effet que le stockage temporaire de l'information « item » dépend de l'accès et de l'activation aux connaissances stockées dans le système langagier, alors que le stockage de l'information « ordre sériel » se fait *via* un système spécialisé, distinct du système langagier tout en étant en interaction étroite avec celui-ci afin de garantir que chaque item activé dans le système langagier soit associé à sa position sérielle correcte *via* le système de stockage de l'ordre sériel (Burgess et Hitch, 2006; Gupta, 2003). Par ailleurs, selon certains auteurs, cette représentation temporaire de l'ordre sériel serait particulièrement importante pour l'apprentissage de nouvelles séquences verbales, lesquelles consistent surtout dans un ordonnancement nouveau de phonèmes déjà connus (Gupta, 2003; Majerus *et al.*, 2009b). Plusieurs études ont en effet montré que les mesures de MCT maximisant le maintien de l'ordre sériel sont des prédicteurs importants et robustes du niveau de vocabulaire ainsi que de la vitesse d'apprentissage d'un nouveau vocabulaire; ces prédicteurs sont plus robustes que les mesures maximisant le maintien de l'information « item » (*cf.* section suivante pour une présentation de ces mesures) (Majerus *et al.*, 2006a, 2008; Majerus *et al.*, 2009b).

> Par exemple, une étude longitudinale a montré que les capacités de rappel de l'information « ordre sériel » d'enfants âgés de 4 ans prédisent leur niveau de vocabulaire ultérieur (quand ils sont âgés de 5 ans); ceci n'est pas le cas pour les capacités de rappel de l'information « item », une fois le niveau de vocabulaire initial et d'autres facteurs généraux contrôlés (Leclercq et Majerus, 2010).

Par ailleurs, des études en neuro-imagerie fonctionnelle ont révélé des dissociations entre MCT « item » et MCT « ordre », en montrant que le maintien à court terme de l'information « item » active les régions temporales supérieures, moyennes et inférieures impliquées dans le traitement langagier, alors que le maintien de l'information « ordre sériel » active un circuit spécifique incluant la partie antérieure du sillon intrapariétal droit (Majerus *et al.*, 2006b, 2010). Ces mêmes études ont également montré que le sillon intrapariétal gauche est activé à la fois pour le maintien des informations « item » et « ordre sériel », confirmant la fonction plus générale exercée par cette région, comme nous l'avons discuté dans la section précédente. Finalement, des études neuropsychologiques ont montré que les patients ayant des déficits langagiers (par exemple, perte des connaissances sémantiques) présentent des difficultés en MCT verbale, mais ceci uniquement pour le rappel de l'information « item »; le rappel de l'information « ordre sériel » reste intact, même après avoir contrôlé que ces patients rappellent moins d'items et ont donc moins de possibilités de commettre des erreurs de position sérielle lors du rappel (Majerus *et al.*, 2007a).

Sur la base de ces travaux, nous pouvons retenir que les tâches de MCT verbale mesurent à la fois le maintien de l'information « item » ainsi que le maintien de l'information « ordre sériel », le premier étant déterminé en grande partie par les connaissances langagières existantes, et le deuxième étant sous-tendu par un système plus spécifique, indépendant des connaissances langagières mais contribuant à l'apprentissage de nouvelles séquences verbales. Ainsi, la capacité à stocker l'information « ordre sériel » est un troisième facteur à prendre en compte lors de la compréhension du développement des capacités de la MCT verbale chez l'enfant.

Un nouveau modèle théorique de la MCT : le modèle A-O-STM

Toute une série de modèles ont été proposés, afin de rendre compte des influences langagières (par exemple, Baddeley *et al.*, 1998; Martin et Saffran, 1992), des influences attentionnelles (par exemple, Cowan, 1999) ou du traitement de l'ordre sériel (par exemple, Burgess et Hitch, 2006; Brown, Preece et Hulme, 2000; Gupta, 2003) sur les performances en MCT. Nous proposons ici un modèle théorique de synthèse, qui, contrairement aux modèles cités, tient compte de ces trois facteurs à l'intérieur d'un seul cadre théorique. Il s'agit du modèle à trois composantes A-O-STM (Majerus, 2009; Majerus et D'Argembeau, 2011) (figure 3.1). Dans ce modèle, l'attention sélective prend une place centrale et interagit avec le système langagier pour l'encodage et le maintien de l'information « item » d'une part, et avec un système assurant le traitement de l'ordre sériel d'autre part. Par ailleurs, un lien bidirectionnel entre système langagier et système de traitement de l'ordre sériel permet de coupler chaque item activé dans le système langagier avec sa position sérielle encodée par le système de traitement de l'ordre sériel. Ce lien bidirectionnel permet également de rendre compte de l'importance des capacités de traitement de l'ordre sériel pour l'apprentissage de nouvelles séquences verbales activées dans le système langagier, en permettant, lors de la présentation d'un nouveau mot, de réactiver la nouvelle séquence de phonèmes dans le système phonologique, conduisant progressivement vers l'établissement d'une représentation phonologique plus stable, par exemple *via* des processus d'apprentissage de type apprentissage de Hebb à l'intérieur du système langagier (Burgess et Hitch, 2006; Gupta, 2003). La nature du code utilisé pour représenter l'information « ordre sériel » reste cependant encore non spécifiée et est actuellement l'objet de travaux de recherche.

En ce qui concerne plus spécifiquement le rôle de la variable « attention sélective », les informations « item » et « ordre sériel » sont représentées et activées temporairement dans leurs systèmes correspondants, et les capacités d'attention sélective permettent de maintenir cette activation dans le temps. Ces capacités attentionnelles étant limitées, la quantité d'information qui pourra

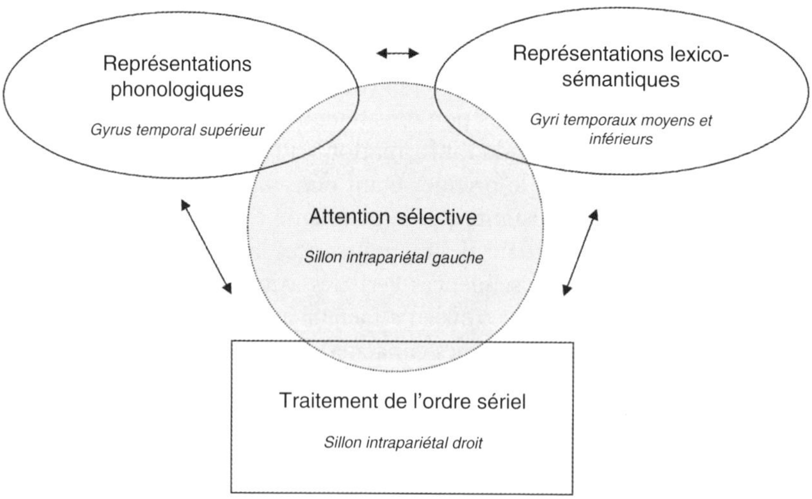

FIGURE 3.1. Le modèle A-O-STM : un modèle de la mémoire à court terme verbale se basant sur l'activation temporaire du système langagier, le traitement de l'ordre sériel et l'attention sélective.

être maintenue à un moment donné sera également limitée (Cowan, 1999). Par ailleurs, l'attention peut être focalisée sur les systèmes langagiers et de traitement de l'ordre sériel de façon équivalente, ou davantage sur l'un ou l'autre des deux systèmes, en fonction des exigences de la tâche de MCT : une tâche ne nécessitant que le maintien et le rappel de l'information « item » (par exemple, rappeler tous les mots présentés, indépendamment de leur position sérielle) permettrait de dédier les capacités attentionnelles exclusivement aux activations ayant eu lieu dans le système langagier, favorisant leur maintien au détriment des informations encodées dans le système de traitement de l'ordre sériel.

Implications pour l'évaluation de la MCT verbale[1]

Face aux différents facteurs identifiés dans cette revue, il apparaît clairement qu'une tâche de MCT verbale, aussi simple soit-elle, ne mesure pas simplement les capacités d'un système spécialisé pour le stockage à court terme tel que la boucle phonologique du modèle de la mémoire de travail de Baddeley (1986). L'intrication des facteurs attentionnels, langagiers et sériels rend donc difficile l'interprétation de performances faibles présentées par un enfant, surtout s'il présente des troubles langagiers. Il est cependant possible, avec des procédés relativement simples, de dissocier l'influence de ces trois facteurs.

Une première approche, qui n'exige pas d'apporter de modifications aux tâches d'empan déjà existantes, consiste à réaliser une analyse plus fine des erreurs commises. Nous avons vu que les connaissances langagières affectent surtout la MCT pour l'information « item », par rapport à l'information « ordre sériel ». Ainsi, la comptabilisation des erreurs commises par un enfant lors d'une tâche d'empan peut s'avérer très utile. Une augmentation importante des erreurs « item » (omissions, paraphasies sémantiques et/ou phonologiques) indiquera plutôt un problème au niveau de l'interaction avec les connaissances langagières, alors qu'une augmentation importante des erreurs de position sérielle (items rappelés mais pas dans le bon ordre par rapport à la série de départ) indiquera davantage un problème au niveau du traitement et du stockage de l'ordre sériel (Majerus et al, 2007a). Il faut cependant noter qu'une tâche d'empan classique utilisant des séries de chiffres n'est pas idéale pour évaluer le rappel de l'information « item » dans la mesure où les chiffres utilisés (1 à 9) constituent un ensemble d'items finis, faisant en sorte que pour les longueurs de listes plus élevées (7 à 9 chiffres), la probabilité de se tromper au niveau de l'information « item » est relativement faible. La même remarque vaut pour le rappel de listes de mots où les mots sont sélectionnés de façon répétitive à partir d'un ensemble limité de 8 ou 9 mots : au fur et à mesure des essais, le participant sait quels mots vont être présentés et il doit surtout retenir leur ordre d'apparition. Ainsi, le test maximal pour le rappel de l'information « item » consiste en la présentation de listes de mots où chaque mot est utilisé qu'une seule fois sur l'ensemble de la tâche. Par ailleurs, ces listes

1. La plupart des tâches décrites dans cette section sont mises à disposition des chercheurs et cliniciens *via* le site Internet : http://www.ppc.ulg.ac.be\evaluation.htm.

peuvent faire varier l'influence possible des connaissances phonologiques, lexicales et sémantiques, en comparant par exemple le rappel pour des listes de mots *versus* non-mots, ou pour des listes de mots fréquents *versus* peu fréquents, ou encore pour des listes de mots abstraits *versus* concrets.

> Des études ont montré que des patients ayant des difficultés spécifiques au niveau de la représentation de l'information phonologique vont présenter des effets de lexicalité exagérés : le rappel de listes de mots peut être dans les normes, mais le rappel de listes de non-mots sera sévèrement altéré (Freedman et R. Martin, 2001 ; Hanten et R. Martin, 2000 ; Majerus *et al.*, 2004b). D'un autre côté, des patients ayant des difficultés spécifiques au niveau du traitement lexical et sémantique vont présenter des effets de lexicalité amoindris : le rappel de listes de mots sera au même niveau que le rappel de listes de non-mots (Freedman et R. Martin, 2001 ; Majerus *et al.*, 2007a).

Le rappel de l'information « item » peut également être évalué par des tâches plus spécifiques, délibérément construites afin de maximiser la rétention à court terme de l'information « item ». Ces tâches soit ne présentent qu'un seul item à répéter après un délai durant lequel l'enfant doit répéter *blablablabla...* (afin d'éviter la récapitulation articulatoire), soit impliquent que seule l'information « item » doive être reconnue, telles les tâches d'empan de rimes ou d'empan de catégories (Hanten et R. Martin, 2000 ; Majerus *et al.*, 2006a ; Majerus *et al.*, 2004b). Dans ces dernières tâches, des listes de mots de longueur croissante sont présentées, suivies d'un nouveau mot, et l'enfant doit décider si ce mot rime avec un des mots de la liste (empan de rimes) ou fait partie de la même catégorie sémantique qu'un des mots de la liste (empan de catégories). Ces deux tâches permettent d'évaluer la MCT pour l'information « item » spécifiquement au niveau phonologique, d'une part, et au niveau sémantique, d'autre part. Ces tâches nécessitent cependant que l'enfant maîtrise les concepts de rime et de catégorie sémantique, et elles ne sont donc guère applicables avant l'âge de 8 ans (Majerus *et al.*, 2005).

Le rappel de l'information « ordre sériel », à part d'être estimé à partir des erreurs de position sérielle dans certaines des tâches décrites ci-dessus, peut également être évalué par des tâches spécifiquement construites afin de maximiser le rappel de cette information. L'adaptation la plus simple consiste en une tâche d'empan de chiffres classique légèrement modifiée. Le principe dans cette adaptation est que l'information « item » soit connue à l'avance ; ceci peut être obtenu en informant l'enfant au préalable des chiffres qui seront présentés : les séries de trois chiffres comporteront toujours les chiffres de 1 à 3, les séries de quatre chiffres comporteront toujours les chiffres de 1 à 4, etc. Par ailleurs, au moment du rappel, on donne à l'enfant des cartons représentant les chiffres présentés et uniquement ceux-là : l'enfant doit simplement ordonner les cartes selon l'ordre d'apparition des chiffres dans la liste. Cette procédure maximise la rétention et le rappel de l'information « ordre sériel » tout en minimisant celui de l'information « item ». Ces tâches sont applicables chez l'enfant dès que la chaîne numérique de base est acquise et automatisée. Pour des enfants plus jeunes (par exemple, 4 ans), une variante utilisant des ensembles de noms d'animaux d'un âge d'acquisition précoce (tels que chien, chat, coq, lion, etc.) a été développée (Majerus *et al.*, 2006a ; Leclercq et Majerus, 2010). Cette tâche, présentée sous forme de jeu (« la course des animaux »), consiste à dire à l'enfant qu'il va entendre le nom de plusieurs animaux faisant une course et qu'il doit reproduire, avec des cartes représentant ces animaux, l'ordre dans lequel les animaux sont arrivés à la ligne d'arrivée : la carte du vainqueur (premier animal) sera mise sur la marche la plus élevée du podium des vainqueurs, la carte du deuxième animal sera placée sur la marche suivante, etc. En utilisant ce type de tâches, Majerus *et al.* (2007b) ont pu montrer que des enfants souffrant d'une microdélétion du chromosome 22q11.2 (syndrome vélo-cardio-facial) présentent un déficit spécifique pour le rappel de l'ordre sériel dans les tâches de MCT verbale.

Finalement, l'influence des facteurs attentionnels peut être estimée d'au moins deux façons. Premièrement, en cas de performances faibles dans les tâches de MCT verbale, touchant de façon équivalente le rappel de l'information « item » et celui de l'information « ordre sériel », une diminution des facteurs attentionnels peut être suspectée. Les capacités d'attention sélective peuvent également être évaluées de façon plus directe par des tâches d'attention sélective pour des informations auditives verbales : ces tâches consistent à repérer des mots cibles dans des séquences continues de mots d'une durée de 90 secondes par exemple. La plupart des batteries des fonctions attentionnelles mesurant davantage l'attention visuelle que l'attention auditivo-verbale, Majerus (2009b) ont développé une tâche de ce type qui peut être administrée auprès d'enfants à partir de l'âge de 6 ans et qui explique jusqu'à 30 % de la variance dans les tâches de MCT verbale.

Implications pour l'interprétation de la MCT verbale dans les TSL

En fonction du cadre théorique exposé ici, il apparaît que les enfants avec TSL pourraient présenter un déficit dans les tâches de MCT verbale pour au moins trois raisons différentes :

- leur déficit langagier explique leurs faibles performances en MCT verbale ;
- ils présentent un déficit spécifique de la MCT verbale, caractérisé par des difficultés au niveau de la MCT « ordre » ;
- ils présentent des difficultés attentionnelles qui sous-tendent leurs faibles performances en MCT verbale.

En ce qui concerne le premier point, plusieurs études ont tenté de déterminer si le déficit en MCT verbale peut s'expliquer intégralement par les déficits langagiers qui caractérisent les TSL. Une première série d'études a apparié les enfants avec TSL avec d'autres enfants plus jeunes ayant le même niveau langagier (par exemple, le même niveau de vocabulaire), et donc le même support potentiel par les connaissances langagières en MCT. La plupart des études montrent que même dans ce cas-là, un déficit en MCT verbale reste présent (Balthazar, 2003 ; Gathercole et Baddeley, 1990 ; Majerus *et al.*, 2003 ; Montgomery, 1995). Par ailleurs, Majerus *et al.* (2003) ont exploré de façon directe le support des connaissances langagières, en vérifiant la présence d'effets de lexicalité et de fréquence phonotactique dans des tâches de rappel sériel immédiat de listes de mots et de non-mots auprès d'enfants avec TSL. Ils ont observé des effets de lexicalité et de fréquence phonotactique équivalents aux groupes contrôlés (enfants de même âge chronologique; enfants de même niveau lexical). La vitesse articulatoire, qui pourrait être réduite, a également été contrôlée et n'explique pas non plus les faibles performances en MCT verbale (Gathercole et Baddeley, 1990; Majerus *et al.*, 2003). Se pose alors la question de la possibilité d'un déficit spécifique de la MCT « ordre ». Cette question a été explorée dans une étude récente, où plusieurs types de tâches, testant la MCT « item » et la MCT « ordre » par des procédures de rappel et de reconnaissance, ont été administrés à un groupe d'enfants avec TSL et à des groupes contrôles appariés sur l'âge, sur le niveau lexical et sur le niveau intellectuel général (Majerus *et al.*, 2009a). Pour aucune de ces tâches, le groupe d'enfants avec TSL n'a présenté de déficit spécifique. En revanche, en accord avec d'autres études, pour une tâche de répétition de non-mots classique, qui mélange processus de rétention « item » et « ordre », un déficit sévère était bien observé.

Quelle est finalement la nature des déficits en MCT verbale chez les enfants avec TSL ? Même s'il est indéniable que les déficits langagiers influencent les performances en MCT verbale, le déficit langagier ne semble pas pouvoir expliquer le déficit dans les tâches de MCT verbale. Il semble également qu'il n'y ait pas de déficit spécifique pour stocker l'ordre des informations verbales. En ce qui concerne l'influence des capacités attentionnelles, même si un nombre croissant d'études démontre des difficultés attentionnelles chez les enfants avec TSL (par exemple, Finneran *et al.*, 2009; Spaulding *et al.*, 2008; Williams *et al.*, 2000), il semble également que ces difficultés ne puissent expliquer les résultats observés : les tâches de MCT « item » et de MCT « ordre » administrées dans l'étude de Majerus *et al.* (2009a) demandaient tout autant une focalisation de l'attention sélective sur l'information à mémoriser que la répétition de non-mots; or seule la répétition de non-mots menait à des performances clairement déficitaires. De façon plus générale, si une réduction des capacités attentionnelles expliquait le déficit en MCT verbale, alors une réduction générale et globale devrait être observée à travers tous les types de tâches de MCT, qu'elles soient verbales ou visuelles. Même si des déficits pour les tâches de MCT visuelle peuvent être observés, ces déficits sont moins consistants et moins sévères que les déficits de MCT verbale (par exemple, Archibald et Gathercole, 2006a). Il faut cependant noter que des explorations plus directes des interactions entre capacités attentionnelles et de MCT verbale dans les TSL manquent actuellement.

Conclusion

Les études présentées ici ne sauraient apporter une réponse définitive à la question concernant la nature des déficits qui mènent à des déficits persistants dans les tâches de MCT verbale dans les TSL. Le cadre théorique adopté ici montre cependant l'intérêt d'une approche multifactorielle de la MCT verbale, en permettant d'explorer de façon ciblée plusieurs hypothèses relatives à la nature de ces déficits et en montrant que les enfants avec TSL ne présentent pas de déficit au niveau des processus les plus fondamentaux de la MCT verbale. Pourquoi alors ce déficit sévère et persistant dans les tâches de répétition de non-mots et autres mesures fonctionnelles de la MCT verbale ? Une hypothèse que nous avançons ici est que les difficultés dans les TSL pourraient résider dans la mise en place simultanée et coordonnée des différents processus (activation en mémoire à long terme verbale, stockage de l'ordre sériel, contrôle attentionnel) impliqués dans la MCT verbale, cette nécessité de coordination étant en effet maximale dans les tâches de répétition de non-mots, où des processus de segmentation et de coarticulation phonologique s'ajoutent en outre aux trois processus déjà cités. En d'autres mots, les limitations dans les tâches de MCT verbale ne seraient pas dues à un déficit bien précis, comme le semblent démontrer les données empiriques présentées ici, mais à des limitations à mettre en œuvre de façon synchronisée tous les processus cognitifs nécessaires à la réalisation d'une tâche de MCT verbale (*cf.* également Archibald et Gathercole, 2006b; Balthazar, 2003). Ainsi, une tâche de MCT verbale, et surtout la répétition de non-mots, est à considérer non comme une tâche « simple » et passive, mais comme une double tâche, voire une triple tâche, et ceci d'autant plus pour les enfants avec TSL chez qui les fondements langagiers nécessaires pour l'exécution de ces tâches sont déjà affaiblis. Cette hypothèse devra être testée dans des études futures, *via* la variation systématique et paramétrique du nombre de processus sollicités par différents types de tâches de MCT verbale.

Références

Archibald, L. M., & Gathercole, S. E. (2006a). Visuospatial immediate memory in specific language impairment. *Journal of Speech, Language and Hearing Research, 49*, 265–277.

Archibald, L. M., & Gathercole, S. E. (2006b). Nonword repetition in specific language impairment: More than a phonological short-term memory deficit. *Psychonomic Bulletin & Review, 14*, 919–924.

Baddeley, A. (1986). Working memory. Oxford, England UK : Clarendon Press/Oxford University Press.

Baddeley, A., Gathercole, S., & Papagno, C. (1998). The phonological loop as a language learning device. *Psychological Review, 105*, 158–173.

Balthazar, C. (2003). The word length effect in children with language impairment. *Journal of Communication Disorders*, 36, 487–505.

Bishop, D. V., North, T., & Donlan, C. (1995). Genetic basis of specific language impairment: evidence from a twin study. *Developmental Medicine and Child Neurology, 37, 56–71.*

Brown, G. D. A., Preece, T., & Hulme, C. (2000). Oscillator-based memory for serial order. *Psychological Review*, 107, 127–181.

Burgess, N., & Hitch, G. J. (2006). A revised model of short-term memory and long-term learning of verbal sequences. *Journal of Memory and Language, 55*, 627–652.

Collette, F., Majerus, S., Van der Linden, M., Dabe, P., Degueldre, C., Delfiore, G., *et al.* (2001). Contribution of long-term memory to verbal short-term memory tasks : A PET activation study. *Memory, 9*, 249–259.

Cowan, N. (1999). An embedded-processes model of working memory. In A. Miyake & P. Shah (Eds.), *Models of working memory: Mechanisms of active maintenance and executive control* (pp. 62–101). Cambridge : Cambridge University Press.

Cowan, N., Elliott, E. M., Saults, J. S., Morey, C. C., Mattox, S., Hismjatullina, A., *et al.* (2005). On the capacity of attention: Its estimation and its role in working memory and cognitive aptitudes. *Cognitive Psychology, 51*, 42–100.

Fiebach, C. J., Friederici, A. D., Smith, E. E., & Swinney, D. (2007). Lateral Inferotemporal Cortex Maintains Conceptual–Semantic Representations in Verbal Working Memory. *Journal of Cognitive Neuroscience, 19*, 2035–2049.

Finneran, D. A., Francis, A. L., & Leonard, L. B. (2009). Sustained attention in children with specific language impairment (SLI). *Journal of Speech, Language and Hearing Research, 52*, 915–929.

Fougnie, D., & Marois, R. (2007). Executive working memory load induces inattentional blindness. *Psychonomic Bulletin and Review, 14*, 142–147.

Freedman, M. L., & Martin, R. C. (2001). Dissociable components of short-term memory and their relation to long-term learning. *Cognitive Neuropsychology, 18*, 193–226.

Gathercole, S. E. (2006). Nonword repetition and word learning: The nature of the relationship. *Applied Psycholinguistics, 27*, 513–543.

Gathercole, S. E., & Baddeley, A. D. (1990). Phonological memory deficits in language disordered children: Is there a causal connection? *Journal of Memory and Language, 29*, 336–360.

Gillam, R. B., Cowan, N., & Marler, J. A. (1998). Information processing by school-age children with specific language impairment: Evidence from a modality effect paradigm. *Journal of Speech, Language and Hearing Research, 41*, 913–926.

Goh, W. D., & Pisoni, D. B. (2003). Effects of lexical competition on immediate memory span for spoken words. Quarterly Journal of Experimental Psychology, 56A, 929–954.

Gupta, P. (2003). Examining the relationship between word learning, nonword repetition and immediate serial recall in adults. *Quarterly Journal of Experimental Psychology, 56A*, 1213–1236.

Hanten, G., & Martin, R. C. (2000). Contributions of phonological and semantic short-term memory to sentence processing: Evidence from two cases of closed-head injury in children. *Journal of Memory and Language, 43*, 335–361.

Hulme, C., Maughan, S., & Brown, G. D. (1991). Memory for familiar and unfamiliar words: Evidence for a long-term memory contribution to short-term memory span. *Journal of Memory and Language, 30*, 685–701.

Hulme, C., Roodenrys, S., Schweickert, R., Brown, G. D., Martin, S., & Stuart, G. (1997). Word-frequency effects on short-term memory tasks: evidence for a redintegration process in immediate serial recall. *Journal of Experimental Psychology : Learning, Memory, and Cognition, 23*, 1217–1232.

Labar, K. S., Gitelman, D. R., Parrish, T. B., & Mesulam, M. M. (1999). Neuroanatomic Overlap of Working Memory and Spatial Attention Networks: A Functional MRI Comparison within Subjects. *Neuro Image, 10*, 695–704.

Leclercq, A. L., & Majerus, S. (2010). Serial Order Short-Term Memory Predicts Vocabulary Development: Evidence from a Longitudinal Study. *Developmental Psychology, 46*, 417–427.

Majerus, S., & Van der Linden, M. (2003). The development of long-term memory effects on verbal short-term memory: A replication study. *British Journal of Developmental Psychology, 21*, 303–310.

Majerus, S., Vrancken, G., & Van der Linden, M. (2003). Perception and short-term memory for verbal information in children with specific language impairment: Further evidence for impaired short-term memory capacities. *Brain and Language, 87*, 160–161.

Majerus, S., Van der Linden, M., Mulder, L., Meulemans, T., & Peters, F. (2004a). Verbal short-term memory reflects the sublexical organization of the phonological language network: Evidence from an incidental phonotactic learning paradigm. *Journal of Memory and Language, 51*, 297–306.

Majerus, S., Van der Linden, M., Poncelet, M., & Metz-Lutz, M. N. (2004b). Can phonological and semantic short-term memory be dissociated ? Further evidence Landau-Kleffner Syndrome. *Cognitive Neuropsychology, 21*, 491–512.

Majerus, S., Amand, P., Bonivers, V., Demanez, L., Demanez, J. P., & Van der Linden, M. (2005). A quantitative and qualitative assessment of verbal short-term memory and phonological processing in 8-year-olds with a history of repetitive otitis media. *Journal of Communication Disorders, 38*, 473–498.

Majerus, S., Poncelet, M., Greffe, C., & Van der Linden, M. (2006a). Relations between vocabulary development and verbal short-term memory: the importance of short-term memory for serial order information. *Journal of Experimental Child Psychology, 93*, 95–119.

Majerus, S., Poncelet, M., Van der Linden, M., Albouy, G., Salmon, E., Sterpenich, V., *et al.* (2006b). The left intraparietal sulcus and verbal short-term memory : Focus of attention or serial order ? *Neuro Image, 32*, 880–891.

Majerus, S., Norris, D., & Patterson, K. (2007a). What do patients with semantic dementia remember in verbal short-term memory ? Sounds and order but not words. *Cognitive Neuropsychology, 24*, 131–151.

Majerus, S., Van der Linden, M., Braissand, V., & Eliez, S. (2007b). Verbal short-term memory in children and adults with a chromosome 22q11.2 deletion. A specific deficit in serial order retention capacities ? *American Journal on Mental Retardation, 112,* 79–93.

Majerus, S., Poncelet, M., Van der Linden, M., & Weekes, B. (2008). Lexical learning in bilingual adults: the relative importance of short-term memory for serial order and phonological knowledge. *Cognition, 107*, 395–419.

Majerus, S. (2009). Verbal short-term memory and temporary activation of language representations: the importance of distinguishing item and order information. In A. S. Thorn, & M. Page (Eds.), *Interactions between short-term and long-term memory in the verbal domain* (pp. 244–276). Hove, UK : Psychology Press.

Majerus, S., Leclercq, A. L., Grossmann, A., Poncelet, M., & Van der Linden, M. (2009a). Serial order short-term memory capacities and specific language impairment: No evidence for a causal association ? *Cortex, 45*, 708–720.

Majerus, S., Heiligenstein, L., Gautherot, N., Poncelet, M., & Van der Linden, M. (2009b). The impact of auditory selective attention on verbal short-term memory and vocabulary development. *Journal of Experimental Child Psychology, 103*, 66–86.

Majerus, S., D'Argembeau, A., Martinez, T., Belayachi, S., Van der Linden, M., Collette, F., *et al.* (2010). The commonality of neural networks for verbal and visual short-term memory. *Journal of Cognitive Neuroscience, 22*, 2570–2593.

Majerus, S., & D'Argembeau, A. (2011). Verbal short-term memory reflects the organization of long-term memory: Further evidence from short-term memory for emotional words. *Journal of Memory and Language, 64,* 181–197.

Majerus, S., Attout, L., D'Argembeau, A., Degueldre, C., Fias, W., Maquet, P., *et al.* (2012). Dorsal and ventral attention networks compete in verbal short-term memory. *Cerebral Cortex* (in press).

Martin, N., & Saffran, E. M. (1992). A computational account of deep dysphasia: Evidence from a single case study. *Brain and Language, 43*, 240–274.

Martin, R. C., Shelton, J. R., & Yaffee, L. S. (1994). Language processing and working memory: Neuropsychological evidence for separate phonological and semantic capacities. *Journal of Memory and Language, 33*, 83–111.

Montgomery, J. W. (1995). Examination of phonological working memory in specifically language-impaired children. *Applied Psycholinguistics, 16*, 355–378.

Montgomery, J. (2004). Sentence comprehension in children with specific language impairment : effects of input rate and phonological working memory. *International Journal of Language and Communication Disorders, 39*, 115–133.

Nairne, J. S., & Kelley, M. R. (2004). Separating item and order information through process dissociation. *Journal of Memory and Language, 50*, 113–133.

Poirier, M., & Saint-Aubin, J. (1995). Memory for related and unrelated words: Further evidence on the influence of semantic factors in immediate serial recall. *The Quarterly Journal of Experimental Psychology, 48A*, 384–404.

Poirier, M., & Saint-Aubin, J. (1996). Immediate serial recall, word frequency, item identity and item position. *Canadian Journal of Experimental Psychology, 50*, 408–412.

Roodenrys, S., Hulme, C., Alban, J., & Ellis, A. W. (1994). Effects of word frequency and age of acquisition on short-term memory span. *Memory and Cognition, 22*, 695–701.
Ruchkin, D. S., Berndt, R. S., Johnson, R., Jr., Grafman, J., Ritter, W., & Canoune, H. L. (1999). Lexical contributions to retention of verbal information in working memory: Event-related brain potential evidence. *Journal of Memory and Language, 41*, 345–364.
Saint-Aubin, J., & Poirier, M. (1999). Semantic similarity and immediate serial recall: Is there a detrimental effect on order information ? *The Quarterly Journal of Experimental Psychology, 52A*, 367–394.
Spaulding, T. J., Plante, E., & Vance, R. (2008). Sustained Selective Attention Skills of Preschool Children With Specific Language Impairment: Evidence for Separate Attentional Capacities. *Journal of Speech, Language and Hearing Research, 51*, 16–34.
Thorn, A. S., Gathercole, S. E., & Frankish, C. R. (2005). Redintegration and the benefits of long-term knowledge in verbal short-term memory: An evaluation of Schweickerts (1993) multinomial processing tree model. *Cognitive Psychology, 50*, 133–158.
Todd, J. J., Fougnie, D., & Marois, R. (2005). Visual short-term memory load suppresses temporo-parietal junction activity and induces inattentional blindness. *Psychological Science, 16*, 965–972.
Van der Lely, H. K. J., & Howard, D. (1993). Children with specific language impairment: Linguistic impairment or short-term memory deficit ? *Journal of Speech and Hearing Research, 36*, 1193–1207.
Walker, I., & Hulme, C. (1999). Concrete words are easier to recall than abstract words: Evidence for a semantic contribution to short-term serial recall. *Journal of Experimental Psychology : Learning, Memory, and Cognition, 25*, 1256–1271.
Weismer, S. E., Tomblin, J. B., Zhang, X., Buckwalter, P., Chynoweth, J. G., & Jones, M. (2000). Nonword repetition performance in school-age children with and without language impairment. *Journal of Speech, Language and Hearing Research, 43*, 865–878.
Williams, D., Stott, C. M., Goodyer, I. M., & Sahakian, B. J. (2000). Specific language impairment with or without hyperactivity: neuropsychological evidence for frontostriatal dysfunction. *Developmental Medicine and Child Neurology, 42*, 368–375.

Chapitre 4

Relations entre langage oral et langage écrit dans les troubles spécifiques du développement du langage oral

M.-A. Schelstraete

Introduction

Tant du point de vue de l'évolution de l'espèce humaine que du développement de l'individu, l'acquisition du langage écrit est nettement postérieure au développement du langage oral. Les premières traces d'écriture datent en effet d'environ 6000 ans avant J.-C. alors que le langage oral serait apparu à une époque bien antérieure : certaines estimations le font remonter à environ 400 000 ans (*cf.* Hombert, 2005). De même, l'enfant qui aborde l'écrit y est confronté alors qu'il a derrière lui plusieurs années de pratique du langage oral.

Le langage écrit ne doit toutefois pas être assimilé à une simple transcription du langage oral. D'une part, il conduit à une certaine perte d'informations par rapport à l'oral, puisque la prosodie en est absente, de même que les indices non verbaux produits par le locuteur. D'autre part, il présente plusieurs caractéristiques qui sont, quant à elles, absentes de l'oral :

- les espaces entre les mots donnent des indications très claires sur la segmentation;
- la ponctuation joue également un rôle de segmentation, en donnant, de plus, dans certains cas des indications grammaticales (par exemple : questions marquées par un point d'interrogation);
- la permanence de la trace écrite permet au lecteur de ralentir et de retourner en arrière; autrement dit, elle permet de gérer le flux d'information, ce qui n'est pas possible à l'oral;

- la stabilité de la transcription assure une certaine constance face à des variations de prononciation à l'oral (par exemple, accents régionaux, phénomènes de co-articulation) ;
- enfin, l'orthographe encode des informations qui sont absentes de l'oral, tout particulièrement en français et ce, que ce soit en orthographe lexicale ou en orthographe grammaticale (*cf.* tableau 4.1 pour quelques illustrations).

On notera également que les mots utilisés à l'écrit sont généralement moins fréquents qu'à l'oral, et les structures syntaxiques, plus complexes. L'oral présente d'ailleurs une plus grande tolérance en ce qui concerne la syntaxe : les ruptures syntaxiques, les effets de topicalisation (par exemple : « Louis, son sac, il l'a retrouvé dans le bus ») sont acceptables à l'oral alors qu'ils ne sont pas autorisés à l'écrit.

En dépit de ces différences, il existe toutefois une réelle continuité entre les modalités orale et écrite. Dans le développement normal, on retrouve ainsi des « traces » du langage oral dans les premières productions écrites des jeunes enfants en période préscolaire, lorsqu'ils se mettent à imiter l'écriture de l'adulte et ensuite découvrent l'orthographe (Maillart et Schelstraete, 2002) : on observe par exemple que la longueur du tracé produit par l'enfant correspond à la longueur de l'énoncé qu'il dit transcrire (une longue trace écrite pour un long énoncé *vs* un trait court pour un énoncé bref) ; on voit aussi parfois que, dans la transcription d'un mot, une lettre correspond à une syllabe ou encore que l'enfant utilise le nom des lettres qu'il connaît à l'oral pour transcrire des mots dont il ne maîtrise pas l'orthographe (par exemple : KC pour cassé). Ces quelques exemples issus des travaux sur la découverte de l'écrit et les orthographes inventées par l'enfant démontrent clairement que l'écrit s'enracine dans l'oral (Ferreiro, 1988 ; Guimard, 1997 ; Read, 1986). Ceci est également très bien mis en évidence par les travaux montrant le rôle des compétences métaphonologiques dans l'acquisition du langage écrit. La capacité à manipuler consciemment les unités de l'oral (rimes, syllabes, phonèmes) dans des tâches de soustraction, ou d'inversion par exemple, est un prédicteur bien connu de l'apprentissage du langage écrit. Des programmes d'entraînement systématique de ces compétences chez des enfants à risque de développer des difficultés en langage écrit ont de plus montré leur efficacité depuis de nombreuses années (*cf.* Sprenger-Charolles et Colé, 2006).

TABLEAU 4.1. **Illustrations d'informations portées par l'orthographe en français et absentes de l'oral.**

	Informations	Exemples
Orthographe lexicale	Étymologie	Temps, chronologie
	Relations morphologiques	Évidemment, petit
	Sens	Chœur, cœur
Orthographe grammaticale	Marques d'accord	Les petits poissons jaunes s'enfuient
	Catégorie grammaticale	Ces, s'est, c'est

Eu égard à une telle continuité entre l'oral et l'écrit, il n'est dès lors pas étonnant que des difficultés en lecture et en orthographe soient rencontrées de manière assez systématique par les enfants qui présentent des troubles du langage oral. Le tableau 4.2 illustre ce point pour une population où l'on décrit fréquemment des difficultés de maîtrise de l'écrit en raison d'un accès restreint au langage oral : la population des enfants et adolescents présentant une surdité. Le tableau 4.2 (d'après Marschark et Harris, 1996) donne les scores obtenus à un test scolaire américain de compréhension écrite, le *Stanford Achievement Test – Reading Comprehension* (SAT-RC), en fonction de l'âge des participants, en fonction du fait que les participants présentent une surdité ou soient normo-entendants et en fonction de leur niveau scolaire (exprimé en niveau d'année scolaire pour les normo-entendants et en niveau moyen pour les élèves sourds). En lisant ce tableau, on peut voir que les scores des élèves sourds sont faibles dès le départ (510 contre 585 pour le niveau 3) et qu'ils progressent lentement dans les premières années, pour atteindre un plafond vers 15 ans, plafond qui les situe à un niveau scolaire moyen de 3e année environ.

Nombreuses sont les pathologies du langage oral qui viennent entraver l'acquisition de la lecture et de l'orthographe, à l'instar de la surdité. Nous nous intéresserons dans le présent chapitre aux travaux qui mettent en exergue les difficultés rencontrées en langage écrit par les enfants présentant des *troubles spécifiques du langage oral*, c'est-à-dire des troubles qui surviennent en dehors de toute cause connue : les problèmes en langage oral rencontrés par ces enfants ne peuvent être attribués à un déficit sensoriel, à une lésion neurologique, à des carences environnementales sévères, à un déficit moteur, à un désordre psychoaffectif (*cf.* chapitre 1 pour une définition plus complète et une discussion). On décrit en effet classiquement des performances moins bonnes en lecture et en orthographe chez les enfants présentant un trouble spécifique du langage oral (ci-après TSL) par rapport à leurs pairs. Nous nous arrêterons d'abord aux difficultés de *lecture de mots isolés*

TABLEAU 4.2. **Scores au SAT-RC obtenus par des élèves sourds ou normo-entendants en fonction de l'âge et du niveau scolaire (adapté d'après Marschark et Harris, 1996).**

	Élèves sourds		**Élèves normo-entendants**	
Âge	**Score**	**Niveau scolaire moyen**	**Score**	**Niveau scolaire**
8 ans	510	1,75	585	3
9 ans	520	1,90	615	4
10 ans	540	2,25	635	5
15 ans	590	3,05	690	10
16 ans	585	3,05		
17 ans	585	3		
18 ans	575	2,80		

observées en cas de TSL pour nous intéresser ensuite aux problèmes de *compréhension écrite*. Nous nous centrerons donc sur la lecture, les travaux sur l'orthographe étant malheureusement très rares, ce que l'on peut d'emblée regretter.

Avant d'aborder ces deux points, il nous paraît important de dire un mot des critères de sélection des échantillons d'enfants présentant un TSL dans les études exposées ci-dessous. Dans la majorité des études, les enfants sont identifiés comme présentant un TSL à partir du fait qu'ils obtiennent des scores inférieurs à -1,25 écart-type (E.T.) à un test de langage oral ou -1 E.T. à deux épreuves de langage oral. La généralisation des résultats obtenus avec des enfants qui présentent des performances réellement pathologiques (c'est-à-dire inférieures à moins 2 E.T.) doit donc être réalisée avec une certaine prudence. Les échantillons des études incluent probablement ce type de trouble, mais leurs performances sont mélangées à celles de participants présentant des difficultés bien plus légères.

Troubles du langage oral et lecture de mots isolés

De nombreuses études mettent en évidence que les enfants présentant un TSL risquent de rencontrer des difficultés dès l'entrée dans l'écrit, dans les premières années de scolarité primaire, lorsqu'il s'agit d'acquérir les règles de conversion graphèmes-phonèmes et de construire les premières représentations orthographiques des mots (*cf.* Larney, 2000; Zesiger, 2010). Par analogie avec le terme le plus fréquemment utilisé dans la littérature pour désigner ces difficultés (*word recognition disabilities*), nous utiliserons dans la suite de ce chapitre le terme de « reconnaissance des mots écrits » comme terme générique pour désigner les mécanismes qui interviennent dans le décodage des mots.

Des études longitudinales où les enfants sont suivis dès la période préscolaire montrent ainsi que les enfants présentant un TSL obtiennent plus souvent que les enfants contrôles des scores faibles, voire pathologiques, dans des tests de lecture de mots et/ou de pseudo-mots (e.g., Snowling, Bishop et Stothard, 2000). Des études rétrospectives confirment cette observation : on voit en effet que, parmi les enfants présentant des difficultés de reconnaissance de mots écrits dans les premières années de scolarité, une proportion non négligeable d'entre eux a rencontré des problèmes d'acquisition du langage oral en période préscolaire (e.g., Brizzolara, Chilosi, Cipriani, Gasperini, Pecini et Zoccoloti, 2006). Cette littérature abondante a fourni un certain nombre de résultats intéressants et a conduit à soulever des questions importantes que nous abordons ci-dessous.

Quelques observations intéressantes

Trois observations nous semblent particulièrement pertinentes à relever dans la littérature tant pour les aspects théoriques sous-jacents que pour leurs implications cliniques et pédagogiques. Les études montrent notamment : une certaine persistance de fragilités en langage écrit et en langage oral; la présence de difficultés en langage écrit chez des enfants dont les troubles du langage oral se sont résorbés, et la présence de difficultés qui apparaissent plus tardivement en cours de scolarité.

Tout d'abord, les études montrent que des fragilités persistent généralement dans la reconnaissance des mots écrits chez les enfants présentant un TSL, même quand ils ont surmonté les difficultés initiales de l'entrée dans l'écrit. Si après plusieurs années une proportion significative d'enfants présentant un TSL « rentrent dans les normes », leurs performances à des tests de reconnaissance de mots écrits les situent le plus souvent parmi les plus faibles. Ces difficultés s'accompagnent généralement de problèmes en compréhension écrite (*cf.* section suivante) et d'une persistance des fragilités en langage oral.

> Un tel profil de résultat apparaît notamment dans une étude longitudinale de Bishop et collaborateurs (e.g., Snowling *et al.*, 2000; Stothard, Snowling, Bishop, Chipchase et Kaplan, 1998). Dans cette étude, les auteurs ont suivi jusqu'à l'âge de 17 ans des enfants qui, à 4 ans, avaient été envoyés par un professionnel parce qu'ils présentaient soit un TSL (n = 68, échantillon assez hétérogène allant du trouble expressif isolé à un trouble mixte), soit un trouble non spécifique du langage oral (QI < 70, n = 19). Les enfants ont été testés à plusieurs reprises, d'abord en période préscolaire et ensuite en période scolaire, à 8; 6 ans et à 15–16 ans, à l'aide une série d'épreuves de langage oral et de langage écrit (pour ce dernier aspect, uniquement en période scolaire). De manière générale, les résultats montrent que les enfants qui présentaient un retard en langage oral à 4 ans obtiennent à l'adolescence des performances significativement inférieures à celles du groupe contrôle tant en langage oral qu'en langage écrit. Ces faiblesses sont aggravées par le niveau intellectuel et la persistance des troubles du langage oral : les adolescents présentant un trouble non spécifique et ceux dont le trouble en langage oral est toujours avéré (c'est-à-dire pas de score inférieur au percentile 3 ou au maximum un score sur 6 inférieur au percentile 10) obtiennent de moins bonnes performances.

Ensuite, il apparaît que même les enfants dont les troubles du langage oral se sont résorbés présentent un risque plus important que les enfants tout-venant de rencontrer des difficultés dans la reconnaissance des mots écrits. Cette observation ressort de l'étude longitudinale de Bishop et collaborateurs mais également d'autres études. Par exemple, dans une étude longitudinale, Simkin et Conti-Ramsden (2006) montrent que, parmi des enfants qui présentaient un TSL à 7 ou 8 ans mais qui obtiennent des performances normales à des tests de langage oral à 11 ans (TSL dits « résorbés » [TSL-R], n = 28), presque 18 % d'entre eux présentent des performances inférieures au percentile 10 à une épreuve de reconnaissance de mots écrits, ainsi qu'on peut le voir dans le tableau 4.3. Les données présentées dans ce tableau montrent également que ce pourcentage est nettement plus élevé pour ceux qui présentent toujours à 11 ans un TSL expressif (TSL-E, n = 30, scores < - 1,25 E.T. à un test expressif) et encore plus pour les profils mixtes (TSL-ER : TSL expressif-réceptif, n = 32). On retrouve donc l'effet pronostique de la persistance du TSL mentionné précédemment, et on observe de plus un effet du degré de sévérité, le pronostic étant plus sombre pour les profils mixtes. Notons que le tableau 4.3 donne également les résultats obtenus par ces groupes en compréhension écrite; nous y reviendrons dans la section suivante.

Tableau 4.3. Pourcentages d'enfants présentant à 11 ans des performances inférieures au percentile 10 en reconnaissance de mots écrits et en compréhension écrite dans l'étude de Simkin et Conti-Ramsden (2006).

	TSL-R	TSL-E	TSL-ER
Reconnaissance de mots écrits	17,9	60	68,1
Compréhension écrite	28,6	66,7	78,2

TSL-R = TSL résorbés ; TSL-E = TSL expressifs ; TSL-ER = TSL expressifs-réceptifs (mixtes).

Dans la lignée de ces résultats, il est intéressant de constater que les enfants qualifiés de « parleurs tardifs » partagent avec les TSL « résorbés » un risque plus élevé de rencontrer des difficultés en langage écrit que les enfants tout venant. Les enfants dits « parleurs tardifs » (*late talkers* en anglais) sont des enfants qui ont présenté un retard dans l'apparition des premiers mots et/ou des premières combinaisons (retard expressif avec des performances normales en compréhension). Dans la cohorte de parleurs tardifs suivie par Rescorla (2002), des différences significatives sont observées à 9 ans entre le groupe de « parleurs tardifs » et les enfants du groupe contrôle dans des épreuves de reconnaissance et de production de mots écrits, ainsi que dans des épreuves de compréhension écrite et de langage oral. Plus précisément, les performances des parleurs tardifs sont significativement plus faibles, même si elles ne sont généralement pas pathologiques. Les difficultés en reconnaissance de mots écrits semblent toutefois s'amenuiser, les différences entre le groupe clinique et le groupe contrôle disparaissant lorsque les participants sont testés à nouveau à 13 et à 17 ans. Seules les différences en langage oral et en compréhension écrite subsistent. Un passé de difficultés à un stade précoce en langage oral constitue donc un facteur de risque significatif pour l'apprentissage du langage écrit, que ce soit chez des enfants qui ont simplement parlé plus tard que les autres ou chez des enfants dont le TSL a « disparu ». Certains auteurs ont d'ailleurs utilisé le terme de « récupération illusoire » pour qualifier un tel tableau (Scarborough et Dobrich, 1990).

Enfin, on observe que certains enfants semblent passer sans trop de problèmes apparents les premières étapes de la reconnaissance des mots écrits mais se retrouvent confrontés à des difficultés ultérieurement. Un tel résultat apparaît notamment dans l'étude longitudinale de Bishop et collaborateurs citée précédemment. À 15 ans, les auteurs observent en effet que le taux de difficultés en langage écrit a augmenté depuis l'âge de 8 ; 6 ans (Snowling *et al.*, 2000). Sur un laps de temps plus réduit, Leach, Scarborough et Rescorla (2003) mettent en évidence le même phénomène, ainsi que l'illustre la figure 4.1. Dans cette étude, plus d'un tiers des enfants identifiés en 4e et 5e année comme présentant un retard en lecture montrait des faiblesses en reconnaissance et en production de mots écrits en l'absence de problèmes en 3e année. De plus, des analyses rétrospectives effectuées par ces auteurs sur leurs données montrent que ce résultat n'est pas une question de diagnostic tardif ; ce sont effectivement des enfants qui ne présentaient pas de problèmes précédemment. On peut en effet observer dans la figure 4.1 que ces enfants (groupe « difficultés tardives ») présentent en

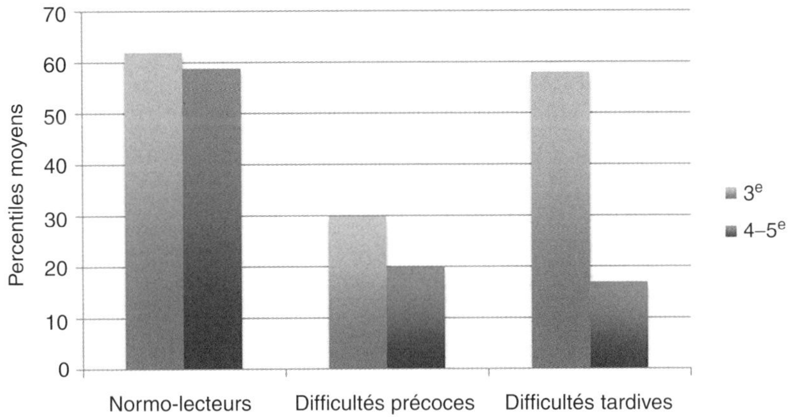

FIGURE 4.1. **Scores composites de reconnaissance et de production de mots écrits (en percentile moyen) en 3e, 4e–5e année dans l'étude de Leach *et al.* (2003).**

3e année primaire des scores similaires à ceux du groupe de normo-lecteurs, et que leurs performances chutent de manière significative en 4–5e année primaire, de telle sorte qu'ils ne diffèrent plus des enfants qui ont présenté des difficultés dès le début (groupe « difficultés précoces »).

Des difficultés qui apparaissent tardivement sont également observées dans une étude longitudinale récente effectuée par Catts, Compton, Tomblin et Bridges (2012) sur un échantillon de 493 enfants[1]. Ces enfants ont été testés depuis le jardin d'enfants jusqu'à la 10e année de scolarité obligatoire (niveau 10). Les auteurs montrent notamment que près de 13 % des participants rencontrent des difficultés (1 E.T. en dessous de la moyenne) à partir de la 4e année primaire (niveau 4) alors qu'ils avaient des performances normales en 2e année (niveau 2). Parmi ceux-ci, 36 % ont des problèmes uniquement en reconnaissance de mots écrits, 52 %, uniquement en compréhension écrite, et 12 % pour les deux. La chute des performances s'observe surtout entre la 2e et la 4e année, ainsi qu'entre la 4e et la 8e année. Selon les auteurs, elle s'expliquerait par le fait que le matériel à traiter devient plus complexe, par un manque de pratique dû à un apprentissage laborieux (*cf.* infra, effet d'exposition à l'écrit) et aussi en raison de l'impossibilité d'utiliser une stratégie d'apprentissage par cœur, laquelle pourrait suffire dans les premières années. De manière intéressante, ils relèvent que, dans le groupe où les difficultés apparaissent plus tardivement, le QI non verbal, la conscience phonologique et les compétences grammaticales sont plus faibles, alors que le vocabulaire réceptif, les capacités narratives et la connaissance des lettres sont au-dessus de la moyenne. Ces dernières compétences semblent ainsi jouer le rôle de facteur protecteur lors de l'entrée dans l'écrit, les premières jouant un rôle de facteur de risque dans les années ultérieures.

1. Cet échantillon est toutefois relativement hétérogène, dans la mesure où il inclut des enfants présentant un TSL (n = 100, scores inférieurs à moins 1,25 E.T. à au moins 2 tests de langage sur 5), des enfants présentant un retard général affectant la cognition non verbale (n = 72), des enfants présentant un retard langagier et cognitif (n = 75) et des enfants tout venant (n = 246).

En résumé, il apparaît que différentes trajectoires développementales dans l'acquisition des mécanismes de reconnaissance des mots écrits puissent être observées lorsqu'un enfant présente des difficultés initiales de langage oral : des fragilités peuvent subsister sur le long terme, des difficultés peuvent apparaître même chez ceux qui n'ont plus de difficultés apparentes en langage oral, et les problèmes peuvent parfois survenir après une entrée dans l'écrit qui s'est déroulée sans histoire.

Sur le plan théorique, la complexité des tableaux possibles et de leur évolution invite à envisager les relations entre développement du langage oral et acquisition du langage écrit à l'aide de modèles qui sont aptes à rendre compte de cette complexité. Nous y reviendrons. Par ailleurs, de telles observations ont des implications pédagogiques et cliniques évidentes, en matière de prévention et de suivi sur le long terme. Un enfant qui a présenté un retard de langage oral – même s'il s'agissait simplement d'une acquisition tardive des premières étapes –, est un enfant qui requiert une attention particulière tout au long de sa scolarité, et ce d'autant plus que le retard de langage oral est toujours présent. Les études mettent en évidence qu'une série de facteurs de risque et de protection vont venir moduler le tableau, et par conséquent, d'éventuelles décisions pédagogiques ou cliniques : la sévérité et la persistance du problème langagier, une faiblesse intellectuelle et des difficultés à développer la conscience phonologique accroissent le risque de difficultés en langage écrit alors que le niveau de vocabulaire réceptif, les capacités narratives et la connaissance des lettres semblent agir comme des facteurs de protection, du moins en début d'apprentissage.

En outre, l'observation d'un lien assez fréquent mais non systématique entre les TSL et des difficultés dans la reconnaissance des mots écrits conduit naturellement à se poser la question de la nature de ce lien : quels sont les mécanismes sous-jacents qui expliquent pourquoi certains enfants présentant un TSL vont rencontrer des difficultés de reconnaissance de mots écrits ? Ainsi que nous le développons ci-dessous, la phonologie s'avère être le candidat auquel on pense en premier lieu. Toutefois, des aspects liés aux autres niveaux langagiers sont également susceptibles de jouer un rôle ainsi que d'autres facteurs individuels et environnementaux. Dans la lignée de cette question se pose également celle du lien entre les TSL et la dyslexie.

Rôle de la phonologie

Le rôle de la phonologie dans la mise en place des capacités de reconnaissance de mots écrits est actuellement bien connu. Nombreuses sont en effet les études qui montrent que de faibles compétences phonologiques en langage oral sont annonciatrices de difficultés de reconnaissance des mots écrits (Messaoud-Galusi et Marshall, 2010; Snowling, 2005). Nous avons souligné précédemment le rôle de la *métaphonologie* comme facteur prédictif de l'apprentissage du langage écrit. Outre ces compétences métalinguistiques, les recherches (*cf.* Serry, Rose et Liamputtong, 2008) mettent également en évidence le rôle significatif de la *mémoire à court terme phonologique* (évaluée généralement par une tâche de répétition de pseudo-mots ou par une tâche d'empan numérique avant) ainsi que le rôle de *l'accès aux codes phonologiques en mémoire à long terme* (évalué par une tâche de dénomination rapide ou de fluence phonologique). Concernant cette dernière variable, il semble qu'elle soit essentiellement liée à la vitesse de lecture, à la fluidité, alors que la conscience phonologique jouerait un rôle plus déterminant dans l'exactitude de la lecture (*cf.* Elbro et Scarborough, 2004).

Certaines études pointent de plus le rôle des capacités de *perception de la parole* en montrant par exemple, chez des bébés identifiés des années plus tard comme faibles lecteurs, des patterns caractéristiques dans les potentiels évoqués enregistrés en réponse à des syllabes (Molfese, 2000). D'autres études mettent en évidence, chez des enfants présentant conjointement un TSL et des difficultés de lecture, des faibles performances dans des tâches de perception catégorielle (par exemple : discrimination entre *bak* et *dak*) ou de perception de la parole dans le bruit (Vandewalle, Boets, Ghesquière et Zink, 2012).

Des enfants qui abordent l'écrit avec de faibles compétences métaphonologiques, un empan en mémoire verbale à court terme réduit, des temps élevés en dénomination rapide et un déficit phonologique perceptif sont donc clairement à risque de rencontrer des difficultés significatives dans la mise en place des mécanismes de reconnaissance des mots écrits. Des variables individuelles et environnementales sont toutefois susceptibles d'atténuer le tableau. Ainsi la connaissance des lettres et le niveau d'éducation de la mère semblent jouer le rôle de facteurs protecteurs face à des difficultés en langage écrit (Catts, Fey, Zhang et Tomblin, 2001).

Pour poursuivre cette idée plus loin, sachant que tous les enfants présentant un TSL ne rencontrent pas de problèmes de reconnaissance des mots écrits, il est intéressant de se poser la question de savoir si certaines variables phonologiques permettent de distinguer les enfants qui vont rencontrer des difficultés d'emblée de ceux qui vont y échapper. Dans une étude longitudinale récente réalisée en néerlandais, Vandewalle (2012) a tenté de répondre à cette question en divisant son échantillon d'enfants présentant un TSL en 3e année de maternelle (au moins un score sur trois inférieurs au percentile 10 à des tests de langage) selon qu'ils présentaient ou non des difficultés (- 1 E.T.) en langage écrit en 1re année primaire (CP). Les enfants étaient soumis à des épreuves de traitement auditif temporel, de perception de la parole (*cf.* supra), de conscience phonologique, de mémoire à court terme, de dénomination rapide ainsi que différentes mesures de langage oral. Concernant la question soulevée ci-dessus, les résultats (Vandewalle, Boets, Ghesquière et Zink, 2010) montrent que la dénomination rapide évaluée en maternelle distingue les deux groupes d'enfants : les enfants présentant un TSL qui rencontrent des problèmes en langage écrit dès la 1re année étaient plus lents en dénomination rapide que ceux qui sont dans les normes en langage écrit, les deux groupes présentant des faiblesses en conscience phonologique et mémoire verbale. De plus, une étude ultérieure sur la même cohorte (Vandewalle *et al.*, 2012a) montre que la perception de la parole évaluée en 1re année primaire distingue également les deux groupes alors qu'ils ont tous deux des performances normales en traitement auditif temporel. Enfin, il apparaît que le déficit de conscience phonologique et de mémoire verbale persiste chez les enfants qui cumulent un TSL et des difficultés en langage écrit, lorsque les enfants sont évalués en 3e année primaire (Vandewalle,

Boets, Ghesquiere et Zink, 2012b). Les enfants présentant un TSL qui sont lents en dénomination rapide et souffrent d'un déficit phonologique perceptif sont donc plus à risque de rencontrer des problèmes dès l'entrée dans l'écrit, et de voir leurs problèmes de conscience phonologique et de mémoire à court terme verbale persister. Notons cependant que ces données ont été obtenues en néerlandais, une langue dont le système orthographique est particulièrement transparent. Il est en effet admis (Brizzolara *et al.*, 2006) que la dénomination rapide a en général plus de poids dans les orthographes transparentes[2] (*cf.* cependant Bishop, McDonald, Bird et Hayiou-Thomas, 2009 pour des résultats similaires en anglais).

Rôle des variables sémantiques et grammaticales

La phonologie n'est néanmoins pas le seul aspect du langage oral impliqué dans l'acquisition de la reconnaissance des mots écrits. De nombreuses études montrent que des capacités verbales autres que phonologiques y jouent également un rôle (*cf.* Scarborough, 2005 ; Serry *et al.*, 2008). Dans sa méta-analyse de 61 études qui se sont intéressées aux variables prédisant le succès ultérieur en apprentissage de la lecture, Scarborough (1998) souligne le rôle du vocabulaire expressif et du vocabulaire réceptif dans le développement des mécanismes de reconnaissance des mots écrits. Après contrôle des effets dus aux différences en métaphonologie, ces mesures lexicales rendaient en effet compte d'une part significative de la variance dans les performances en reconnaissance de mots écrits. Un bon niveau de vocabulaire apparaît ainsi comme un facteur favorable à l'entrée dans l'écrit : connaître les mots à l'oral sert de support à leur reconnaissance à l'écrit. Dans le même ordre d'idées, de bonnes compétences syntaxiques apparaissent jouer également un rôle dans le décodage. Scarborough (1990) montre par exemple que des problèmes syntaxiques mis en évidence avant l'entrée dans l'écrit prédisent également une part significative de variance dans les performances en reconnaissance de mots écrits à 8 ans. Des résultats similaires sont obtenus par Peterson, Pennington, Shriberg et Boada (2009) qui montrent de plus que le QI joue également un rôle modérateur.

La phonologie n'est donc pas le seul composant susceptible d'être incriminé lorsque des difficultés de reconnaissance des mots écrits apparaissent dans le cadre d'un tableau de TSL. Des variables sémantiques et grammaticales jouent également un rôle. Il n'est de plus pas impossible que des variables assez générales, comme celles qui relèvent du discours (évaluées par exemple par les capacités narratives), interviennent également (*cf.* supra). Le modèle proposé par Bishop et Snowling (2004), présenté dans la figure 4.2 permet de représenter schématiquement le fait que la phonologie ne doit pas être seule prise en compte lorsque l'on s'intéresse à la reconnaissance des mots écrits. Ce modèle – qui est une extension

2. Notons que ceci est cohérent avec la relation entre la dénomination rapide et la vitesse de lecture évoquée plus haut : dans les langues à orthographe transparente, les difficultés de lecture se marquent plus sur la vitesse de lecture que dans le nombre d'erreurs.

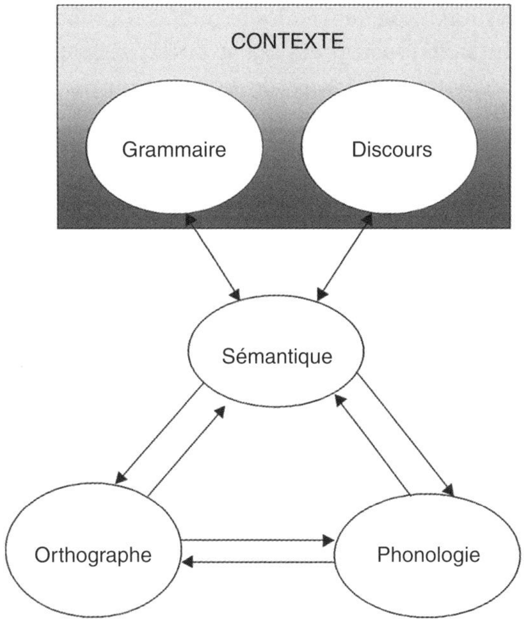

Figure 4.2. **Modèle des relations entre les représentations impliquées dans la lecture proposé par Bishop et Snowling (2004).**

du modèle de Seidenberg et collaborateurs – postule que les connexions entre les représentations phonologiques et orthographiques sont en interrelations avec les représentations sémantiques, et que les variables grammaticales et discursives interagissent avec ces dernières.

La question du lien TSL-dyslexie

On observe donc une prévalence importante des difficultés de reconnaissance des mots écrits chez les enfants présentant des TSL. Les mêmes difficultés, quand elles sont spécifiques et persistantes, sont considérées comme la caractéristique première de la dyslexie. Chez les enfants dyslexiques, il n'est de plus pas rare de mettre en évidence des difficultés antérieures en langage oral (Scarborough, 1990), ou des difficultés concomitantes, même si elles sont assez subtiles (van der Lely et Marshall, 2010). Lorsque l'on s'intéresse aux antécédents familiaux, on peut aussi remarquer une co-occurrence des troubles de type TSL et dyslexie dans la famille. En cas de risque familial de dyslexie, on observe d'ailleurs plus fréquemment des troubles du langage oral que dans la population tout venant (Lyytinen, Aro, Eklund, Erskine et Guttorm, 2004; Koster, Been, Krikhaar, Zwarts, Diepstra et Van Leeuwen, 2005). Enfin, dans les deux pathologies, ce sont généralement les mêmes prédicteurs des difficultés d'acquisition du langage écrit qui sont pointés : conscience phonologique, dénomination rapide, mémoire à court terme verbale, connaissance des lettres, vocabulaire, grammaire et QI non verbal (*cf.* Scarborough, 1998; Elbro et Scarborough, 2004).

Ce lien assez systématique entre les troubles du langage oral en période préscolaire et les difficultés d'apprentissage du langage écrit de type dyslexie a amené certains chercheurs à débattre de la question du lien entre TSL et dyslexie. Un recouvrement des observations sur le plan comportemental conduit en effet assez naturellement à se demander si les deux pathologies partagent des mécanismes cognitifs sous-jacents ainsi que des sous-bassements neurobiologiques et génétiques communs (Bishop et Snowling, 2004; Newbury *et al.*, 2011). Concernant les mécanismes cognitifs, la question est ainsi de savoir s'ils jouent le même rôle, ont le même poids, dans les deux pathologies. De manière schématique, on trouve dans la littérature quatre positions différentes par rapport à cette question. La figure 4.3 illustre les trois premières : l'hypothèse d'une simple comorbidité, l'hypothèse du degré de sévérité et l'hypothèse d'un déficit additionnel. La quatrième hypothèse – celle des déficits multiples – est illustrée par la figure 4.4.

Dans le cas de *la première hypothèse*, la dyslexie s'enracinerait dans un déficit phonologique et le TSL dans d'autres déficits (*cf.* figure 4.3, point 1); la co-occurrence des TSL et de la dyslexie viendrait simplement de leur *comorbidité*, le hasard faisant que certains enfants cumulent – par malchance – les deux types de troubles. Les données de prévalence pour la co-occurrence des deux troubles sont très variables : entre 12,5 et 85 % (*cf.* McArthur, Hogben, Edwards, Heath et Mengler, 2000), ce qui s'explique par des caractéristiques d'échantillon (par exemple : nombre et âge des enfants) et des critères d'identification variables selon les études. En utilisant les critères habituellement utilisés dans la recherche, Catts, Adlof, Hogan et Weismer (2005) observent, dans un échantillon de 527 enfants anglophones monolingues, qu'entre 17 et 35,8 % des enfants identifiés comme présentant un TSL au jardin d'enfants

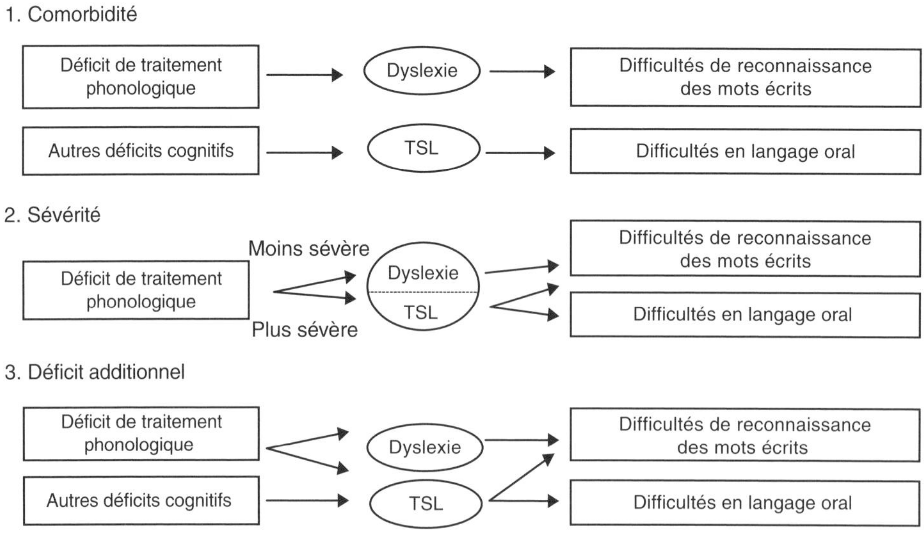

FIGURE 4.3. **Trois hypothèses des relations entre TSL et dyslexie (d'après Catts, Adlof, Hogan et Ellis Weismer, 2005).**

(scores inférieurs à moins 1,25 E.T. à moins au moins deux tests de langage oral sur cinq et respect des critères d'exclusion) rencontrent les critères de dyslexie (scores inférieurs à moins 1 E.T. à une mesure composite de reconnaissance de mots écrits) lorsqu'ils sont évalués en 2e, 4e et 8e année de scolarité. On est donc clairement au-delà de ce que le hasard permettrait d'expliquer. De plus, on notera que la plupart des conceptions du TSL reconnaissent la présence d'un déficit phonologique dans cette pathologie (Bishop, 1997; Leonard, 1998).

La deuxième hypothèse soutient l'idée que les TSL et la dyslexie seraient un seul et même trouble qui se placerait sur un continuum de *sévérité*, le TSL étant une forme plus sévère (e.g., Kamhi et Catts, 1986) : les enfants présentant un TSL auraient des troubles phonologiques plus importants, qui se marqueraient dès la période préscolaire et entraîneraient des troubles du langage oral plus généraux. En revanche, les troubles phonologiques des enfants dyslexiques seraient plus discrets et n'entraîneraient des problèmes que lorsqu'il s'agit d'acquérir les mécanismes de reconnaissance des mots écrits (*cf.* figure 4.3, point 2). À l'appui de cette hypothèse, certaines études ont montré des déficits plus sévères en mémoire phonologique chez les enfants présentant un TSL (de Bree, Wijnen et Gerrits, 2010; Larkin et Snowling, 2008). Cette hypothèse conduit toutefois à supposer que tous les enfants présentant un TSL devraient devenir dyslexiques, ce qui n'est pas le cas, et qu'ils devraient avoir des troubles phonologiques plus sévères que les dyslexiques (*cf.* notamment l'étude de Vandewalle *et al.*, 2012 présentée plus haut).

Selon *la troisième hypothèse* (e.g., Bishop et Snowling, 2004), les TSL et la dyslexie partageraient un déficit phonologique commun mais d'autres déficits viendraient s'ajouter en cas de TSL (*cf.* figure 4.3, point 3). Le recouvrement entre les deux pathologies viendrait donc du déficit phonologique partagé. Comme l'hypothèse précédente, cette hypothèse-ci conduit à prédire que tous les TSL devraient devenir dyslexiques, et comme l'hypothèse de comorbidité, elle exclut la présence d'autres troubles chez les dyslexiques, deux prédictions qui ne sont pas conformes aux observations. De plus, certaines données récentes tendent à montrer que le déficit phonologique en cas de TSL pourrait être de nature différente qu'en cas de dyslexie (Marshall et van der Lely, 2010; Marshall, Ramus et van der Lely, 2011; Nithart, Demont, Majerus, Leybaert, Poncelet et Metz-Lutz, 2009).

La dernière hypothèse (Pennington, 2006 ; Pennington et Bishop, 2009) est la plus complexe. Elle suppose l'intervention de facteurs de risque et de facteurs de protection qui sont tant d'origine génétique qu'environnementale, l'ensemble de ces facteurs étant susceptible d'interagir (*cf.* figure 4.4). Elle suppose donc l'existence de déficits multiples dont les conséquences peuvent néanmoins être atténuées par la présence de facteurs de protection. Une telle hypothèse rejoint les résultats de plusieurs recherches évoqués précédemment et qui montraient le rôle pronostique du QI non verbal, de la sévérité et de la persistance des troubles langagiers, de la connaissance des lettres, du niveau d'éducation de la mère, de la dénomination rapide et des capacités de perception catégorielle de la parole. Le rôle de la connaissance des lettres comme facteur protecteur est également souligné dans l'étude longitudinale de Catts *et al.* (2012), précédemment abordée.

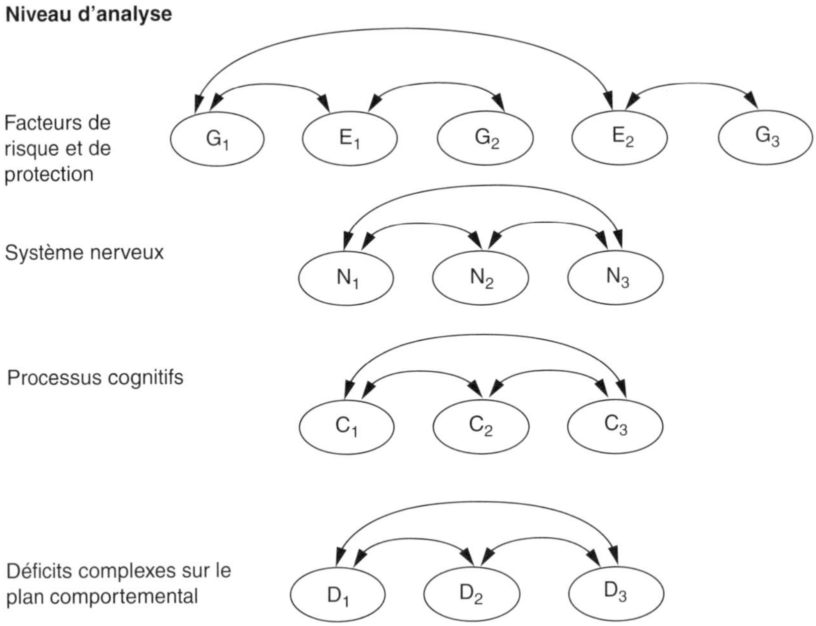

FIGURE 4.4. **Hypothèse des déficits multiples de Pennington (2006) G : facteur génétique; E : facteur environnemental.**

À l'heure actuelle, force est de constater que la littérature ne permet pas de conclure de manière très nette en faveur de l'une ou l'autre de ces hypothèses, même si le modèle des déficits multiples est celui qui est pour l'instant le mieux confirmé (Carroll et Myers, 2010). C'est celui qui permet le mieux de rendre compte de l'association fréquente mais non systématique des deux pathologies. Il n'y a en effet pas un recouvrement complet entre la dyslexie et le TSL. Certains enfants sont diagnostiqués dyslexiques en l'absence d'un passé de TSL (Brizzolara *et al.*, 2006; Rescorla, 2002) et certains enfants présentant un TSL ne vont pas rencontrer les difficultés de reconnaissance des mots écrits caractéristiques de la dyslexie (*cf.* Lyytinen *et al.*, 2004; Vandewalle *et al.*, 2012).

Troubles du langage oral et compréhension écrite

Les enfants présentant un TSL sont également à risque de rencontrer des difficultés de compréhension écrite, montrant par exemple de piètres performances lorsqu'il s'agit de répondre à des questions portant sur un texte qu'ils viennent de lire. Une proportion importante d'enfants en difficulté de lecture cumule en fait un déficit de compréhension et un déficit d'identification, ainsi qu'illustré à la figure 4.5 (partie inférieure gauche de la figure). La figure combine les scores z en compréhension écrite et en reconnaissance de mots écrits dans un échantillon de 411 enfants entre 7 et 10 ans (Nation, 2004).

On peut constater en examinant la figure 4.5 que les cas les plus fréquents sont les bons décodeurs-compreneurs (partie supérieure droite de la figure 4.5) et les faibles décodeurs-compreneurs (qualifiés de « mauvais

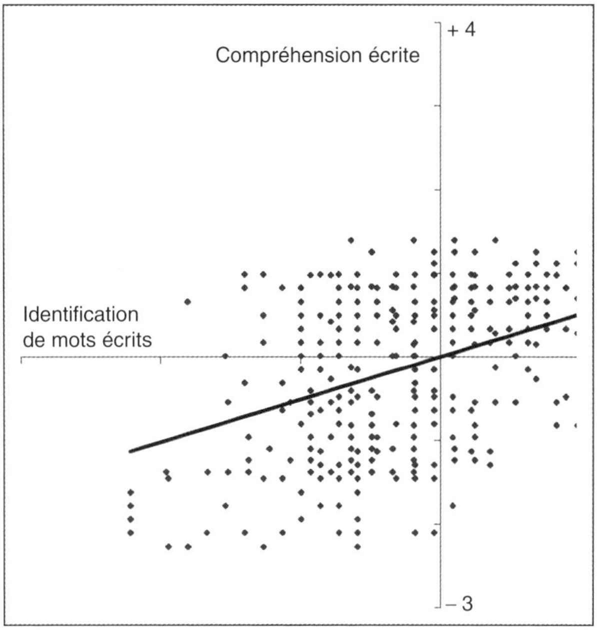

FIGURE 4.5. **Scores en compréhension écrite et en reconnaissance de mots écrits (z-scores) dans un échantillon de 411 enfants de 7 à 10 ans, d'après Nation (2004).**

lecteurs » [*poor readers*] dans la littérature ; partie inférieure gauche de la figure 4.5). On observe d'ailleurs classiquement une corrélation élevée entre la reconnaissance des mots écrits et la compréhension écrite, de l'ordre de .70 dans les premières années (Juel, Griffith et Gough, 1986). En effet, de manière assez logique, un lecteur qui décode aisément les mots comprend plus facilement ce qu'il lit. En revanche, si le décodage est coûteux et inexact, la compréhension risque d'être altérée. Les enfants présentant un TSL qui rencontrent des difficultés de reconnaissance de mots écrits sont donc à risque de devenir des « mauvais lecteurs », leur compréhension étant entravée par des difficultés de décodage. Les études longitudinales mentionnées précédemment montrent d'ailleurs que les enfants présentant un TSL rencontrent dans une proportion significative des difficultés en compréhension écrite.

Par exemple, dans l'étude de Simkin et Conti-Ramsden (2006), les pourcentages d'enfants qui présentaient un TSL à 7 ans et rencontrent à 11 ans des problèmes de compréhension à la lecture (scores inférieurs au percentile 10, *cf.* tableau 4.3) sont de l'ordre de 67 % pour les TSL-E (profils expressifs), de 78 % pour les TSL-ER (profils mixtes) et de 29 % pour les TSL-R (profils résorbés). En outre, dans une étude longitudinale de la même cohorte, Botting, Simkin et Conti-Ramsden (2006) montrent que les capacités de reconnaissance des mots écrits évaluées à 7 ans sont un prédicteur significatif des performances en compréhension écrite évaluées quatre ans plus tard, lorsque les enfants avaient 11 ans. Ce résultat montre bien que des difficultés initiales de reconnaissance des mots écrits sont susceptibles d'entraîner en cascade des difficultés de compréhension écrite.

Toutefois, la corrélation entre la reconnaissance des mots écrits et la compréhension écrite n'est pas maximale (c'est-à-dire égale à 1), ce qui signifie que des dissociations entre ces deux compétences sont observables. Ceci se traduit notamment par le fait que certains bons décodeurs ne comprennent pas bien ce qu'ils lisent (partie inférieure droite de la figure 4.5) et que certains bons compreneurs sont de mauvais décodeurs (partie supérieure gauche de la figure 4.5). Ces deux cas de figure sont toutefois plus rares que les deux premiers, ainsi qu'on peut le constater sur le graphique. Ils sont d'ailleurs moins documentés dans la littérature. De tels profils semblent en effet se manifester en général plus tardivement dans le développement, au sein d'une population plus âgée d'enfants et d'adolescents, moins étudiée que la population des premières années d'apprentissage du langage écrit. Notons que cette apparition plus tardive est cohérente avec le fait que la corrélation entre le décodage et la compréhension écrite a tendance à diminuer avec l'âge (Gough, Hoover et Peterson, 1996).

Nous ne nous intéresserons pas ici au dernier profil, les bons compreneurs/faibles décodeurs, encore appelés « lecteurs résilients », en raison du fait qu'ils ont réussi à développer de bonnes capacités de compréhension en dépit d'un décodage qui reste coûteux (*cf.* Jakson et Doellinger, 2002). Concernant les premiers, ils sont qualifiés dans la littérature de « mauvais compreneurs » (*poor-comprehenders* en anglais, *cf.* Cain, 2009 ; Hulme et Snowling, 2011 ; Nation, 2005 ; Oakhill, 1994 ; Stothard et Hulme, 1996 ; Yuill et Oakhill, 1991). Ces enfants présentent en effet des problèmes de compréhension écrite alors que leur décodage est dans les normes. Ainsi que nous allons le voir, ils présentent généralement les mêmes difficultés en langage oral. C'est donc une population particulièrement intéressante à étudier lorsque l'on s'intéresse aux liens entre langage oral et langage écrit, d'autant plus qu'elle semble plutôt rare dans les échantillons cliniques (par exemple Leach *et al.*, 2003). Les mauvais compreneurs sont en effet peu nombreux dans les études qui recrutent les participants *via* les cliniciens. Les difficultés de ces enfants passent, semble-t-il, souvent inaperçues ou ne sont pas jugées comme suffisamment importantes pour constituer un motif de consultation (Catts, Adlof et Ellis Weismer, 2006 ; Hulme et Snowling, 2011 ; Nation, Clarke, Marshall et Durand, 2004). Néanmoins, dans les études qui analysent les performances en lecture dans une population tout venant, il apparaît qu'environ 10 % des enfants correspondent à la définition d'un mauvais compreneur, c'est-à-dire d'un enfant qui a des performances inférieures d'un E.T. à la moyenne des normes en compréhension, en dépit d'un décodage opérationnel (Nation et Snowling, 1997 ; Stothard et Hulme, 1992 ; Yuill et Oakhill, 1991). Par exemple, dans l'étude de Clarke, Snowling, Truelove et Hulme (2010), 160 enfants sur 1 120 enfants de 8–9 ans répondent à cette définition.

Après avoir développé les symptômes observables en compréhension chez les mauvais compreneurs, nous nous intéresserons à la question de savoir s'il est possible d'identifier la cause de ces problèmes de compréhension pour terminer par la question du recouvrement entre le TSL et le profil « mauvais compreneur ». Tous les mauvais compreneurs ne sont en effet pas des TSL et inversement.

Les symptômes en compréhension

Conformément à la définition énoncée ci-dessus, les études sur les mauvais compreneurs utilisent comme critères de sélection la présence de difficultés de compréhension écrite à un test de lecture de texte (score inférieur à moins 1 E.T.) conjointement à l'absence de problèmes de reconnaissance de mots écrits. Alors que certaines études utilisent un seul test permettant d'évaluer la compréhension et la reconnaissance, d'autres emploient deux tests différents. Cette seconde solution semble préférable à la première, puisqu'elle permet de mesurer d'un côté l'exactitude et la vitesse en reconnaissance de mots, et de l'autre la compréhension de texte (Nation, 2004)[3]. Par ailleurs, le groupe clinique de mauvais compreneurs est généralement comparé à deux groupes contrôles : un groupe d'enfants de même âge chronologique, de même niveau en reconnaissance de mots écrits mais qui présentent des performances normales en compréhension écrite, et un groupe d'enfants appariés sur le niveau en compréhension écrite, donc plus jeunes (*cf.* tableau 4.4 pour une illustration de ce type d'appariement).

Les études effectuées sur les mauvais compreneurs à l'aide d'une telle méthodologie ont permis de mieux identifier les difficultés de compréhension écrite éprouvées par ces enfants. Au-delà d'un score faible à un test de compréhension de texte où il s'agit de répondre à des questions posées sur un texte lu, il apparaît en effet que les mauvais compreneurs se caractérisent par une série de difficultés spécifiques. Ainsi, alors qu'ils s'en sortent en général assez bien pour répondre à des questions littérales sur un texte qu'ils viennent de lire, leurs performances sont nettement moins bonnes pour des questions qui requièrent une inférence (Oakhill, 1994). Par exemple, suite à la lecture d'un

TABLEAU **4.4. Caractéristiques des participants de l'étude de Cain et Oakhill (1999) (E.T. entre parenthèses)**

	Mauvais compreneurs	Groupe contrôle : âge chronologique	Groupe contrôle : compréhension
Âge chronologique (en années)	7,8 (3,81)	7,8 (3,27)	6,8 (4,02)
Reconnaissance de mots écrits (exactitude, en âge)	7,11 (7,44)	7,10 (5,28)	6,8 (4,67)
Compréhension écrite de texte (en âge)	6,7 (3,94)	8,2 (5,97)	6,8 (3,45)
Vocabulaire (à l'écrit, max. = 48)	37,14 (3,46)	37,88 (2,92)	33,59 (3,60)

3. On notera toutefois que cette solution requiert d'utiliser des outils de diagnostic qui ont été normés sur les mêmes échantillons ou qui, à tout le moins, ont la même sensibilité.

texte narratif dans lequel apparaît la phrase : « Le garçon pédalait jusqu'à l'école », les mauvais compreneurs ont de moins bonnes performances que les bons compreneurs lorsqu'on leur demande comment le garçon se rendait à l'école (question inférentielle) alors qu'ils n'ont pas de difficultés à dire où il allait (question littérale). Ces enfants éprouvent donc des difficultés à effectuer des inférences d'enrichissement (dites encore « élaboratives »), c'est-à-dire qui viennent enrichir la représentation du texte. Ils ont également de moins bonnes performances pour les inférences inter-phrases (*cf.* figure 4.6), c'est-à-dire des inférences qui permettent de déduire le lien entre deux phrases, comme dans : « Jeanne a fait la fête hier soir. Aujourd'hui, elle a mal à la tête ». La figure 4.6 montre aussi (partie de droite) que laisser le texte à disposition et encourager l'enfant à y chercher la réponse à la question semble améliorer surtout la réalisation des inférences inter-phrases, les difficultés subsistant pour les inférences d'enrichissement (Cain et Oakhill, 1999). On voit en effet que, en l'absence du texte, si les scores des mauvais compreneurs sont similaires à ceux des bons compreneurs lorsqu'il s'agit de répondre à des questions littérales, ils sont inférieurs pour des questions inférentielles inter-phrases ou d'enrichissement. En revanche, lorsque le texte est laissé à disposition et qu'on invite l'enfant à y retourner pour chercher la réponse aux questions, on observe, outre une amélioration générale des performances, que la différence disparaît pour les inférences inter-phrases mais pas pour les inférences d'enrichissement.

Il est intéressant de constater que ces problèmes avec les inférences ne relèvent apparemment pas d'une question de connaissance du thème du texte. En effet, Cain, Oakhill, Barnes et Bryant (2001) ont contrôlé le facteur de connaissance

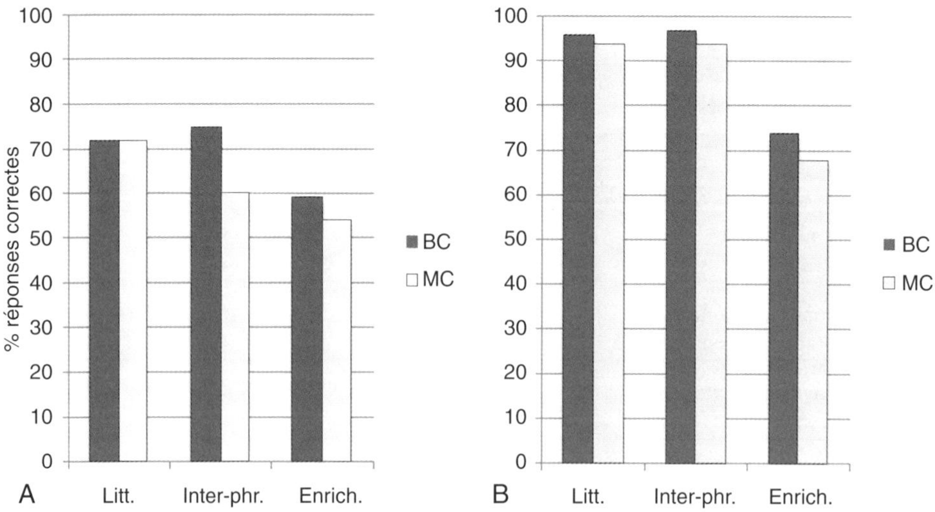

FIGURE 4.6. Résultats de l'étude de Cain et Oakhill (1999) : pourcentages moyens de réponse correcte en fonction du type de question et du groupe (BC = bons compreneurs ; MC = mauvais compreneurs) et du fait que le texte est absent (A) ou présent (B).

dans une expérience où les enfants devaient d'abord apprendre une série d'éléments d'informations relatifs à une planète imaginaire, le texte n'étant proposé que lorsque l'enfant avait bien retenu les éléments (par exemple, les pièces de monnaie sur la planète sont remplies de jus d'orange; les ours y ont une fourrure bleu vif). Même dans ces conditions, les mauvais compreneurs présentaient des difficultés à répondre à des questions inférentielles.

Les mauvais compreneurs semblent aussi avoir des difficultés à identifier le référent des anaphores (Oakhill et Yuill, 1986). On observe par exemple des problèmes dans des épreuves où l'on demande de donner le pronom adéquat (« il » ou « elle » dans des phrases du type : « Sally a donné ses chaussures à Tom parce qu'... en avait besoin »), et ce particulièrement dans des phrases où le lien entre le pronom et son référent est assez subtil (« Steven a donné son parapluie à Penny parce qu'... voulait rester au sec »), et nécessite en fait une inférence. Plus généralement, l'ensemble des marques de cohésion semble moins bien utilisé. Yuill et Oakhill (1988) ont par exemple montré que des enfants présentant des difficultés de compréhension ont du mal à identifier l'élément du texte auquel un autre élément réfère (par exemple « Bill voulait aller à la mer, Tom, aussi »), même s'ils ont le texte sous les yeux et si on le leur demande explicitement.

Par ailleurs, l'usage du contexte serait moins judicieux, notamment pour cerner le sens précis d'un mot (Oakhill, 1983). Des informations non pertinentes continueraient d'être activées après un certain laps de temps, par exemple des attributs non pertinents d'un mot par rapport au sens de la phrase ou encore le sens non adéquat d'un homographe. Par exemple, l'attribut « danger » serait activé plus longtemps par les mauvais compreneurs dans une phrase comme : « Le vieil homme lisait à la chaleur des flammes ». Les mauvais compreneurs présentent également des difficultés à utiliser le contexte pour déduire le sens d'un mot (Cain, Oakhill et Elbro, 2003), particulièrement quand l'information pertinente est éloignée (*cf.* figure 4.7).

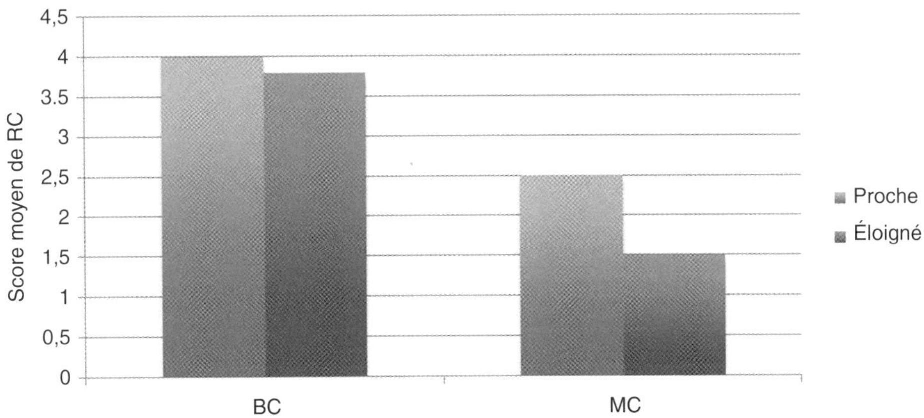

FIGURE 4.7. Étude de Cain *et al.* (2003) : score moyen de réponse correcte à une épreuve de déduction du sens d'un mot en fonction du groupe (BC = bons compreneurs; MC = mauvais compreneurs) et en fonction de la distance avec les indices permettant de découvrir le sens du mot.

De plus, les mauvais compreneurs ne semblent pas se rendre compte qu'ils ne comprennent pas. La gestion et l'évaluation de la compréhension seraient moins efficaces. Ceci apparaît notamment dans le fait que les détections d'incohérences sont moins bien effectuées, particulièrement pour les incohérences par rapport à des passages précédents du texte, ainsi que l'illustre le passage suivant (où nous avons souligné les éléments contradictoires) : « Les gorilles sont des animaux intelligents qui vivent en groupe en Afrique. Les gorilles dorment sur le sol, sur un lit de feuilles, et ils aiment manger différentes sortes de fruits. Les gorilles dorment dans les arbres et ils construisent souvent une cabane de feuilles au-dessus d'eux, pour se protéger de la pluie » (traduit d'après Oakhill et Yuill, 1996). Les mêmes problèmes apparaissent aussi lorsque le texte contient des anomalies par rapport à la connaissance du monde, comme dans l'extrait suivant : « Tommy a été à la boutique acheter des bonbons. Il ne veut pas les partager avec son frère. Voyant cela, sa maman le félicite. Tommy sort alors son train électrique et joue toute la matinée. Le petit frère de Tommy a été malade et est au régime » (Yuill et Oakhill, 1991). À nouveau, les problèmes sont accrus par la distance entre les éléments du texte à intégrer (*cf.* figure 4.8). Lorsque les éléments (*sa maman le félicite, le petit frère est au régime*) sont proches dans le texte, les mauvais compreneurs résolvent l'anomalie tout aussi facilement que les bons compreneurs, ce qui est loin d'être le cas lorsque les éléments sont distants dans le texte.

Les performances dans des tâches de ce type, qui permettent d'évaluer le contrôle de la compréhension, semblent toutefois modulées par la motivation chez les mauvais compreneurs (de Sousa et Oakhill, 1996). Ces derniers détectent en effet mieux l'anomalie quand la tâche est proposée sous forme de jeu. Un tel résultat permet de penser que les difficultés de gestion sont plutôt la conséquence des problèmes de compréhension que leur cause, étant donné qu'elles peuvent être modulées par l'implication dans la tâche. Si elles étaient à

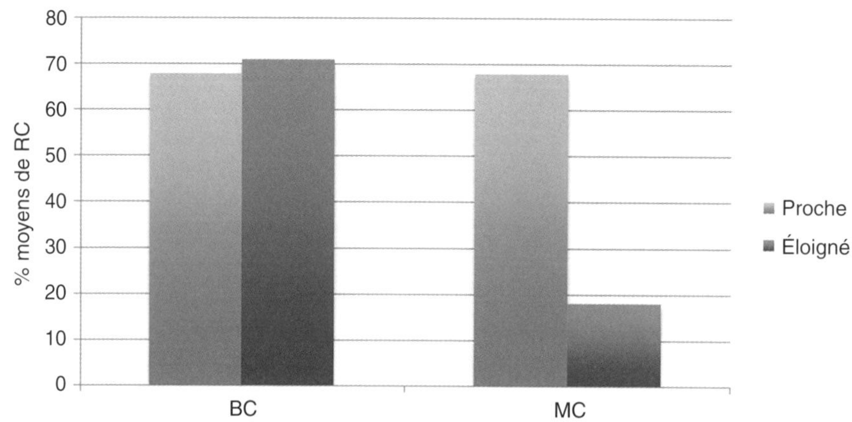

FIGURE 4.8. Étude de Yuill et Oakhill (1991) : pourcentages moyens de réponse correcte à la détection d'une anomalie quand les éléments sont proches ou éloignés, en fonction du groupe (BC = bons compreneurs ; MC = mauvais compreneurs).

l'origine des problèmes de compréhension, la motivation de l'enfant ne devrait pas améliorer de manière significative les performances.

Pour résumer, on observe donc que les mauvais compreneurs ont des difficultés à effectuer les inférences, identifier l'antécédent des anaphores, utiliser le contexte à bon escient et détecter des incohérences et des anomalies, surtout quand les éléments qui doivent être mis ensemble sont éloignés dans le texte. De plus, ces problèmes ne semblent pas pouvoir être attribués à une absence de motivation. De manière générale, l'ensemble de ces observations laisse supposer une mauvaise intégration de l'information lors de la construction de la représentation sémantique du texte. Les mauvais compreneurs construiraient une représentation plus approximative du texte, une hypothèse confortée par le fait qu'ils montrent un effet « Bransford » plus faible : ils acceptent moins facilement comme « déjà vu » du matériel qui est le produit de l'intégration de plusieurs informations présentées préalablement (Oakhill, 1994).

> Par exemple, dans une tâche de reconnaissance, alors qu'ils ont vu « les fourmis mangeaient la gelée » et « la gelée était sur la table », les bons compreneurs ont l'impression d'avoir vu « les fourmis étaient sur la table » (ils ont intégré les deux informations en mémoire) ; en revanche, les mauvais compreneurs se font moins facilement piéger – ils font moins de fausses reconnaissances –, parce qu'ils n'ont pas intégré ces deux informations en une seule.

Plusieurs études ont montré que les problèmes cités ci-dessus sont observables à l'oral également (e.g., Catts *et al.*, 2006 ; Nation et Snowling, 1997). Ils ne sont donc pas spécifiques à la lecture. Cette observation renvoie à l'équation L = D × C, où L = lecture, D = décodage (reconnaissance des mots écrits) et C = compréhension orale (Gough et Tunmer, 1986). Les problèmes des mauvais compreneurs s'expliqueraient par un déficit de C dans l'équation. La corrélation entre la compréhension orale et la compréhension écrite est d'ailleurs assez élevée chez l'adulte, de l'ordre de .90 (Bell et Perfetti, 1994 ; Gernsbacher, Varner et Faust, 1990). Elle augmente en fait avec l'âge (Gough *et al.*, 1996).

Cause du déficit

Les mauvais compreneurs présentent donc une série de difficultés touchant les mécanismes d'intégration en langage écrit comme en langage oral. La question se pose de savoir d'où viennent ces difficultés, d'identifier la cause sous-jacente à ce déficit. Les études sur les mauvais compreneurs montrent de manière assez systématique que ces enfants sont exempts de *troubles phonologiques* ou *métaphonologiques* (e.g., Cain, Oakhill et Bryant, 2000 ; Catts, Adlof et Ellis Weismer, 2006 ; Kelso, Fletcher et Lee, 2007 ; Nation *et al.*, 2004, 2010). Ceci est cohérent avec le fait qu'ils ne présentent pas de problèmes de reconnaissance des mots écrits. Néanmoins, il semble que cette observation ne serait valable que lorsque ces compétences sont évaluées alors que ces enfants ont déjà été identifiés comme mauvais compreneurs. L'étude de Catts *et al.* (2012), précédemment citée, montre en effet que, dans leur échantillon de 493 enfants, les participants identifiés comme mauvais compreneurs en période scolaire présentaient antérieurement des faiblesses en conscience phonologique. Par ailleurs, les mauvais compreneurs ne semblent pas non plus avoir de problèmes de conscience morphologique (Tong, Deacon, Kirby, Cain et Parrila, 2011).

De même, la *mémoire à court terme phonologique* fonctionne bien chez les mauvais compreneurs ainsi que l'attestent leurs performances en répétition de pseudo-mots (Cain *et al.*, 2000 ; Nation *et al.*, 2004 ; Stothard et Hulme, 1995). Elle ne semble donc pas pouvoir être suspectée comme étant à l'origine des problèmes de compréhension. Étant donné la nature de l'activité de compréhension écrite, la *mémoire de travail* a été incriminée pour rendre compte des difficultés de compréhension des mauvais compreneurs, l'idée étant qu'ils ne disposeraient pas de ressources de traitement suffisantes pour effectuer correctement et en temps utile toutes les opérations nécessaires à la compréhension : leurs capacités simultanées de stockage et de traitement de l'information verbale seraient trop restreintes (Nation, Adams, Bowyer-Crane et Snowling, 1999 ; Stothard et Hulme, 1992 ; Seigneuric, Erlhich, Oakhill et Yuill, 2000 ; Yuill, Oakhill et Parkin, 1989). Selon cette hypothèse, les difficultés d'intégration de l'information et de contrôle de la compréhension dont nous avons fait état précédemment s'expliqueraient par une mémoire de travail limitée. À l'appui de cette hypothèse, plusieurs études ont montré que les mauvais compreneurs ont généralement un empan plus faible en mémoire de travail verbale, par exemple dans une tâche où il faut en même traiter des énoncés et en retenir le dernier mot. Le problème semble de plus limité à la sphère verbale, les performances en mémoire de travail visuo-spatiale (par exemple tâche des blocs de Corsi) n'étant pas altérées (Nation *et al.*, 1999 ; Seigneuric *et al.*, 2000). Toutefois, on peut aussi retourner l'explication, en postulant un lien de causalité dans l'autre sens. Dans cette perspective, ce sont les faibles performances en compréhension qui expliqueraient les faibles performances en mémoire de travail verbale et non l'inverse. En effet, même si les tâches de mémoire de travail ne sont pas présentées à l'écrit mais à l'oral, le fait que les mauvais compreneurs présentent également les mêmes problèmes de compréhension à l'oral (par exemple, Nation et Snowling, 1997) ne permet pas de déterminer le sens de la relation entre la mémoire de travail et les problèmes de compréhension : il n'est pas évident dans ce contexte de déterminer qui est la poule et qui est l'œuf.

D'où viennent alors les problèmes de compréhension des mauvais compreneurs ? Il semble qu'un déficit sémantique plus général puisse être sous-jacent aux difficultés de compréhension. Tout d'abord, des difficultés sont observées dans l'accès au lexique sémantique.

> Nation et Snowling (1998) ont par exemple montré que les mauvais compreneurs obtiennent de moins bonnes performances que le groupe contrôle (bons compreneurs) dans une tâche de fluence sémantique (dire le plus possible de noms en un laps de temps limité), alors que les scores en fluence phonologique (dire le plus de noms rimant avec un mot cible) sont de même ordre.

Il est important de relever que de telles difficultés s'observent en l'absence d'un déficit flagrant de vocabulaire. Les mauvais compreneurs ont généralement un niveau de vocabulaire correct, même si certaines fragilités apparaissent parfois dans des tests de vocabulaire réceptif et expressif (par exemple, Nation *et al.*, 2004 ; Stothard et Hulme, 1992). Les difficultés sémantiques peuvent donc dans certains cas passer inaperçues si l'on ne prend pas la peine de les tester de manière ciblée.

Ensuite, Nation et Snowling (1999) ont montré que le déficit lexico-sémantique affecte également l'organisation du lexique sémantique. Dans cette étude, les enfants devaient réaliser une tâche de décision lexicale sur le deuxième mot d'une paire de mots. Les paires de mots entretenaient des relations catégorielles ou fonctionnelles et ces relations étaient soit fortes, soit faibles, ainsi qu'illustré au tableau 4.5. Les résultats montrent qu'on observe un effet de facilitation (les enfants répondent plus vite à la tâche de décision lexicale) lorsque les mots de la paire entretiennent une relation *fonctionnelle* – forte ou faible – tant chez les mauvais compreneurs que dans le groupe contrôle. En revanche, en cas de relation *catégorielle,* alors que les bons compreneurs présentent un effet de facilitation quelle que soit la force associative, les mauvais compreneurs ne bénéficient de la facilitation que dans la condition d'association forte (par exemple, roi-reine). Les relations catégorielles dans le lexique des mauvais compreneurs semblent donc plus ténues que chez les bons compreneurs.

TABLEAU **4.5. Paires de mots utilisés dans l'étude de Nation et Snowling (1999).**

	Relations fortes	**Relations faibles**
Relations catégorielles	Roi-reine	Avion-moto
Relations fonctionnelles	Sable-plage	Cirque-Lion

Des difficultés sémantiques ont également été mises en évidence chez les mauvais compreneurs dans des tâches de jugement sémantique (Nation et Snowling, 1998) et de dénomination d'images (Nation, Marshall et Snowling, 2001). Elles semblent de plus expliquer certaines fragilités dans la lecture de mots irréguliers et rares (Nation et Snowling, 1998 ; *cf.* modèle de Snowling et Bishop, supra) de même que les effets de concrétude observés dans des tâches de rappel à court terme. Les mauvais compreneurs rappellent moins bien les mots abstraits alors qu'ils n'ont pas de difficulté pour les mots concrets (Nation *et al.*, 1999).

Les difficultés sémantiques paraissent de plus dépasser le niveau lexical. On observe en effet des difficultés de compréhension d'énoncés (Cragg et Nation, 2006 ; Catts *et al.*, 2006 ; Nation *et al.*, 2004 ; Stothard et Hulme, 1992) de même que de piètres performances en narration d'histoire. Dans une tâche de narration d'histoire, Cain (1996) a ainsi montré que les récits produits par des mauvais compreneurs sont moins riches (en termes d'éléments de la structure de l'histoire) que ceux produits par des bons compreneurs de même âge chronologique, et ce que le récit soit produit à partir du thème initial (par exemple, les pirates) ou sur la base d'un support imagé. La différence subsiste lorsque les mauvais compreneurs sont comparés à des bons compreneurs appariés sur le niveau de compréhension uniquement dans la condition « thème initial », ainsi qu'illustré au tableau 4.6. Dans la condition « support imagé », les performances sont de même ordre dans les deux groupes.

TABLEAU 4.6. Nombre d'éléments de la structure de l'histoire (max. = 6) en fonction de la condition de production et du groupe de participants dans l'étude de Cain (1996).

	Mauvais compreneurs	Bons compreneurs (âge chronologique)	Bons compreneurs (âge linguistique)
Thème	2,94	4,92*	4,27*
Support imagé	4,31	5,33*	4,80

*Les indiquent une différence significative ($p < .05$) avec le groupe de mauvais compreneurs.

Le fait que la production orale d'histoire soit également moins bonne montre que le déficit n'affecte pas uniquement le niveau du mot ou de l'énoncé en compréhension, mais que le problème est plus central, affectant la production et la compréhension, l'écrit comme l'oral et plusieurs niveaux de traitement (le mot, la phrase, le texte).

En résumé, les enfants qui présentent des difficultés de compréhension de textes en l'absence de problèmes de reconnaissance des mots écrits semblent présenter des fragilités assez générales en langage oral (facteur de risque), avec des capacités phonologiques et métaphonologiques suffisantes (facteurs de protection) pour passer sans encombre les premières étapes de l'apprentissage de la reconnaissance des mots écrits. En complément de ces observations, l'étude de Catts *et al.* (2012) précédemment citée montre de plus que les mauvais compreneurs de leur échantillon avaient acquis en maternelle une bonne connaissance des lettres mais sont des enfants qui présentent un QI non verbal plus faible. Cette dernière observation est cohérente avec les études qui ont montré que les mauvais compreneurs semblent présenter des faiblesses dans des tâches qui impliquent les fonctions exécutives, tout particulièrement la planification (Cutting, Materek, Cole, Levine et Malone, 2009; Locascio, Mahone, Eason et Cutting, 2010).

La présence de difficultés en langage oral conduit naturellement à se poser la question de savoir dans quelle mesure les mauvais compreneurs peuvent ou non être assimilés au groupe des enfants qui présentent un TSL. Nous abordons cette dernière question ci-dessous.

Les mauvais compreneurs présentent-ils un TSL ?

Rappelons que les études longitudinales effectuées chez les enfants présentant un TSL – ou ceux qui ont été des « parleurs tardifs » – montrent que des difficultés de lecture peuvent apparaître chez certains d'entre eux en l'absence d'un déficit dans les premières années (e.g., Stothard *et al.*, 1998). Ceci semble tout particulièrement le cas pour les enfants dont le TSL n'affecte pas la phonologie. Catts (1993) a ainsi montré que, dans une cohorte d'enfants qui présentaient un TSL au jardin d'enfants, ce sont les mesures de langage oral prises à cette époque qui prédisent le mieux les performances en compréhension écrite évaluées en 1re et 2e année primaire, alors que les mesures de conscience phonologique et de dénomination rapide prédisent les performances en reconnaissance de mots écrits. Les travaux sur les enfants présentant un TSL montrent donc que certains d'entre eux semblent susceptibles de devenir des mauvais compreneurs.

De manière parallèle, les travaux sur les mauvais compreneurs mettent en évidence des difficultés récurrentes en langage oral dans différents domaines (vocabulaire et morphosyntaxe en expression surtout). À titre d'exemple, Nation *et al.* (2004) observent que, parmi leur échantillon d'enfants mauvais compreneurs âgés de 8 ans, 30 % obtiennent des scores inférieurs au percentile 10 pour deux épreuves de langage oral (vocabulaire, morphosyntaxe et deux mesures globales expressives et réceptives) et 43 %, des scores inférieurs au percentile 3 – donc clairement pathologiques – pour une épreuve. Ces difficultés en langage oral, observables à des tests normés et standardisés, concomitantes aux problèmes de compréhension écrite, semblent de plus s'enraciner chez certains dans des problèmes antérieurs en langage oral. Dans un échantillon de 62 enfants de 5e année primaire, Justice, Mashburn et Petscher (2012) ont ainsi mis en évidence que ce sont les 16 enfants identifiés comme mauvais compreneurs qui avaient les moins bons scores en langage oral à 15, 24, 36 et 54 mois, par rapport aux enfants identifiés comme mauvais décodeurs (n = 11) et aux enfants normo-lecteurs (n = 35). Ou encore, dans l'étude de Catts *et al.* (2006), les auteurs observent qu'un tiers de leurs mauvais compreneurs peuvent être considérés comme ayant présenté un TSL au jardin d'enfants.

Le fait que les difficultés en langage oral soient présentes dès le plus jeune âge chez certains montre bien que ces difficultés ne sont pas simplement une conséquence d'une moindre pratique de l'écrit. Il est en effet bien connu que l'exposition au langage écrit enrichit le langage oral, que ce soit sur le plan du vocabulaire ou des structures syntaxiques. Les enfants qui ont une faible pratique de l'écrit bénéficient donc moins que leurs pairs de cet effet positif de l'écrit sur l'oral, rentrant dans une spirale négative que Stanovitch et ses collaborateurs ont qualifiée d'« effet Mathieu » : le pauvre devient plus pauvre et le riche s'enrichit (Stanovitch, West, Cunningham, Cipielewski et Siddiqui, 1996). Cet effet est sûrement présent chez les mauvais compreneurs – et mériterait d'ailleurs d'être mieux étudié –, mais il ne suffit pas à lui seul pour rendre compte des difficultés en langage oral observables chez ces enfants, puisqu'on les met en évidence dès la maternelle.

> Une étude récente menée sur un échantillon très important d'enfants (n = 242) suivis dès l'âge de 5 ans confirme à ce propos la relative stabilité des difficultés en langage oral observables avant même l'entrée dans l'écrit chez des enfants qui vont devenir ultérieurement des mauvais compreneurs (Nation *et al.*, 2010). Les enfants ont été testés à l'âge de 5 ; 6 ans, 6 ans, 7 ans et 8 ans. Quinze enfants à 8 ans répondent aux critères de mauvais compreneurs. Leurs scores à différentes épreuves sont comparés de manière rétrospective à ceux obtenus par un groupe de quinze enfants normo-lecteurs de la même cohorte.
>
> Ces analyses font notamment apparaître des fragilités assez systématiques dans les mesures de langage oral (deux scores composites de langage expressif et réceptif, un score de compréhension à l'audition et un score de compréhension d'énoncés) à tous les âges auxquels les enfants ont été testés. Des difficultés en langage oral sont donc bien présentes chez les mauvais compreneurs de cet échantillon avant même l'entrée à l'école primaire et persistent avec l'apprentissage du langage écrit.

Même si l'on ne peut exclure dans certains cas un renforcement des difficultés en langage oral par un manque de pratique de l'écrit, il n'en reste pas moins que des faiblesses en langage oral s'observent couramment chez les mauvais compreneurs dès le jardin d'enfants, voire plus tôt.

Il est donc plausible qu'un retard de langage initial, relativement résorbé, puisse être à la source des difficultés de compréhension de textes observées chez les mauvais compreneurs et subsistent à un niveau subclinique dans la vie quotidienne (Catts *et al.*, 2006). Ce n'est que lorsque les contraintes de la tâche deviennent plus importantes, comme lorsqu'il faut faire des inférences ou détecter des contradictions dans un texte, que les difficultés apparaissent. Rappelons que les mauvais compreneurs semblent passer le plus souvent inaperçus à l'école. Leurs difficultés en langage oral ne sont pas suffisantes pour attirer l'attention, et le fait qu'ils aient passé sans encombre les premières étapes de l'entrée dans l'écrit n'attire pas non plus l'attention sur eux.

En conclusion, il semble y avoir un certain recouvrement entre le TSL et le profil « mauvais compreneur », qui n'est toutefois pas total, à l'instar de ce que l'on observe pour la dyslexie. Tous les mauvais compreneurs n'ont pas un passé de TSL et tous les TSL ne deviennent pas nécessairement des mauvais compreneurs : certains se retrouvent en difficultés dès la reconnaissance des mots écrits alors que d'autres rejoignent le groupe des enfants tout venant (*cf.* également Catts *et al.*, 2012). Ainsi que nous l'avons déjà souligné, un ensemble de facteurs de risque et de protection intervient dans un jeu d'interrelations complexes (QI non verbal, compétences phonologiques et métaphonologiques, connaissance des lettres, aspects sémantiques, grammaticaux et discursifs).

Quoi qu'il en soit sur le plan théorique, les études sur les mauvais compreneurs ont des implications pédagogiques et cliniques immédiates. Snowling et Hulme (2011) insistent ainsi sur la nécessité d'intervenir sur le langage oral et sur les stratégies de compréhension de texte chez ces enfants. L'étude de Clarke, Snowling, Truelove et Hulme (2010) apporte des précisions intéressantes à ce sujet. Dans cette étude, l'efficacité de trois interventions différentes a été testée chez des enfants mauvais compreneurs de niveau 4 (les huit enfants les plus faibles en compréhension écrite mais bons en reconnaissance de mots écrits de chaque classe dans un échantillon de vingt classes) : une intervention portant sur la compréhension de textes à l'écrit (inférences, stratégies métacognitives et compréhension à l'écrit), une intervention portant sur la compréhension en langage oral (vocabulaire, langage figuré, compréhension à l'audition) et une intervention mixte combinant les deux. Après vingt semaines de traitement (à raison de trois séances hebdomadaires), on observe une amélioration significative en compréhension écrite pour les trois groupes. Toutefois, un suivi à long terme effectué onze mois après la fin de l'intervention montre que c'est l'intervention « langage oral » qui donne lieu aux progrès les plus importants (en termes de notes standards). Les analyses statistiques indiquent que ces progrès semblent attribuables à l'amélioration du vocabulaire. Il se pourrait qu'en améliorant le vocabulaire, on accroisse non seulement les performances en compréhension de mots isolés mais également de phrases, en augmentant de la sorte les ressources disponibles pour les inférences.

Conclusion et discussion

Les relations entre le langage oral et le langage écrit se caractérisent par des trajectoires développementales variées. En effet, s'il est clair qu'un enfant qui a parlé tard ou qui a présenté un retard de langage en période préscolaire est à risque de rencontrer des difficultés en langage écrit, diverses évolutions sont possibles. Certains enfants s'en sortent relativement bien mais restent néanmoins en général parmi les plus faibles. D'autres rencontrent des difficultés d'emblée, dès les premiers apprentissages, en reconnaissance de mots écrits, difficultés qui peuvent soit persister en s'accompagnant ou non de difficultés de compréhension écrite, soit disparaître. D'autres encore vont se retrouver en difficulté plus tard, rencontrant des problèmes soit avec la reconnaissance des mots écrits, soit en compréhension écrite, soit avec les deux.

Seule une approche en termes de facteurs de risque et de protection – individuels et environnementaux – semble à même de rendre compte de la diversité de ces trajectoires développementales, comme celle proposée par exemple par le modèle de Pennington (2006). Du côté des facteurs de risque, la persistance des troubles du langage oral, leur nature et leur degré de sévérité ainsi que le QI non verbal ressortent comme des variables jouant un rôle au premier plan dans le pronostic pour l'apprentissage du langage écrit. Un certain nombre de facteurs de protection ont aussi pu être identifiés. Ainsi, les enfants présentant un TSL semblent moins à risque de rencontrer des difficultés de reconnaissance de mots écrits s'ils ont de bonnes compétences en dénomination rapide, perception catégorielle de la parole, vocabulaire réceptif, capacités narratives, connaissance des lettres, et si le niveau d'éducation de la mère est élevé. Le profil de « mauvais compreneurs » semble s'expliquer également en termes de facteurs de risque et de protection : chez ces enfants, le TSL semble surtout toucher les aspects supérieurs du langage de manière légère, la phonologie est épargnée, la connaissance des lettres est bonne mais le QI apparaît en général comme plus faible.

Sur le plan clinique, il nous paraît important de relever que la définition du TSL – et celle de la dyslexie – devrait inclure ces notions de facteur de risque et de protection, plutôt que de se limiter à l'utilisation de critères d'inclusion définis en termes d'écart à la norme et de critères d'exclusion. Il n'est en effet pas rare en clinique de rencontrer des cas à la frontière de la pathologie ou entre le retard de langage et la dysphasie. Il est fort probable qu'une meilleure prise en compte des facteurs de risque et de protection permettrait de mieux comprendre pourquoi un patient présente seulement quelques scores pathologiques à un nombre limité d'épreuves ou quelques signes de dysphasie. Dans le même ordre d'idées, les classifications des troubles du langage devraient aussi inclure la catégorie des mauvais compreneurs, de manière à ce qu'ils puissent être mieux et plus rapidement identifiés. Snowling et Hulme (2012) ont d'ailleurs récemment proposé que ce profil soit intégré dans le DSM-V.

Si l'on comprend mieux actuellement pourquoi certains enfants présentant un TSL sont caractérisés par des profils différents en langage écrit, de nombreuses questions restent toutefois en suspens. En premier lieu, il est plus que probable que tous les facteurs de risque et de protection n'ont pas encore été identifiés. À ce sujet, il est assez étonnant de constater le peu d'intérêt que la recherche porte aux effets de la prise en charge des troubles du langage oral. Or, on peut supposer que, selon son degré d'efficacité, la prise en charge puisse être un facteur protecteur plus ou moins important dans l'apprentissage du langage écrit. Dans les études où on tente d'identifier les prédicteurs de difficultés ultérieures en reconnaissance de mots écrits, il est d'ailleurs intéressant de constater que les profils de prédiction sont susceptibles de changer en fonction de l'âge auquel les mesures sont effectuées (*cf.* Scarborough, 2005 ; Zesiger, 2009). Si ces variations peuvent être attribuées en partie à des évolutions spontanées ou à des problèmes de sensibilité des outils de diagnostic utilisés, il n'est pas non plus impossible qu'elles soient en partie induites par le traitement, lequel modifie le profil de l'enfant. Dans le même ordre d'idées, les stratégies compensatoires mises spontanément en place par l'enfant ont également reçu peu d'attention. Celles-ci sont probablement liées au QI non verbal, dont le rôle comme facteur de protection a été clairement identifié. On peut donc en déduire qu'elles jouent un rôle significatif qui mériterait d'être mieux compris, de façon à pouvoir les implémenter chez ceux qui ne les ont pas découvertes d'eux-mêmes.

En deuxième lieu, identifier les facteurs de risque et de protection dans l'apprentissage du langage écrit en cas de TSL n'est qu'une étape vers une compréhension précise de la question. Il s'agit à présent de comprendre comment ces facteurs interagissent pour donner lieu à diverses trajectoires développementales, autrement dit de comprendre les mécanismes sous-jacents.

Par exemple, par quels mécanismes précis un bon niveau de vocabulaire constitue-t-il un facteur protecteur pour l'acquisition de la reconnaissance des mots ? Ou encore, la nature des représentations phonologiques est-elle différente lorsque tel ou tel facteur protecteur entre en jeu ? Notons que l'étude de ces différents mécanismes gagnerait probablement à distinguer les enfants présentant des faiblesses des enfants qui présentent de réels troubles. Pour l'instant, la plupart des études mélangent en effet dans leurs échantillons des participants dont les difficultés sont de niveau très varié.

En dernier lieu, on regrettera que certains aspects aient reçu nettement moins d'attention dans la recherche. Nous avons déjà évoqué le peu d'études portant sur l'orthographe et la conscience morphologique chez les enfants présentant un TSL. De même, l'influence de l'apprentissage du langage écrit sur le langage oral serait particulièrement intéressante à étudier en cas de TSL. Il est bien connu que le langage écrit a une influence sur le langage oral, par exemple en perception de la parole, en métaphonologie, en vocabulaire. Nous avons souligné dans l'introduction le fait que le langage écrit est porteur de nombreuses informations absentes de l'oral. On peut donc supposer que, en cas de TSL, ces informations soient susceptibles de pallier en partie les difficultés en langage oral. Il serait intéressant de comprendre comment et dans quelles conditions.

Pour terminer par quelques considérations pratiques, il devrait être clair pour tout système de prise en charge pédagogique et tout système de soins de santé qu'un enfant présentant des faiblesses en langage oral peut avoir besoin d'une prise en charge préventive et sur le long terme, à tous les moments-clés des apprentissages scolaires. La nécessité de cette prise en charge devrait être modulée par les facteurs de risque et de protection tant individuels qu'environnementaux, qui peuvent être identifiés dans l'analyse de la situation de l'enfant.

Références

Bell, B., & Perfetti, C. (1994). Reading skill : Some adult comparisons. *Journal of Educational Psychology, 86*, 244–255.

Bishop, D. V. M. (1997). *Uncommon understanding. Development and language disorders in children.* Hove : Psychology press.

Bishop, D. V. M., McDonald, D., Bird, S., & Hayiou-Thomas, M. E. (2009). Children who read words accurately despite language impairments: Who are they and how do they do it. *Child Development, 80*, 593–605.

Bishop, D. V. M., & Snowling, M. J. (2004). Developmental dyslexia and specific language impairment: Same or different? *Psychological Bulletin, 130*, 858–886.

Botting, N., Simkin, Z., & Conti-Ramsden, G. (2006). Associated reading skills in children with a history of Specific Language Impairment (SLI). *Reading & Writing, 19*, 77–98.

Brizzolara, D., Chilosi, A., Cipriani, P., Di Filippo, G., Gasperini, F., & Mazzotti, S. (2006). Do phonologicand rapid automatized naming deficits differentially affect dyslexic children with and without a history of language delay? A study of Italian dyslexic children. *Cognitive and Behavioral Neurology, 19*, 141–149.

Cain, K. (1996). Story knowledge and comprehension skills. In C. Cornoldi, & J. Oakhill (Eds.), *Reading comprehension difficulties* (pp. 167–192). Hillsdale, NJ : LEA.

Cain, K. (2009). Children's comprehension difficulties. A consideration of the precursors and consequences. In C. Wood, & V. Connelly (Eds.), *Contemporary perspectives on reading and spelling* (pp. 59–75). London : Routledge.

Cain, K., & Oakhill, J. V. (1999). Inference making and its relation to comprehension failure. *Reading and Writing, 11*, 489–503.

Cain, K., Oakhill, J. V., Barnes, M. A., & Bryant, P. E. (2001). Comprehension skill, inference-making ability and their relation to knowledge. *Memory and Cognition, 29*, 850–859.

Cain, K., Oakhill, J. V., & Bryant, P. E. (2000). Phonological skills and comprehension failure: A test of the phonological processing deficit hypothesis. *Reading and Writing, 13*, 31–56.

Cain, K., Oakhil, J. V., & Elbro, C. (2003). The ability to learn new word meanings from context by school-age children with and without language comprehension difficulties. *Journal of Child Language, 30*, 681–694.

Carroll, J. M., & Myers, J. M. (2010). Speech and language difficulties in children with and without a family history of dyslexia. *Scientific Studies of Reading, 14*, 247–265.

Catts, H. W. (1993). The Relationship between speech-language impairments and reading disabilities. *Journal of Speech and Hearing Research, 36*, 948–958.

Catts, H. W., Fey, M. E., Zhang, X., & Tomblin, J. B. (2001). Estimating the risk of future reading difficulties in kindergarden children: A research-based model and its clinical implémentation. *Language, Speech, and Hearing Services in the Schools, 32*, 38–50.

Catts, H. W., Adlof, S. M., Hogan, T. P., & Ellis Weismer, S. (2005). Are specific language impairment and dyslexia distinct disorders? *Journal of Speech, Language, and Hearing Research, 48*, 1378–1396.

Catts, H. W., Adlof, S. M., & Ellis Weismer, S. (2006). Language deficits in poor comprehenders: A case for the simple view of Reading. *Journal of Speech, Language, and Hearing Research, 49*, 278–293.

Catts, H. W., Compton, D., Tomblin, J. B., & Bridges, M. S. (2012). Prevalence and nature of late-emerging poor readers. *Journal of Educational Psychology, 104*, 166–181.

Clarke, P. J., Snowling, M. J., Truelove, E., & Hulme, C. (2010). Ameliorating children's reading comprehension difficulties: A randomised controlled trial. *Psychological Science, 21*, 1106–1116.

Cragg, L., & Nation, K. (2006). Exploring written narrative in children with poor reading comprehension. *Educational Psychology, 26*, 55–72.

Cutting, L. E., Materek, A., Cole, C. A., Levine, T. M., & Mahone, E. M. (2009). Effects of fluency, oral language, and exécutive function on reading comprehension performance. *Annals of Dyslexia, 59*, 34–54.

De Bree, E., Wijnen, F., & Gerrits, E. (2010). Non-word repetition and literacy in Dutch children at risk of dyslexia and children with SLI. *Dyslexia, 16*, 36–44.

De Sousa, I., & Oakhill, J. (1996). Do levels of interest have an effect on children's comprehension monitoring performance ? *British Journal of Educational Psychology, 66*, 471–482.

Elbro, C., & Scarborough, H. S. (2004). Early identification. In T. Nunes, & P. Bryant (Eds.), *Handbook of children's literacy* (pp. 339–359). Dordrecht, the Netherlands : Kluwer Academy.

Ferreiro, E. (1988). L'écriture avant la lettre. In H. Sinclair (Ed.), *La production de notation chez le jeune enfant : langage, nombre, rythme et mélodie* (pp. 17–70). Paris : PUF.

Gernsbacher, M. A., Varner, K. R., & Faust, E. (1990). Investigating differences in general comprehension skill. *Journal of Experimental Psychology: Learning, Memory and Cognition, 16*, 430–445.

Gough, P. B., & Tunmer, W. E. (1986). Decoding, reading and reading disabilities. *Remedial and Special Education, 7*, 6–10.

Gough, P. B., Hoover, W. A., & Peterson, C. L. (1996). Some observations on a simple view of reading. In C. Cornoldi, & J. Oakhill (Eds.), *Reading comprehension difficulties* (pp. 1–13). Hillsdale (NJ) : LEA.

Guimard, P. (1997). Représentation de l'écrit et compétences cognitives en fin de maternelle. *Enfance, 4*, 469–482.

Hombert, J.-M. (2005). *Aux origines des langues et du langage*. Paris : Fayard.

Hulme, C., & Snowling, M. J. (2011). Children's reading comprehension difficulties: Nature, causes and treatment. *Current Perspectives in Psychological Science, 20*, 139–142.

Jackson, N. E., & Doellinger, H. L. (2002). Resilient readers ? University students who are poor recorders but sometimes good text comprehenders. *Journal of Educational Psychology, 94*, 64–78.

Juel, C., Griffith, P. L., & Gough, P. B. (1986). Acquisition of literacy: A longitudinal study of children in first and second grade. *Journal of Educational Psychology, 78*, 243–255.

Justice, L., Mashburn, A., & Petscher, Y. (2012). Very early language skills of fifth-grade poor comprehenders. *Journal of Research in Reading*, sous presse.

Kamhi, A. G., & Catts, H. W. (1986). Toward an Understanding of Developmental Language and Reading Disorders. *Journal of Speech, Language, and Hearing Research, 51*, 337–347.

Kelso, K., Fletcher, J., & Lee, P. (2007). Reading comprehension in children with specific language impairment: An examination of two subgroups. *International Journal of Language and Communication Disorders, 42*, 39–57.

Koster, C., Been, P. H., Krikhaar, E. M., Zwarts, F., Diepstra, H. D., & van Leeuwen, T. H. (2005). Differences at 17 months: Productive language patterns in infants at familial risk for dyslexia and typically developing infants. *Journal of Speech, Language, and Hearing Research, 48*, 426–438.

Larkin, R. F., & Snowling, M. J. (2008). Comparing phonological skills and spelling abilities in children with Reading and language impairments. *International Journal of Language and Communication Disorders*, 43, 111–124.

Larney, R. (2000). The Relationship between early language delay and later difficulties in literacy. *Early Child Development and Care, 172*, 183–193.

Leach, J. M., Scarborough, H. S., & Rescorla, L. (2003). Late-emerging Reading disabilities. *Journal of Educational Psychology, 95*, 211–224.

Leonard, L. B. (1998). *Children with specific language impairment*. Cambridge : Cambridge MIT Press.

Locascio, G., Mahone, E. M., Eason, S. H., & Cutting, L. E. (2010). Executive dysfunction among children with reading comprehension deficits. *Journal of Learning Disabilities, 43*, 441–454.

Lyytinen, H., Aro, M., Eklund, K., Erskine, J., & Guttorm, T. K. (2004). The development of children at familial risk of dyslexia: Birth to early school age. *Annals of Dyslexia, 54*, 184–220.

McArthur, G. M., Hogben, J. H., Edwards, V. T., Heath, S. M., & Mengler, E. D. (2000). On the «specifics» of specific reading disabilities and specific language impairment. *Journal of Child Psychology and Psychiatry, 41*, 869–874.

Maillart, C., & Schelstraete, M. A. (2002). Des gribouillis aux premières lettres : le développement précoce de l'écrit. *Le langage et l'homme, 36* (2), 103–120.

Marschark, M., & Harris, M. (1996). Success and failure in Learning to read: The special case (?) of deaf children. In C. Cornoldi, & J. Oakhill (Eds.), *Reading comprehension difficulties* (pp. 279–300). Hillsdale (NJ) : LEA.

Marshall, C. R., & van der Lely, H. K. J. (2010). Assessing component language deficits in the early détection of Reading difficulty risk. *Journal of Learning Disabilities, 43*, 357–368.

Marshall, C. R., Ramus, F., & van der Lely, H. K. J. (2011). Do children with dyslexia and/or specific language impairment compensate for place assimilation ? Insight into phonological grammar and représentations. *Cognitive Neuropsychology, 27*, 563–586.

Messaoud-Galusi, S., & Marshall, C. R. (2010). Explaining the overlap between dyslexia and SLI : The rôle of phonology. *Special Issue of Scientific Studies of Reading, 14*, 1–110.

Molfese, D. L. (2000). Predicting Dyslexia at 8 Years of Age Using Neonatal Brain Responses. *Brain and Language, 72*, 238–245.

Nation, K. (2005). Connections between language and reading in children with poor reading comprehension. In H. W. Catts, & A. G. Kamhi (Eds.), *The connection between language and reading disabilities* (pp. 41–54). New York : LEA.

Nation, K., & Snowling, M. J. (1997). Assessing reading difficulties: The validity and utility of current measures of reading skill. *British Journal of Educational Psychology, 67*, 359–370.

Nation, K., & Snowling, M. J. (1998). Semantic processing and the development of word-recognition skills: evidence from children with reading comprehension difficulties. *Journal of Memory and Language*, 39, 85–101.

Nation, K., & Snowling, M. J. (1999). Developmental differences in sensitivity to semantic relations among good and poor comprehenders: evidence from semantic priming. *Cognition, 70*, b1–b13.

Nation, K., Marshall, C. M., & Snowling, M. J. (2001). Phonological and semantic contributions to children's picture naming skill: Evidence from children with developmental reading disorders. *Language and Cognitive Processes, 16*, 241–259.

Nation, K., Adams, J. W., Bowyer-Crane, C. A., & Snowling, M. J. (1999). Working Memory Deficits in Poor Comprehenders Reflect Underlying Language Impairments. *Journal of Experimental Child Psychology, 73*, 139–158.

Nation, K., Clarke, P., Marshall, C.M., Durand, M. (2004). Hidden Language Impairments in Children Parallels Between Poor Reading Comprehension and Specific Language Impairment? *Journal of Speech, Language, and Hearing Research, 47,* 199–211.

Nation, K., Cooksey, J., Taylor, J., & Bishop, D. (2010). A longitudinal investigation of the early language and Reading skills in children with reading comprehension impairment. *Journal of Child Psychology and Psychiatry, 51*, 1031–1039.

Newbury, D. F., Paracchini, S., Scerri, T. S., Winchester, L., Addis, L., Richardson, A. J., *et al.* (2011). Investigation of Dyslexia and SLI Risk Variants in Reading-and Language-Impaired Subjects. *Behavior Genetic, 41*, 90–104.

Nithart, C., Demont, E., Majerus, S., Leybaert, J., Poncelet, M., & Metz-Lutz, M. N. (2009). Reading disabilities in SLI and dyslexia result from distinct phonological Impairments. *Developmental Neuropsychology, 34*, 296–311.

Oakhill, J. V. (1983). Instantiation in skilled and less-skilled comprehenders. *Quarterly Journal of Experimental Psychology, 35A*, 441–450.

Oakhill, J. V. (1994). Individual differences in children's text comprehension. In M. A. Gernsbacher (Ed.), *Handbook of psycholinguistic* (pp. 921–948). San Diego : Academic Press.

Oakhill, J. V., & Yuill, N. M. (1986). Pronoun resolution in skilled and less-skilled comprehenders : Effects of memory load and inferential complexity. *Language and Speech, 29*, 25–37.

Oakhill, J. V., & Yuill, N. M. (1996). Higher order factors in comprehension disability: Processes and remediation. In C. Cornoldi, & J. Oakhill (Eds.), *Reading comprehension difficulties* (pp. 69–92). Hillsdale, NJ : LEA.

Pennington, B. F. (2006). From single to multiple deficit models of developmental disorders. *Cognition*, 101, 385–413.

Pennington, B. F., & Bishop, D. V. M. (2009). Relations among speech, language and Reading disorders. *Annual Review of Psychology, 60,* 1–24.

Peterson, R. L., Pennington, B. F., Shriberg, L., & Boada, R. (2009). What influences literacy outcome in children with speech sound disorder. *Journal of Speech, Language, & Hearing Research, 52*, 1175–1188.

Read, C. (1986). *Children's creative spelling*. London : Routledge and Kegan Paul Ed.

Rescorla, L. (2002). Language and Reading Outcomes to Age 9 in Late-Talking Toddlers. *Journal of Speech, Language and Hearing Research, 45*, 360–371.

Scarborough, H. S. (1990). Very early language deficits in dyslexic children. *Child Development, 61*, 1728–1734.

Scarborough, H. S. (1998). Early identification of children at risk for reading disabilities: Phonological awareness and some other promising predictors. In B. Shapiro, P. J. Accardo, & A. J. Capute (Eds.), *Specific reading disability : A view of the spectrum* (pp. 75–119). Timonium, MD : York Press.

Scarborough, H. S. (2005). Developmental relationships between language and reading: Reconciling a beautiful hypothesis with some ugly facts. In H. W. Catts, & A. G. Kamhi (Eds.), *The connection between language and reading disabilities* (pp. 3–24). New York : LEA.

Scarborough, H. S., & Dobrich, W. (1990). Development of children with early language delay. *Journal of Speech and Hearing Research, 33*, 70–83.

Seigneuric, A., Erlhich, M. F., Oakhill, J. V., & Yuill, N. M. (2000). Working memory resources and children's reading comprehension. *Reading and Writing, 13*, 82–103.

Serry, T., Rose, M., & Liamputtong, P. (2008). Oral language predictors for at-risk reader: A review. *International Journal of Speech Language Pathology, 10*, 392–403.

Simkin, Z., & Conti-Ramsden, G. (2006). Evidence of reading difficulty in subgroups of children with specific language impairment. *Child Language Teaching and Therapy, 22*, 315–331.

Snowling, M. J. (2005). *Dyslexia.* Oxford : Blackwell.
Snowling, M. J., & Hulme, C. (2011). Annual research review : The nature and classification of reading disorders: a commentary on proposals for DSM-5. *Journal of Child Psychology and Psychiatry, 52*, 1111–1123.
Snowling, M. J., & Hulme, C. (2012). Interventions for children's language and literacy difficulties. *International Journal of Language and Communication Disorders, 47*, 27– 34.
Snowling, M., Bishop, D. V. M., & Stothard, S. E. (2000). Is pre-school language impairment a risk factor for dyslexia in adolescence ? *Journal of Child Psychology and Psychiatry, 41*, 587–600.
Sprenger-Charolles, L., & Colé, P. (2006). *Lecture et dyslexie : approches cognitives.* Paris : Dunod.
Stanovitch, K. E., West, R., Cunningham, A. E., Cipielewski, J., & Siddiqui, S. (1996). The role of inadequate print exposure as a determinant of reading comprehension problems. In C. Cornoldi, & J. Oakhill (Eds.), *Reading comprehension difficulties* (pp. 15–32). Hillsdale, NJ : LEA.
Stothard, S. E., & Hulme, C. (1992). Reading comprehension difficulties in children: The rôle of language comprehension and working Memory skills. *Reading and Writing, 4*, 245–256.
Stothard, S. E., & Hulme, C. (1995). A comparison of phonological skills in children with reading comprehension difficulties and children with decoding difficulties. *Journal of Child Psychology and Psychiatry, 36*, 399–408.
Stothard, S. E., & Hulme, C. (1996). A comparison of reading comprehension and decoding difficulties in children. In C. Cornoldi, & J. Oakhill (Eds.), *Reading comprehension difficulties* (pp. 93–112). Hillsdale, NJ : LEA.
Stothard, S., Snowling, M., Bishop, D. V. M., Chipchase, B., & Kaplan, C. (1998). Language-impaired preschoolers: A follow-up into adolescence. *Journal of Speech, Language and Hearing Research, 41*, 407–418.
Tong, X., Deacon, S. H., Kirby, J. R., Cain, K., & Parrila, R. (2011). Morphological awareness: A key to understanding poor reading comprehension in English. *Journal of Educational Psychology, 103*, 523–534.
van der Lely, H. K. J., & Marshall, C. R. (2010). Assessing component language deficits in the early détection of Reading difficulty risk. *Journal of Learning Disabilities, 43*, 357–368.
Vandewalle, E., Boets, B., Ghesquière, P., & Zink, I. (2010). Who is at risk for dyslexia ? Phonological processing in five-to seven-year-old Dutch-speaking children with SLI. *Scientific Studies of Reading, 14*, 58–84.
Vandewalle, E., Boets, B., Ghesquiere, P., & Zink, I. (2012a). Auditory processing and speech perception in children with specific language impairment: relations with oral language and literacy skills. *Research in Developmental Disabilities, 33*, 635–644.
Vandewalle, E., Boets, B., Ghesquiere, P., & Zink, I. (2012b). Development of phonological processing skills in children with specific language impairment with and without literacy delay: a three-year longitudinal study. *Journal of Speech, Language and Hearing Research*, sous presse.
Yuill, N., & Oakhill, J. V. (1988). Effects of inference awareness training on poor reading comprehension. *Applied Cognitive Psychology, 2*, 33–45.
Yuill, N., & Oakhill, J. V. (1991). *Children's problems in text comprehension: An experimental investigation.* Cambridge : Cambridge University Press.
Yuill, N. M., Oakhill, J. V., & Parkin, A. J. (1989). Working Memory, comprehension ability and the résolution of text anomaly. *British Journal of Psychology, 80*, 351–361.
Zesiger, P. (2010). La dyslexie... avant l'apprentissage du langage écrit. *ANAE, 103*, 227–234.

Partie II
Prise en charge

Chapitre 5
Troubles morphosyntaxiques des enfants dysphasiques et leur prise en charge logopédique

L. Macchi, M.-A. Schelstraete

Introduction

Divers termes sont actuellement utilisés pour désigner les difficultés de développement du langage oral, en l'absence de cause identifiable. Dans les pays anglophones, on parle de *specific language impairment* (SLI) (Leonard, 1998), c'est-à-dire de trouble spécifique du langage (TSL). La conception francophone, quant à elle, tend à identifier deux tableaux cliniques distincts au sein du TSL : le retard simple de parole et/ou de langage d'une part, la dysphasie, correspondant à un TSL sévère, spécifique et persistant, d'autre part (Le Normand, 2003; Piérart, 2004). C'est à la dysphasie que nous nous intéressons ici, plus précisément au développement morphosyntaxique des enfants présentant cette pathologie. Autrement dit, il s'agit d'étudier la façon dont les enfants dysphasiques acquièrent les structures permettant de construire grammaticalement un énoncé (Parisse, 2009). Au cours de la première partie de ce chapitre, nous présenterons une brève synthèse des principaux travaux décrivant le développement morphosyntaxique de ces enfants, en portant notre attention sur les études réalisées auprès de dysphasiques francophones, lorsque cela est possible. La seconde partie traitera des différents modes de prise en charge logopédique de ces troubles langagiers.

Développement et troubles morphosyntaxiques des enfants dysphasiques

Les études traitant du développement morphosyntaxique des enfants dysphasiques francophones existent en nombre modéré, pour ce qui est du versant expressif. Celles qui concernent le versant réceptif s'avèrent plus rares, mais présentent parfois l'avantage d'étudier les capacités de compréhension en relation avec les compétences expressives.

Le versant expressif

Trois périodes du développement du langage oral sont étudiées, pour décrire les compétences et caractéristiques morphosyntaxiques des enfants présentant un TSL, sur le versant expressif (Parisse et Maillart, 2004).

La *première période* concerne l'émergence du langage, c'est-à-dire l'apparition des premiers mots et des toutes premières combinaisons. À ce stade, la longueur moyenne des productions verbales (LMPV) ne dépasse pas deux mots. Pour les enfants sans difficulté de langage, cette période correspond environ à l'âge d'un an et demi à deux ans. Les enfants présentant un retard ou un trouble du développement du langage oral atteignent ce stade linguistique vers trois ans, voire au-delà. Leurs difficultés se manifestent soit par un mutisme, soit par un retard dans les premières acquisitions langagières. Dans ce dernier cas, plusieurs indicateurs sont relevés (*cf.* encadré ci-dessous).

Indicateurs de retard d'acquisition du langage au cours de la première période

Tout d'abord, on peut observer un retard concernant l'apparition des premiers mots : en moyenne 11 mois pour les enfants tout-venant, contre 23 mois pour les enfants présentant un retard ou un trouble du développement du langage (Trauner, Wulfeck, Tallal et Hesselink, 2000). Deuxièmement, certains enfants présentent des productions verbales limitées. Lorsqu'à 2 ans, ils disposent d'un stock lexical en production de moins de 50 mots et ne combinent pas encore ces derniers, ils sont considérés comme des locuteurs tardifs *(late talkers)*. Notons que le caractère transitoire ou persistant de leur retard de langage reste inconnu à cet âge (Cronel-Ohayon, 2004). Le troisième indicateur concerne un retard de production des premières combinaisons de mots : en moyenne 17 mois pour les enfants tout-venant, contre 36 mois pour les enfants présentant un retard ou un trouble (Trauner *et al.*, 2000).

En dépit de la faible longueur de leurs premières combinaisons de mots, les enfants francophones sans difficulté de langage sont capables de produire des marques morphosyntaxiques telles que des articles (par exemple : « la poupée »), des pronoms personnels sujets (par exemple : « il boit ») et des auxiliaires (par exemple : « est tombé ») (Parisse et Le Normand, 2000 ; Parisse et Maillart, 2004). Au cours de la deuxième année, ces marques sont souvent réduites à une voyelle indifférenciée. Il en est de même chez les enfants présentant un retard ou un trouble du développement du langage oral, mais cette tendance persiste plus longtemps (Parisse et Maillart, 2004). Ceci apparaît notamment dans les résultats de Thordardottir et Namazi (2007) qui analysent le langage spontané de trois groupes d'enfants. Ces auteurs concluent qu'à diverses mesures morphosyntaxiques, les enfants présentant un SLI obtiennent des résultats significativement plus faibles que des sujets de même âge (3;11 ans en moyenne) et qualitativement similaires à des enfants plus jeunes (2;6 ans) de même niveau de langage, appariés sur une LMPV d'environ deux mots par énoncé. En résumé, il apparaît très difficile de distinguer qualitativement les premières productions verbales d'enfants sans difficulté de langage de deux ans et demi de celles d'enfants plus âgés présentant un retard ou un trouble du langage.

La *deuxième période* étudiée pour décrire les caractéristiques morphosyntaxiques des enfants présentant un TSL concerne le démarrage de la morphosyntaxe (Parisse et Maillart, 2004). À ce stade, chez les enfants sans difficulté de langage, la LMPV double, passant de deux à quatre mots environ, entre l'âge de deux ans-deux ans et demi et quatre ans (Parisse et Le Normand, 2001 ; Rondal, 1997). Les premiers énoncés complexes d'enfants présentant un retard ou un trouble du langage sont assez similaires à ceux d'enfants plus jeunes, sans difficulté de langage. Ils comportent des formes morphosyntaxiques variées ainsi que les mêmes types d'erreurs produites par les enfants de LMPV équivalente : des omissions fréquentes de morphèmes (par exemple : « où la vache ? »), les substitutions étant rares, voire inexistantes (Maillart, 2003 ; Parisse et Maillart, 2004). Toutefois, à ce stade, quelques faiblesses particulières commencent à apparaître. On relève notamment une limitation des capacités d'utilisation de la morphologie verbale, la morphologie nominale s'avérant relativement préservée (Maillart, 2003). Il existe également une certaine faiblesse du traitement des pronoms clitiques sujets (par exemple : je, tu, il) et objets (par exemple : le/la/les) (Parisse et Maillart, 2004).

La *troisième période* étudiée par Parisse et Maillart (2004) concerne le développement de la morphosyntaxe au-delà de quatre ou cinq ans, lorsque le langage des enfants devient normalement assez proche de celui des adultes. À ce stade, les productions langagières des enfants sans difficulté de langage contiennent des structures morphosyntaxiques relativement complexes et assez peu d'erreurs grammaticales (Le Normand, 2007). Parmi les formes morphosyntaxiques utilisées, on relève les suivantes : les pronoms clitiques sujets, certaines flexions adjectivales (par exemple : l'opposition morphophonologique /t/ / Ø, comme dans « petite »/« petit »), diverses prépositions indiquant la possession, le lieu, l'accompagnement ou l'instrumentation (par exemple : à, pour, dans, sur, sous, près de, en, avec), l'infinitif et l'indicatif présent, le passé composé, le futur proche (par exemple : « il va jouer »), ainsi que des coordinations d'énoncés (par exemple : « Maman est partie et le chien dort ») (Maillart, 2003 ; Rondal, 1999). Dans son étude sur le traitement de certains déterminants, pronoms clitiques et morphèmes liés aux verbes, Jakubowicz (2003) suggère que l'ordre d'acquisition de ces éléments est identique chez les enfants sans difficulté de langage et les enfants dysphasiques. Par exemple, le présent est acquis avant le passé composé, le pronom clitique réfléchi « se » avant les clitiques objets « le »/« la ». La principale différence entre les deux groupes concerne la vitesse de développement de ces compétences, plus limitée chez les enfants dysphasiques que chez les enfants tout-venant. Pour autant, chez les enfants présentant un trouble du développement du langage, quelques erreurs assez spécifiques sont relevées. D'une part, comparativement à des enfants au développement langagier typique, ils font plus d'omissions ou d'erreurs de genre concernant les articles indéfinis (Roulet, 2007 ; Roulet, Gonin et Jakubowicz, 2004). D'autre part, certaines observations permettent de préciser les tendances repérées au cours de la période précédente. Premièrement, des difficultés de production des pronoms clitiques objets sont fréquemment observées (Chillier *et al.*, 2001 ; Jakubowicz et Nash, non publié ; Jakubowicz, Nash, Rigaut et Gérard, 1998). Plusieurs chercheurs proposent d'ailleurs de considérer ce déficit comme caractéristique du langage des enfants dysphasiques francophones (Hamann *et al.* 2003; Paradis, Crago et Genesee, 2003). Deuxièmement, de nombreuses études confirment les faiblesses particulières en morphologie verbale précédemment évoquées. Les enfants dysphasiques présentent notamment des difficultés à accorder en nombre le sujet et le verbe (Franck *et al.*, 2004) ainsi qu'à produire certaines formes verbales conjuguées, comme le futur proche ou les formes composées (par exemple : passé composé, plus-que-parfait). Concernant la production des formes composées du passé, la production du participe passé sans l'auxiliaire est fréquemment relevée (par exemple : « i tout bu ») (Jakubowicz, 2003 ; Paradis et Crago, 2000 ; Pizzioli et Schelstraete, 2008). Pour finir, notons que la limitation de la production de certains temps verbaux et des pronoms clitiques objets constitue un indice durable de troubles du développement du langage, puisqu'elle persiste chez l'adulte dysphasique (Audollent et Tuller, 2003).

Le versant réceptif

Les études traitant des capacités morphosyntaxiques des enfants dysphasiques sur le versant réceptif s'avèrent beaucoup moins nombreuses que celles portant sur le versant expressif (Maillart, 2003). Deux arguments participent à expliquer ce constat. D'une part, la compréhension semble moins fréquemment altérée que l'expression. D'autre part, lorsque la réception est faible, l'intensité de ce déficit est généralement inférieure à celle du trouble expressif. Pourtant, l'atteinte de la compréhension orale est relevée comme une caractéristique fréquente de troubles sévères et durables du langage oral (Gérard, 1993). De plus, une compréhension orale faible est considérée comme un élément pronostique négatif, prédictif de troubles persistants du langage (Thal, Tobias et Morisson, 1991). La compréhension apparaît donc comme un sujet digne d'intérêt, d'autant plus que les données récoltées à ce jour apportent des informations particulièrement instructives.

Premièrement, les difficultés de traitement morphosyntaxique relevées en expression sont confirmées, souvent dans une moindre mesure, sur le versant réceptif, notamment en ce qui concerne les pronoms clitiques objets et la morphologie verbale (Chillier *et al.*, 2001; Jakubowicz et Nash, non publié; Maillart et Schelstraete, 2003, 2005). En effet, comparativement à des enfants de même niveau de compréhension d'énoncés, les enfants dysphasiques présentent, à une tâche de jugement de grammaticalité, un déficit significatif de détection des erreurs liées à la morphologie flexionnelle verbale concernant l'accord et le temps. En revanche, ils ne se différencient pas des enfants contrôles, pour ce qui est des violations relatives à l'ordre des mots (Maillart et Schelstraete, 2005). On observe également des difficultés à traiter correctement des formes grammaticales complexes telles que les phrases passives, les constructions locatives, les propositions relatives et la structure argumentale des verbes (Bishop, 1997; Pizzioli et Schelstraete, 2011). Les auteurs s'accordent donc sur le constat d'une altération des capacités morphosyntaxiques de ces enfants. Ils restent cependant divisés quant à son interprétation (Maillart, 2003). Certains attribuent l'origine de ces troubles à un déficit spécifiquement grammatical (van der Lely, 2005; van der Lely et Marshall, 2010); d'autres, à des processus plus généraux entravant les traitements perceptifs, mnésiques ou phonologiques et/ou occasionnant une limitation des capacités de traitement (Schwartz, 2009; Tallal *et al.*, 1996).

Deuxièmement, plusieurs recherches suggèrent l'existence d'une relation particulière entre les compétences expressives et réceptives des enfants dysphasiques. Ainsi, Leonard, Miller et Owen (2000), dans leur étude auprès d'enfants de cinq ans présentant un TSL, remarquent que non seulement leur compréhension des flexions des troisièmes personnes du singulier et du pluriel (par exemple : is/are) est plus faible que celle des contrôles de même âge, mais en outre, qu'elle est inférieure à ce à quoi l'on pourrait s'attendre, au vu de leurs compétences en production. Cette observation est aussi étonnante que certains des résultats obtenus par Maillart (2003), dans le cadre d'une étude réalisée sur la compréhension et la production de pronoms clitiques sujets (il/elle), objets (le/la) et de flexions adjectivales (par exemple : grand/grande). Chez les enfants contrôles, quel que soit le morphème considéré, il existe très peu de corrélations significatives entre les scores obtenus en compréhension et en expression : les résultats sur l'un des deux versants ne donnent pas d'indication quant aux scores sur l'autre versant. En revanche, chez les enfants dysphasiques, les capacités à comprendre et produire les marques de genre sont fortement corrélées (Parisse et Maillart, 2004). Leurs aptitudes expressives refléteraient plus fidèlement leurs capacités réceptives que ne le font celles des enfants sans difficulté de langage. « L'impression générale qui se dégage de la description des performances de ces enfants est qu'ils ne paraissent produire des marques de genre que lorsqu'ils deviennent capables de les traiter » (Maillart, 2003, p. 302).

Une telle hypothèse apparaît particulièrement intéressante. En effet, si des études complémentaires au sujet de différentes marques morphosyntaxiques confirmaient cette tendance auprès des enfants dysphasiques francophones, nous pourrions imaginer disposer d'un argument théorique intéressant en faveur d'une rééducation de la morphosyntaxe axée de façon prédominante sur le versant réceptif. De façon plus générale, une meilleure compréhension des relations entre le développement des compétences morphosyntaxiques réceptives et expressives des enfants dysphasiques permettrait de mieux contrôler l'efficacité de la rééducation logopédique. Cette connaissance pourrait nous renseigner à propos de l'importance relative des effets, sur les versants langagiers susceptibles d'être mobilisés directement ou indirectement, de diverses remédiations s'appliquant de façon prédominante à la compréhension, ou à la production de marques morphosyntaxiques, ou conjointement à ces deux aspects. Plus généralement encore, la comparaison des liens entre les capacités réceptives et expressives des enfants sans difficulté de langage et des enfants dysphasiques pourrait être particulièrement instructive, en gardant à l'esprit que la nature de ces liens est susceptible d'évoluer avec l'âge. À ce sujet, nous pourrions supposer que, chez le jeune enfant, en fonction des éléments grammaticaux examinés, l'étendue des connaissances en expression est une sous-partie de celle en compréhension ou inversement[1]. Avec l'âge, l'étendue des compétences sur les deux versants tendrait vers l'égalité, de manière retardée chez les enfants avec, plutôt que sans, trouble du langage.

Conclusion

Bien que décalée dans le temps, la séquence de développement langagier des enfants dysphasiques apparaît assez similaire à celle des enfants sans trouble du langage (Jakubowicz, 2003; Jakubowicz et Nash, non publié). Cette observation conduit plusieurs auteurs à s'interroger au sujet de l'idée de « langage déviant ». Effectivement, les études rigoureuses actuelles peinent à prouver la véracité de ce concept supposant l'existence d'un système linguistique qualitativement différent chez les enfants SLI et tout-venant (Chevrie-Muller, 2007). Ces diverses considérations nous invitent donc à apprécier avec prudence la notion de « déviance langagière » et à encourager la poursuite d'études approfondies à ce propos.

Pour revenir à la question du développement morphosyntaxique, les premières productions des jeunes enfants avec un retard ou un trouble de langage semblent difficilement différentiables de celles des enfants tout-venant. Des faiblesses spécifiques apparaissent chez les dysphasiques plus âgés : omissions de morphèmes, erreurs de genre, déficit portant en particulier sur la morphologie verbale et les pronoms clitiques objets. Ce dernier déficit est confirmé sur le versant réceptif. De manière générale, les auteurs indiquent une relative préservation de certaines compétences morphosyntaxiques, telles que la morphologie nominale et l'ordre des mots. Enfin, certaines études suggèrent l'existence d'une relation particulière entre les compétences expressives et réceptives des enfants dysphasiques, relation dont l'étude approfondie pourrait avoir des implications théoriques et thérapeutiques intéressantes.

1. On considère à tort que la compréhension précède toujours l'expression et qu'un morphème grammatical correctement produit est nécessairement compris. Or, comme le mentionne Maillart (2003), certaines fonctions grammaticales correctement produites ne sont pas toujours correctement traitées par l'enfant tout-venant (Karmiloff-Smiths, 1979).

Rééducation logopédique des troubles morphosyntaxiques des enfants dysphasiques

Bilan initial

Avant d'entreprendre sa rééducation, le logopède réalise un bilan des compétences et des difficultés de l'enfant dysphasique qu'il accompagne. Au niveau morphosyntaxique, deux interrogations conduisent son évaluation. Premièrement, quel est, en moyenne, le nombre d'éléments que l'enfant comprend et produit (LMPV) ? Deuxièmement, quels éléments, fonctions et structures morphosyntaxiques sont compris et produits ? Pour cela, le praticien a recours à l'analyse du langage spontané de l'enfant, à des tests normés proposant généralement les diverses tâches suivantes : répétition, complétion d'énoncés et récit sur images pour le versant expressif ; désignation d'images, exécution de consignes orales et jugement de grammaticalité, pour ce qui est de la réception (Bragard, Collette et Schelstraete, 2009 ; Parisse, 2006 ; Rondal, 1997). Le logopède peut également compléter son examen par l'utilisation d'une classification des étapes du développement morphosyntaxique et l'identification du niveau auquel l'enfant se situe. Les deux descriptions du développement morphosyntaxique les plus connues sont le système LARSP *(Language, Assessment, Remediation and Screening Procedure)* (Crystal, 1992 ; Crystal, Fletcher et Garman, 1989) et celui de Brown (1973), comptant respectivement sept et cinq stades. Brown (1973) a également décrit les relations sémantiques les plus fréquemment observées, lors de la production des premières combinaisons de mots. Bowen (2011), Bragard *et al.* (2009), Thomas et Michel (1994) proposent une synthèse des caractéristiques de ces trois analyses descriptives.

Progression à suivre

Dans le cadre d'une rééducation logopédique auprès d'un enfant dysphasique, deux principes d'intervention sont susceptibles d'être profitables au patient, en ce qui concerne l'introduction des éléments morphosyntaxiques à travailler. Premièrement, il semble important de suivre une progression respectant fidèlement les étapes de développement observées chez l'enfant tout-venant. Deuxièmement, avoir un souci d'exhaustivité des notions morphosyntaxiques ciblées permet d'éviter d'omettre la présentation de certaines d'entre elles en restreignant l'intervention à quelques constructions principales, comme la structure canonique sujet-verbe-objet. Ces deux principes définissent une ligne de conduite rééducative structurée, à savoir progressive et systématique.

Nous relevons cinq moyens pour mettre en application cette démarche méthodique. *Premièrement,* des tableaux synoptiques du développement normal du langage apportent des informations relatives à l'ordre chronologique des acquisitions morphosyntaxiques, chez l'enfant sans difficulté de langage (Brin, Courrier, Lederlé et Masy, 2004). *Deuxièmement,* des renseignements similaires apparaissent généralement au sein des manuels de tests présentant l'analyse statistique des données normatives (e.g. : Isadyle de Piérart, Comblain, Grégoire et Mousty, 2010). Ils peuvent également se trouver sur les protocoles de passation : les items de certaines épreuves évaluant les compétences concernant les énoncés sont sériés par ordre croissant de complexité. Des tests comme l'E. CO.S.SE (Lecocq, 1996) ou le TCGR (Deltour, 2002) donnent par exemple de précieuses indications relatives au développement chronologique de ces habiletés, sur les deux versants du langage. On peut donc s'y référer pour guider la progression des structures morphosyntaxiques travaillées sans, bien sûr, employer les mêmes items. *Troisièmement,* un outil d'évaluation non étalonné comme la BEMS (Fayasse, Comblain et Rondal, 1994) propose un ordre croissant de difficulté concernant l'acquisition de la compréhension de plusieurs formes grammaticales. On y voit par exemple que la coréférence pronominale s'avère plus simple à comprendre lorsque le référent est sujet plutôt qu'objet de la première proposition (par exemple : « Le petit garçon colorie ; il a beaucoup de feutres » *vs* « Le policier a arrêté le conducteur ; il avait brûlé un feu rouge »). Que le référent soit sujet ou objet, la compréhension de la coréférence d'un pronom sujet est acquise avant celle d'un pronom objet (par exemple : « Le petit garçon colorie ; il a beaucoup de feutres » *vs* « Le petit garçon est tombé ; le professeur le soigne »). *Quatrièmement,* l'utilisation des classifications évoquées précédemment peut être appréciable. Par exemple, si un enfant de quatre ans se situe au stade des énoncés à deux mots (stade II du système LARSP), le logopède peut commencer par consolider cette compétence en introduisant une grande variété d'énoncés à deux éléments (description des relations sémantiques des énoncés courts de Brown, 1973) et poursuivre avec les structures des stades III puis IV, niveau correspondant à l'âge réel du patient. De nombreuses idées d'exercices sont recensées dans l'ouvrage de Lewis et Penn (1996), pour chaque stade du système LARSP. *Enfin,* le dernier moyen concerne l'entraînement des structures morphosyntaxiques en émergence dans le langage oral spontané de l'enfant, c'est-à-dire celles qu'il ne produit correctement que rarement ou sur incitation.

L'utilisation de ces différents outils présente néanmoins quelques limites. Les tableaux synoptiques sont souvent imprécis, spécialement en ce qui concerne le versant réceptif. En outre, les tests évaluant le domaine des énoncés ne couvrent pas la variété des structures morphosyntaxiques de la langue française. Leur utilisation est donc intéressante mais insuffisante. Il paraît nécessaire de veiller à introduire, auprès de l'enfant, des notions morphosyntaxiques variées, non référencées dans ces épreuves ; par exemple, en compréhension, l'opposition morphophonologique /z/ /Ø, marquant le nombre, lorsque le mot suivant commence par une voyelle (par exemple : ils ouvrent/il ouvre, quels amis/quel ami). Concernant les classifications, elles ont été conçues pour la langue anglaise et nécessitent une adaptation au français. Cette dernière est en cours de réalisation, pour ce qui est du système LARSP (Maillart, Parisse et Tommerdahl, 2010). À notre connaissance, elle n'existe pas, en ce qui concerne les stades de Brown (1973). De plus, ces classifications décrivent le développement des capacités morphosyntaxiques en production. Or, comme précisé précédemment, des difficultés morphosyntaxiques sont relevées en compréhension chez les enfants dysphasiques et, sur ce versant, il n'existe pas de classification analogue.

Principales techniques

Il existe différentes techniques répertoriées dans la littérature pour la prise en charge des troubles morphosyntaxiques des enfants dysphasiques (Schelstraete, Bragard, Collette, Nossent et Van Schendel, 2011). Nous les présentons ci-dessous, en distinguant quatre approches : les deux premières approches se fondent sur des hypothèses explicatives des troubles spécifiques du développement du langage oral, contrairement aux deux suivantes.

Technique Fast ForWord-Language

Selon les tenants de cette technique, les enfants avec un TSL présenteraient un déficit de traitement séquentiel rapide qui entraverait leur perception de la parole, du fait de la courte durée des composantes acoustiques permettant la discrimination des phonèmes. Le développement des domaines supérieurs du langage serait altéré, par un processus *bottom-up* (Maillart, 2003). Dans ce cadre, ralentir le signal d'entrée et augmenter l'intensité des éléments transitoires rapides de la parole (les consonnes) pour les rendre plus saillants devrait entraîner une amélioration des traitements. C'est ce que vérifient Tallal *et al.* (1996) au cours d'une étude auprès d'enfants avec un TSL présentant un à trois ans de retard langagier. Suite à un entraînement comprenant des tâches de répétition, d'exécution de consignes et d'écoute d'histoires, l'augmentation des performances en compréhension de phrases du groupe entraîné en parole modifiée est plus importante que celle en parole non modifiée. Cette conclusion est encourageante. Toutefois, ces résultats n'ont pas toujours été reproduits. Par exemple, Bishop, Adams et Rosen (2006) ne parviennent pas à mettre en évidence d'effet bénéfique d'un entraînement assez similaire sur la compréhension d'enfants dont les capacités sont faibles, sur ce versant. Dans cette étude, l'entraînement informatisé utilisant un *input* langagier acoustiquement modifié et un apprentissage par répétition, sans analyse morphosyntaxique approfondie, semble d'une efficacité très limitée.

Dans la pratique clinique, il paraît difficile de fonder l'intervention logopédique sur cette seule théorie, pour deux raisons. D'une part, les conclusions issues des études mettant à l'épreuve l'hypothèse de Tallal sont mitigées et contradictoires. D'autre part, à notre connaissance, le programme d'entraînement *Fast ForWord-Language* développé par l'équipe de Tallal n'est pas commercialisé en français. Pour autant, certains principes couramment appliqués dans la pratique clinique paraissent en accord avec cette approche : parler à un rythme ralenti et accentuer les éléments morphophonologiques peu saillants, pour les rendre plus perceptibles.

Techniques de diminution de la charge en mémoire

Certains auteurs font par ailleurs l'hypothèse que les troubles morphosyntaxiques des enfants dysphasiques ont pour origine une limitation de leurs capacités de traitement de l'information (Leclercq, 2009, pour une revue). Dans ce cas, alléger le coût du traitement en diminuant la charge en mémoire de travail devrait avoir un effet favorable sur les compétences relatives aux énoncés. Pour cela, deux approches sont envisagées.

Premièrement, il est possible d'agir sur la manière dont le langage est présenté en réduisant le débit du signal de parole, en accentuant l'intensité vocale de certains éléments morphosyntaxiques et en utilisant des supports visuels tels que les signes ou les pictogrammes, dessins figuratifs stylisés souvent accompagnés des mots écrits correspondants. Nous retrouvons ces recommandations dans la littérature francophone (Chauvin-Tailland et George, 2002; Dussart, 2009; George, 2007; Monfort et Juarez Sanchez, 2001; Potier, 2003; Romagny, 2008). Selon ces auteurs, praticiens expérimentés auprès d'enfants dysphasiques, toute proposition permettant de visualiser le langage oral est susceptible de favoriser le traitement morphosyntaxique. Parmi les différentes approches mentionnées, les plus communes sont les suivantes : français oral ponctué de signes empruntés à la langue des signes, pictogrammes, systèmes de codage visuel de la grammaire, utilisation du langage écrit. La combinaison de ces différentes techniques est souvent préconisée, suivant les besoins de l'enfant. Par exemple, le programme Makaton[2] propose d'adjoindre au langage oral des signes et/ou des pictogrammes (Franc, 2001; Gasser, 2004). Dans le cadre d'activités logopédiques ciblées sur le traitement morphosyntaxique, tant que l'identification des seuls mots écrits représente un coût cognitif modéré à important, l'utilisation prolongée du français ponctué de signes et des pictogrammes s'avère généralement bénéfique. En effet, l'association des signes et/ou des pictogrammes aux productions orales est susceptible d'aider l'enfant à identifier et mémoriser les mots et leur ordre d'apparition au sein de la chaîne parlée. Malheureusement, les pictogrammes et surtout le français ponctué de signes ne permettent pas un codage complet du langage oral et de sa morphosyntaxe. En effet, les mots abstraits et certaines marques morphosyntaxiques paraissent difficilement imageables (par exemple : spécial, en). Par ailleurs, la modalité signée du français ponctué de signes ne rend pas compte de toutes les caractéristiques et constructions morphosyntaxiques du français oral (par exemple : ... ne... pas..., se laver, mon/ma/mes). Ces deux approches ne sont donc pas complètement satisfaisantes. C'est pourquoi, chez l'enfant dysphasique plus âgé, pour qui l'identification des mots écrits représente un coût cognitif faible, l'utilisation du langage écrit tend à supplanter l'usage des pictogrammes et du français ponctué de signes. Quant au système de codage visuel de la grammaire, il peut être utilisé indépendamment de toute autre technique (par exemple : la méthode des jetons, de Becque et Blot, 1994) ou en association avec les pictogrammes ou le langage écrit (par exemple : encadrer en rose les propositions relatives écrites). Il permet un apprentissage explicite des règles morphosyntaxiques implicitement apprises par les enfants au développement typique. Toutes ces techniques, à l'exception, bien sûr, du langage écrit, sont abandonnées lorsque l'enfant n'en a plus besoin.

2. AAD Makaton : 3, résidence Les Terrasses, 40, rue de Wagram, 85000 La Roche-sur-Yon, France. Tél. : (00 33) 2 51 05 96 77. Mail. : makaton@laposte.net. Adresse Internet : http://www.makaton.fr/accueil.html.

Le second type de diminution de la charge en mémoire consiste à agir sur le contenu du langage présenté, en évitant de poser des exigences trop importantes sur le plan phonologique en expression et en utilisant un vocabulaire connu ainsi que des scripts, événements très fréquents de la vie quotidienne (Fey et Proctor-Williams, 2000; Potier, 2003). Par exemple, en cas d'entraînement de la compréhension puis de l'expression de phrases comportant des propositions relatives en « qui », il est essentiel de vérifier au moins deux conditions préalables. Premièrement, au niveau lexical, les mots employés dans les phrases en question doivent pouvoir être compris et produits sans aucune difficulté. Ils ne doivent pas occasionner de trouble d'évocation. D'autre part, au plan phonologique, ils doivent être relativement simples à produire et suffisamment éloignés les uns des autres, pour être identifiables par le logopède dès la première écoute, même si la parole de l'enfant s'avère peu intelligible. Concrètement, l'on pourrait choisir les mots « chat », « lapin », « marron » et « pousser », pour travailler sur des phrases telles que « le chat pousse le lapin qui est marron », « le chat qui est marron pousse le lapin » ou « le chat qui pousse le lapin est marron ».

Notons que ces deux manières de diminuer la charge en mémoire de travail donnent d'assez bons résultats (Ellis Weismer, 2000).

> Une belle démonstration appliquée à la dysphasie est celle d'Ebbels et van der Lely (2001), chercheurs supposant un déficit spécifiquement grammatical à l'origine des troubles langagiers de ces enfants. Ces auteurs mesurent l'efficacité d'une rééducation méta-syntaxique auprès de quatre adolescents dysphasiques, dont les résultats sont inférieurs à -2 écarts-types de la moyenne sur les deux versants du langage. L'entraînement porte sur la capacité à comprendre et à produire des phrases actives et passives. Il se déroule pendant environ huit mois, au rythme moyen de 45 minutes par semaine. Les participants apprennent à utiliser un système de codage (formes, couleurs, flèches) pour comprendre et utiliser des règles grammaticales ciblées. Le traitement a un effet significatif pour trois adolescents sur quatre. On observe un accroissement des scores du quatrième enfant pour la voix passive, mais cette amélioration n'est pas suffisante pour atteindre le seuil statistique de significativité. Ainsi, un entraînement relativement prolongé, ne délaissant pas le travail de la compréhension et proposant l'utilisation d'un support visuel, paraît présenter une assez bonne efficacité auprès d'enfants dysphasiques. L'intérêt de cette approche reste néanmoins à confirmer auprès d'un plus grand nombre d'enfants et sur une plus large gamme de structures morphosyntaxiques.

D'après nous, en cas de troubles expressifs et réceptifs sévères, toute forme morphosyntaxique dont la maîtrise est déficitaire sur les deux versants doit être entraînée en respectant une progression en deux étapes. La première phase concerne le travail en réception et comporte trois stades. Le premier porte sur la prise de connaissance de la règle morphosyntaxique. Dans l'idéal, c'est l'enfant lui-même qui identifie la procédure grammaticale. Pour faciliter cette opération, le thérapeute décrit oralement un ensemble de situations dessinées, en insistant oralement sur le contraste morphosyntaxique ciblé. Par exemple, pour amener l'enfant à comprendre et à produire des mots suffixés dont la forme morphologique du féminin est marquée par le phonème final /z/, le logopède désigne successivement les images de la figure 5.1 en

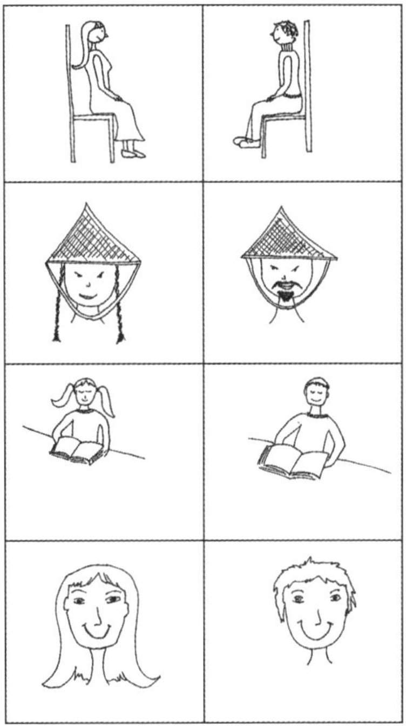

FIGURE 5.1. **Support imagé pour l'identification de la règle morphosyntaxique.**

disant : « Assise, assis, chinoise, chinois, travailleuse, travailleur, heureuse, heureux. Qu'est-ce que tu entends à la fin de tous ces mots ? » (le thérapeute montre les images de gauche), « Qu'est-ce que ces mots ont de pareil ? À ton avis, pourquoi je dis toujours /z/ à la fin de ces mots ? ».

Dans un deuxième temps, l'enfant est invité à énoncer et représenter visuellement la règle, par le moyen qui lui convient le mieux : des mots écrits, des schémas, des symboles, des dessins, etc. Dans notre exemple, la règle pourrait être verbalisée de la façon suivante : « Pour certains mots, mais pas tous, quand on entend /z/ à la fin, c'est qu'on parle d'une fille ; sinon, c'est qu'on parle d'un garçon » (figure 5.2).

Le troisième stade du travail en réception concerne l'application de la règle. Les tâches proposées doivent d'abord être simples : manipuler des objets ou désigner des images sur consigne orale (par exemple : Rééducos, de Leblanc, 2004). Dans notre exemple, nous pourrions proposer à l'enfant la consigne suivante : « Une personne parle. À toi de deviner si c'est une fille ou un garçon : "je suis anglaise", "je suis peureux" », etc. Les tâches proposées par la suite sont de plus en plus compliquées. Suivant la forme grammaticale ciblée, nous pourrions envisager d'augmenter la vitesse de production des consignes orales, de réduire l'accentuation vocale des morphèmes cibles, d'abandonner progressivement le support écrit de la règle, de réaliser des tâches de jugement morphosyntaxique, d'appliquer la règle à des néologismes puis des pseudo-mots, de mettre en correspondance des énoncés de sens identique et de formes

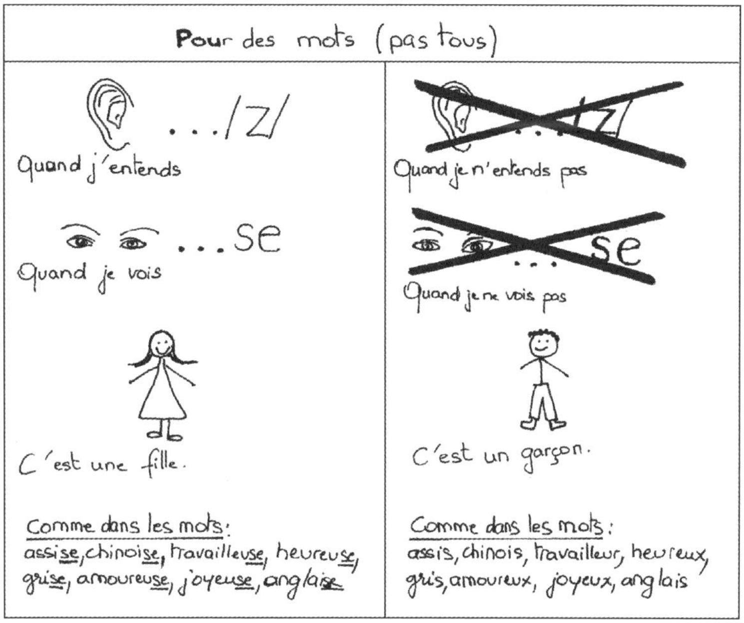

FIGURE 5.2. **Représentation visuelle de la règle.**

différentes (dans le cas du travail de compréhension des voix actives et passives, notamment), etc. Dans notre exemple, nous pourrions proposer les consignes suivantes : « Tu dois dire si je parle bien ou non : "Caroline est amoureux" » ; ou encore, avec des phrases plus longues et des mots moins fréquents : « Tout le monde évite Madame Janssens car elle est odieux ».

Si l'enfant est capable de réaliser de telles tâches, la seconde phase, dont l'objectif concerne l'expression, se résume souvent à l'application de la même règle avec des tâches simples puis de plus en plus complexes. Pour illustrer le caractère progressif de la rééducation, ajoutons que le même type d'activités pourrait ensuite être proposé, non plus en genre conceptuel (par exemple : des garçons *jaloux* vs des filles *jalouses*) mais grammatical (par exemple : un sac *gris* vs une voiture *grise*), puis avec une opposition morphophonologique moins saillante, portant par exemple sur une consonne occlusive sourde (par exemple : /t/, dans « contente »). Enfin, suite à cette phase d'apprentissage formel, une phase de stimulation fonctionnelle peut être effectuée, en s'inspirant par exemple des activités présentées par Monfort et Juarez Sanchez (2001) et des jeux proposés par Kuhl-Aubertin (2009), Stanké et Tardieu (1999), Damoy, Lemille et Macchi (2005). Dans notre exemple, nous pourrions fabriquer un jeu composé de paires de cartes identiques, sur lesquelles apparaissent un garçon ou une fille, illustrant l'un des adjectifs suivants : fort/forte, rigolo /rigolote, méchant/méchante, etc. (pour des dessins, *cf.* Rosenstiehl, 1987). À tour de rôle, les joueurs demanderaient à leur partenaire une carte pour compléter leur paire, par exemple : « donne-moi "je suis contente" », le but du jeu étant de constituer le plus de paires au cours de la partie.

Technique inspirée des modèles de production du langage

Les modèles de production du langage (Bock et Levelt, 1994 ; Pillon et de Partz, 2003 ; Segui et Ferrand, 2000) distinguent en général une étape d'encodage grammatical, au cours de laquelle les informations conceptuelles sont appariées avec les éléments morphosyntaxiques appropriés. Le modèle de Garrett (1980), par exemple, postule que cette étape se décompose en deux niveaux distincts et successifs. Le niveau dit fonctionnel consiste en l'identification des items lexicaux et l'attribution, à chacun, d'une fonction grammaticale (par exemple : sujet, objet) reflétant les relations thématiques (par exemple : agent, patient) qui les unissent. Le niveau positionnel met en place un cadre syntaxique dans lequel est précisé l'ordre des éléments lexicaux et les informations nécessaires à la sélection des morphèmes grammaticaux.

Dans la pratique clinique, il est possible d'analyser les productions erronées d'un patient en fonction de ces deux étapes et de construire un traitement visant à rendre plus efficient le ou les niveaux défaillants.

> L'étude de cas réalisée par Bryan (1997) illustre bien cette approche. Elle présente la rééducation logopédique des troubles morphosyntaxiques expressifs d'un petit garçon de 5;10 ans dont les capacités réceptives se situent dans la norme. Comme dans les techniques de diminution de la charge en mémoire, un système de codage de couleurs est utilisé. Toutefois, il n'est pas employé pour coder la grammaire de surface de la phrase (par exemple : noms, verbes, déterminants) mais la structure argumentale des énoncés et les rôles thématiques (par exemple : agent, patient). Ces derniers sont progressivement introduits, associés à des mots interrogatifs et à des couleurs (par exemple : agent/qui ? /orange, thème/quoi ? /vert, locatif/où ? /rouge). L'enfant est invité à réaliser divers types d'activités, comme la remise en ordre de cartes colorées ou la production d'énoncés à partir d'une suite de cartes. L'originalité de cette remédiation est donc de proposer un travail approfondi au niveau fonctionnel et non positionnel, purement grammatical. Cette étude de cas, qui montre un certain succès, souligne l'importance de tenir compte de l'interface sémantico-syntaxique, au-delà du seul niveau morphosyntaxique.

Techniques d'optimisation des interactions langagières quotidiennes

Au cours de conversations, de jeux partagés ou de lecture d'albums, l'adulte peut adopter diverses attitudes visant à favoriser les progrès langagiers de l'enfant, au plan morphosyntaxique. À ce sujet, les recherches se centrent essentiellement sur trois types de comportements. Premièrement, au cours de *reformulations*, l'adulte reprend les énoncés de l'enfant en les corrigeant (par exemple : l'enfant : « voiture roule » ; l'adulte : « Oui, la voiture roule »). Deuxièmement, le *modelling*, c'est-à-dire le modèle verbal répété, consiste, pour l'adulte, à adresser à l'enfant une dizaine de phrases contenant une forme grammaticale cible, puis à lui demander de produire ou compléter un énoncé, sur le même modèle morphosyntaxique (par exemple : l'adulte : « Sur l'image, on voit un garçon qui caresse un lapin, ici tu vois une dame qui porte une valise, là j'aperçois une fille qui attrape un chat (...) ici, que vois-tu ? Tu vois... » ; l'enfant : « un garçon qui pousse une voiture »). Troisièmement, le thérapeute peut demander à l'enfant de *répéter* immédiatement ou de manière différée une structure grammaticale cible.

Selon la revue de Fey et Proctor-Williams (2000), toutes ces approches facilitent le développement de formes grammaticales chez les enfants présentant un TSL. Ce résultat encourageant reste à relativiser, car la majorité de ces études est essentiellement réalisée auprès d'enfants semblant présenter une atteinte uniquement expressive (Camarata, Nelson et Camarata, 1994; Nelson, Camarata, Welsh, Butkovsky et Camarata, 1996). Lorsque des troubles de compréhension sont relevés, ils s'avèrent modérés (Connell et Stone, 1992; Fey, Cleave et Long, 1997; Fey, Cleave, Long et Hugues, 1993). Par ailleurs, chacune de ces attitudes présente des avantages et des inconvénients. La méthode des reformulations maintient un contexte d'échange écologique, où les structures morphosyntaxiques conservent leurs fonctions communicatives. De plus, elle ne risque pas de bloquer l'enfant, puisqu'aucun effort expressif n'est exigé. Cependant, elle ne permet de travailler que les structures qui sont produites par l'enfant. Quant aux techniques de *modelling* et d'imitation, elles se prêtent plus à l'apprentissage de structures grammaticales précises, mais semblent moins respecter le cadre de communication « naturel ». Elles nécessitent de récompenser les efforts de production de l'enfant, par un renforcement positif verbal, c'est-à-dire des compliments, des félicitations (par exemple : « Bravo, tu as essayé de bien parler ») ou un renforcement contingent (par exemple : voir un court dessin animé, recevoir un jeton) (Bowen, 2007).

Dans la pratique clinique, ces trois techniques (reformulation, *modelling* et répétition) peuvent être complétées par les trois suivantes. Premièrement, réaliser une *expansion*, ce qui consiste, pour l'adulte, à reprendre l'énoncé de l'enfant, en le complétant (par exemple : l'enfant : « Le monsieur entre dans la maison »; l'adulte « Oui, le monsieur qui porte un chapeau entre dans la maison »). Deuxièmement, il est possible de produire des *auto-verbalisations*, qui sont des commentaires, par l'adulte, de ses propres actions (par exemple : « Je mets le couvert »). Enfin, au cours de verbalisations parallèles, l'adulte peut *commenter* les actions de l'enfant (par exemple : « Tu as mis ton cartable sur ton dos »). Ces six techniques peuvent être utilisées par le logopède et les parents de l'enfant dysphasique et complétées par des propositions d'intervention plus variées, dans le cadre d'un accompagnement parental visant à rétablir ou à maintenir la qualité des interactions comportementales parents-enfants souvent perturbées par la dysphasie (Monfort et Juarez Sanchez, 2000). À ce sujet, les outils et formations proposées par Dialogoris[3] représentent un cadre précieux de réflexion et d'orientation de l'action thérapeutique (Antheunis, Ercolani-Bertrand et Roy, 2006).

Évaluation de l'efficacité des traitements logopédiques sur les compétences morphosyntaxiques

La méta-analyse de Law, Garrett et Nye (2004) apporte des informations générales instructives à propos de l'efficacité d'interventions destinées à améliorer les compétences expressives et réceptives d'enfants présentant un retard

3. Dialogoris Formation : 33, rue de l'Hôtel de Ville, 54260 Longuyon, France. Adresse Internet : http://www.dialogoris.com/Accueil/tabid/36/language/fr-FR/Default.aspx.

ou un trouble du langage. Huit études contribuent à l'analyse du domaine morphosyntaxique. Leurs résultats tendent à montrer que les thérapies peuvent être efficaces auprès des enfants souffrant de difficultés morphosyntaxiques en production, s'ils ne présentent pas conjointement de déficit sévère sur le versant réceptif. Lorsque les compétences relatives à ce dernier versant sont altérées, peu de preuves sont relevées en faveur d'interventions efficaces. Par ailleurs, il n'existe aucune différence significative entre l'intervention effectuée par un professionnel et celle pratiquée par des parents entraînés à la thérapie. Enfin, une durée de traitement de plus de huit semaines semble constituer un facteur potentiel de résultats cliniques positifs.

D'autre part, des informations concernant le décours temporel du programme de remédiation et la nature de cette dernière sont apportées par l'étude de Tyler, Lewis, Haskill et Tolbert (2003). Ces auteurs comparent l'efficacité de différents traitements sur les compétences morphosyntaxiques d'enfants présentant une altération phonologique et langagière à dominante expressive. Ils proposent quatre types d'intervention d'une durée égale à 24 semaines :

1. un entraînement morphosyntaxique (EM) de douze semaines consécutives, suivi d'un entraînement phonologique (EP) de douze semaines;
2. un EP de douze semaines consécutives, suivi d'un EM de douze semaines;
3. un entraînement de 24 semaines avec une alternance hebdomadaire d'objectifs phonologiques et morphosyntaxiques;
4. un entraînement comportant 24 semaines de deux séances, chaque séance comportant un double objectif phonologique et morphosyntaxique.

Les améliorations morphosyntaxiques sont les plus importantes dans la troisième condition, qui alterne les interventions phonologiques et morphosyntaxiques. Nous pouvons en effet supposer que, dans ce cas, d'une part l'apprentissage est suffisamment long dans chaque domaine pour pouvoir être efficace; d'autre part, l'alternance entre chaque domaine est suffisamment fréquente pour qu'une éventuelle amélioration des compétences dans l'un des domaines puisse avoir un effet sur l'apprentissage dans l'autre, *via* l'interface morphophonologique. Quoi qu'il en soit, ceci tend à montrer qu'une alternance d'objectifs phonologiques et morphosyntaxiques à une fréquence régulière et modérée peut être efficace, en cas de déficit dans les domaines de la parole et du langage.

Conclusion

Face aux difficultés morphosyntaxiques des enfants présentant des troubles du langage oral, le logopède peut avoir recours à diverses approches remédiatives, notamment le programme *Fast ForWord-Language*, des techniques de diminution de la charge en mémoire, une proposition thérapeutique utilisant les modèles de production du langage, enfin, des techniques d'optimisation des interactions langagières quotidiennes, utilisées dans le cadre plus général de l'accompagnement parental. Toutes ces approches ne sont pas équivalentes : certaines paraissent plus adaptées à certains profils morphosyntaxiques qu'à d'autres. Par exemple, les techniques d'optimisation des interactions langagières quotidiennes semblent assez efficaces, à elles seules, lorsque les troubles morphosyntaxiques s'avèrent essentiellement expressifs. En revanche, s'il s'agit de troubles touchant les deux versants du langage, comme c'est souvent le cas chez les enfants dysphasiques, les techniques de diminution de la charge en mémoire, avec un codage visuel des informations morphosyntaxiques donnent des résultats assez encourageants. Cela ne signifie pas pour autant que les techniques d'optimisation des interactions langagières soient inopérantes, dans ces situations : elles sont nécessaires mais insuffisantes. En résumé, en cas de trouble morphosyntaxique sévère, dans le cadre d'une remédiation intensive et longue, il semble approprié de combiner plusieurs des techniques évoquées précédemment, de privilégier un entraînement par analyse morphosyntaxique approfondie plutôt que par mécanisme de répétition, et enfin, de tirer profit des interactions entre la grammaire et d'autres composantes, en particulier la sémantique et la phonologie.

À l'avenir, la qualité des interventions logopédiques auprès des enfants dysphasiques pourrait être améliorée, si un plus grand nombre de recherches concernait l'évaluation de l'efficacité des divers types de traitement. À ce propos, certains domaines restent peu explorés. C'est le cas de la morphologie constructionnelle, c'est-à-dire des capacités des enfants dysphasiques à traiter les mots composés et dérivés (préfixés et suffixés). On peut par exemple se demander quels seraient les éventuels effets d'un entraînement de ces habiletés sur les autres composantes langagières. De manière plus générale, plusieurs auteurs suggèrent qu'un entraînement non linguistique peut avoir des répercussions langagières positives, auprès d'enfants présentant des troubles du langage oral (Ebert et Kohnert, 2009). Cette hypothèse intéressante semble insuffisamment étudiée et l'on a encore beaucoup à apprendre à ce sujet, en particulier en ce qui concerne la nature des liens entre les habiletés logiques et morphosyntaxiques ainsi que les possibles effets morphosyntaxiques d'un entraînement des capacités de raisonnement.

Références

Antheunis, P., Ercolani-Bertrand, F., & Roy, S. (2006). *Dialogoris 0–4 ans Orthophoniste.* Nancy : Com Medic.

Audollent, C., & Tuller, L. (2003). La dysphasie : quelles séquelles en français? *Approche neuropsychologique des apprentissages chez l'enfant*, (74–75), 264–270.

Bishop, D. V. M. (1997). Grammatical knowledge in sentence comprehension. In D. V. M. Bishop (Ed.), *Uncommon understanding. Development and language disorders in children* (pp. 115–153). Hove, UK : Psychology Press.

Bishop, D. V. M., Adams, C. V., & Rosen, S. (2006). Resistance of grammatical impairment to computerized comprehension training in children with specific and non-specific language impairments. *International Journal of Language & Communication Disorders*, *41* (1), 19–40.

Bock, K., & Levelt, W. J. M. (1994). Language production : grammatical encoding. In M. A. Gernsbacher (Ed.), *Handbook of Psycholinguistics* (pp. 945–984). San Diego : Academic Press.

Bowen, C. (2007). Les techniques et les attitudes de soutien. In *Les difficultés phonologiques chez l'enfant. Guide à l'intention des familles, des enseignants et des intervenantes en petite enfance* (pp. 47–56). Montréal : Chenelière Éducation.

Bowen, C. (2011). *Brown's stages of syntactic and morphological development*. Consulté de http://speech-language-therapy.com/index.php?option=com_content&view=article&id=33:brownsstages&catid=11 : admin.
Bragard, A., Collette, E., & Schelstraete, M. (2009). Évaluation de la morphosyntaxe chez l'enfant. *Rééducation Orthophonique*, 238, 83–100.
Brin, F., Courrier, C., Lederlé, E., & Masy, V. (2004). *Dictionnaire d'orthophonie*. Isbergues : OrthoÉdition.
Brown, R. (1973). *A first language. The early stages*. Cambridge, M. A : Harvard University Press.
Bryan, A. (1997). Colourful semantics : thematic role therapy. In S. Chiat, J. Law, & J. Marshall (Eds.), *Language disorders in children and adults. Psycholinguistic approaches to therapy* (pp. 143–161). London : Whurr Publishers.
Camarata, S. M., Nelson, K. E., & Camarata, M. N. (1994). Comparison of conversational-recasting and imitative procedures for training grammatical structures in children with specific language impairment. *Journal of Speech and Hearing Research*, 37 (6), 1414–1423.
Chauvin-Tailland, B., & George, F. (2002). Communiquer avec les idéo-pictogrammes. In C. Pech-Georgel, & F. George (Eds.), *Approches et remédiations des dysphasies et dyslexies* (pp. 97–111). Marseille : Solal.
Chevrie-Muller, C. (2007). Troubles spécifiques du développement du langage (TSDL). «Dysphasies de développement». In C. Chevrie-Muller, & J. Narbona (Eds.), *Le langage de l'enfant. Aspects normaux et pathologiques* (pp. 361–419). Paris : Masson.
Chillier, L., Arabatzi, M., Baranzini, L., Cronel-Ohayon, S., Deonna, T., Dubé, S., Franck, J., et al. (2001). *The acquisition of French pronouns in normal children and in children with specific language impairment (SLI)* Proceedings of Early Lexicon Acquisition (CD- Rom, Lyon, December 5–8).
Connell, P. J., & Stone, C. A. (1992). Morpheme learning of children with specific language impairment under controlled instructional conditions. *Journal of Speech and Hearing Research*, *35* (4), 844–852.
Cronel-Ohayon, S. (2004). *Étude longitudinale d'une population d'enfants francophones présentant un trouble spécifique du développement du langage : aspects syntaxiques*. Genève : Université de Genève (Thèse de doctorat non publiée).
Crystal, D. (1992). *Profiling linguistic disability*. London : Whurr Publishers.
Crystal, D., Fletcher, P., & Garman, M. (1989). *The grammatical analysis of language disability. A procedure for assessment and remediation*. London : Whurr Publishers.
Damoy, C., Lemille, V., & Macchi, L. (2005). *Cartasyntax*. Paris : Mot-à-Mot.
de Becque, B., & Blot, S. (1994). *La méthode des jetons*. Isbergues : OrthoÉdition (n'est plus éditée).
Deltour, J. (2002). *TCGR. Test de closure grammaticale. Version révisée*. Braine-le-Château : Application des Techniques Modernes (n'est plus édité).
Dussart, T. (2009). Approche rééducative de la morphosyntaxe chez les enfants dysphasiques. *Rééducation Orthophonique*, *238*, 143–151.
Ebbels, S., & van der Lely, H. K. J. (2001). Meta-syntactic therapy using visual coding for children with severe persistent SLI. *International Journal of Language & Communication Disorders*, *36*, 345–350.
Ebert, K. D., & Kohnert, K. (2009). Non-linguistic cognitive treatment for primary language impairment. *Clinical Linguistics & Phonetics*, 23 (9), 647–664.
Ellis Weismer, S. (2000). Intervention for children with developmental language delay. In D. V. M. Bishop, & L. B. Leonard (Eds.), *Speech and language impairments in children: causes, characteristics, intervention and outcome* (pp. 157–176). Hove : Psychology Press.
Fayasse, M., Comblain, A., & Rondal, J. A. (1994). BEMS : batterie d'évaluation de la morphosyntaxe : développement, évaluation, et lignes d'action. *Informations pédagogiques*, *12*, 2–15. Retrouvé sur http://www.restode.cfwb.be/download/infoped/info12a.pdf.

Fey, M. E., Cleave, P. L., & Long, S. H. (1997). Two models of grammar facilitation in children with language impairments: phase 2. *Journal of Speech, Language, and Hearing Research*, *40* (1), 5–19.

Fey, M. E., Cleave, P. L., Long, S. H., & Hughes, D. L. (1993). Two approaches to the facilitation of grammar in children with language impairment: an experimental evaluation. *Journal of Speech and Hearing Research*, *36* (1), 141–157.

Fey, M. E., & Proctor-Williams, K. (2000). Recasting, elicited imitation and modelling in grammar intervention for children with specific language impairments. In D. V. M. Bishop, & L. B. Leonard (Eds.), *Speech and language impairments in children : causes, characteristics, intervention and outcome* (pp. 177–194). London : Psychology Press.

Franc, S. (2001). La communication augmentée : principes. Un système original : le programme Makaton. *Rééducation Orthophonique*, *205*, 141–150.

Franck, J., Cronel-Ohayon, S., Chillier, L., Frauenfelder, U. H., Hamann, C., Rizzi, L., *et al.* (2004). Normal and pathological development of subject-verb agreement in speech production : a study on French children. *Journal of Neurolinguistics*, *17* (2–3), 147–180.

Garrett, M. F. (1980). Levels of processing in sentence production. In B. Butterworth (Ed.), In *Language production* Vol. 1. (pp. 177–220). London : Academic Press.

Gasser, F. (2004). Makaton et dysphasie : utilisation d'un système de communication multimodal. *Approche neuropsychologique des apprentissages chez l'enfant*, *76–77*, 108–110.

George, F. (2007). Prise en charge rééducative des enfants dysphasiques. In C. Pech-Georgel, & F. George (Eds.), *Prises en charge rééducatives des enfants dysphasiques* (pp. 41–60). Marseille : Solal.

Gérard, C. (1993). *L'enfant dysphasique*. Bruxelles : De Boeck Université.

Hamann, C., Ohayon, S., Dube, S., Frauenfelder, U. H., Rizzi, L., Starke, M., *et al.* (2003). Aspects of grammatical development in young French children with SLI. *Developmental Science*, 6 (2), 151–158.

Jakubowicz, C. (2003). Hypothèses psycholinguistiques sur la nature du déficit dysphasique. In C. Gérard, & V. Brun (Eds.), *Les dysphasies* (pp. 23–70). Paris : Masson.

Jakubowicz, C., & Nash, L. (non publié). Why accusative clitics are avoided in normal and impaired language development. In C. Jakubowicz, L. Nash, & K. Wexler (Eds.), *Essays in syntax, morphology and phonology in SLI*. Cambridge, M. A. : MIT Press.

Jakubowicz, C., Nash, L., Rigaut, C., & Gérard, C. (1998). Determiners and clitic pronouns in French-speaking children with SLI. *Language Acquisition*, 7 (2–4), 113–160.

Karmiloff-Smith, A. (1979). *A functional approach to child language*: a study of determiners and reference. Cambridge, UK : Cambridge University Press.

Kuhl-Aubertin, M. (2009). *Apprendre la grammaire avec des jeux de cartes en développant des structures langagières*. Paris : Retz.

Law, J., Garrett, Z., & Nye, C. (2004). The efficacy of treatment for children with developmental speech and language delay/disorder: a meta-analysis. *Journal of Speech, Language, and Hearing Research*, 47 (4), 924–943.

Le Normand, M. (2003). Retards de langage et dysphasies. In J.-A. Rondal, & X. Seron (Eds.), *Troubles du langage. Bases théoriques, diagnostic et rééducation* (pp. 727–747). Sprimont : Mardaga.

Le Normand, M. T. (2007). Modèles psycholinguistiques du développement du langage. In C. Chevrie-Muller, & J. Narbona (Eds.), *Le langage de l'enfant. Aspects normaux et pathologiques* (pp. 35–56). Paris : Masson.

Leblanc, I. (2004). *Rééducos. Matériel pour la rééducation des troubles de la compréhension syntaxique*. Isbergues : OrthoÉdition (N'est plus édité).

Leclercq, A. L. (2009). Impact d'une limitation des capacités de traitement sur la compréhension morphosyntaxique. *Rééducation Orthophonique*, *238*, 47–61.

Lecocq, P. (1996). *L'E.CO.S.SE. Une épreuve de compréhension syntaxico-sémantique*. Villeneuve d'Ascq : Presses Universitaires du Septentrion.

Leonard, L. B. (1998). *Children with specific language impairment.* Cambridge, MA : MIT Press.
Leonard, L. B., Miller, C. A., & Owen, A. J. (2000). The comprehension of verb agreement morphology by English-speaking children with specific language impairment. *Clinical Linguistics & Phonetics, 14* (6), 465–481.
Lewis, R. E., & Penn, C. (1996). *Language therapy. A programme to teach English.* London : Whurr Publishers.
Maillart, C. (2003). *Origine des troubles morphosyntaxiques chez des enfants dysphasiques.* Louvain-la-Neuve : Université Catholique de Louvain (Thèse de doctorat en logopédie, non publiée).
Maillart, C., Parisse, C., & Tommerdahl, J. (2010, juin). *F-LARSP. French Language Assessment Remediation and Screening Procedure.* Diaporama présenté au congrès «13th Meeting of the International Clinical Phonetics and Linguistics Association», Oslo. Retrouvé sur http://orbi.ulg.ac.be/handle/2268/69095.
Maillart, C., & Schelstraete, M. A. (2003). Sentence processing strategies in French-speaking children with SLI: a study of morphosyntactic cues. *Journal of Multilingual Communication Disorders, 1* (3), 201–209.
Maillart, C., & Schelstraete, M. A. (2005). Grammaticality judgment in French-speaking children with specific language impairment. *Journal of Multilingual Communication Disorders, 3* (2), 103–109.
Monfort, M., & Juarez Sanchez, A. (2000). L'intervention centrée sur l'interaction familiale dans les cas de troubles graves du développement du langage. *Rééducation Orthophonique, 203,* 125–138.
Monfort, M., & Juarez Sanchez, A. (2001). *L'intervention dans les troubles graves de l'ac quisition du langage et les dysphasies développementales Une proposition de modèle interactif.* Isbergues : OrthoÉdition.
Nelson, K. E., Camarata, S. M., Welsh, J., Butkovsky, L., & Camarata, M. N. (1996). Effects of imitative and conversational recasting treatment on the acquisition of grammar in children with specific language impairment and younger language-normal children. *Journal of Speech, Language, and Hearing Research, 39* (4), 850–859.
Paradis, J., & Crago, M. (2000). Tense and temporality: a comparison between children learning a second language and children with SLI. *Journal of Speech, Language, and Hearing Research, 43* (4), 834–847.
Paradis, J., Crago, M., & Genesee, F. (2003). Object clitics as clinical marker of SLI in French: evidence from French-English bilingual children. In *Proceedings of the 27th annual Boston University Conference on Language Development, 2* (pp. 638–649).
Parisse, C. (2006). Le bilan morphosyntaxique. In F. Estienne, & B. Piérart (Eds.), *Les bilans de langage et de voix* (pp. 66–87). Paris : Masson.
Parisse, C. (2009). La morphosyntaxe : qu'est-ce que c'est ? Application au cas de la langue française. *Rééducation Orthophonique, 47* (238), 7–20.
Parisse, C., & Le Normand, M. T. (2000). How children build their morphosyntax: the case of French. *Journal of Child Language,* 27 (2), 267–292.
Parisse, C., & Le Normand, M. T. (2001). Local and global characteristics in the development of morphosyntax by French children. *First Language, 21* (62), 187–203.
Parisse, C., & Maillart, C. (2004). Le développement morphosyntaxique des enfants présentant des troubles de développement du langage : données francophones. *Enfance, 1,* 20–35.
Piérart, B. (2004). Introduction : les dysphasies chez l'enfant : un développement en délai ou une construction langagière différente ? *Enfance, 1,* 5–19.
Piérart, B., Comblain, A., Grégoire, J., & Mousty, P. (2010). *Isadyle.* Marseille : Solal.
Pillon, A., & de Partz, M. P. (2003). Aphasies. In J.-A. Rondal, & X. Seron (Eds.), *Troubles du langage. Bases théoriques, diagnostic et rééducation* (pp. 659–699). Sprimont : Mardaga.

Pizzioli, F., & Schelstraete, M. A. (2008). The argument-structure complexity effect in children with specific language impairment: evidence from the use of grammatical morphemes in French. *Journal of Speech, Language, and Hearing Research*, *51* (3), 706–721.

Pizzioli, F., & Schelstraete, M. A. (2011). Children with specific language impairment: the effect of argument-structure complexity on auditory sentence comprehension. *Clinical Linguistics & Phonetics*, *25* (1), 1–22.

Potier, D. (2003). La rééducation orthophonique de l'enfant dysphasique. In C. Gérard, & V. Brun (Eds.), *Les dysphasies* (pp. 105–110). Paris : Masson.

Romagny, D. A. (2008). Renforcer les pistes de rééducation orthophonique. In D. A. Romagny (Ed.), *Repérer et accompagner les troubles du langage. Outils pratiques, mesures pédagogiques, adaptatives et rééducatives* (pp. 127–143). Lyon : Chronique Sociale.

Rondal, J. A. (1997). *L'évaluation du langage*. Sprimont : Mardaga.

Rondal, J. A. (1999). *Comment le langage vient aux enfants*. Bruxelles : Labor.

Rosenstiehl, A. (1987). *Larousse des tout-petits. Les adjectifs*. Paris : Larousse.

Roulet, L. (2007). L'accord grammatical en genre dans la dysphasie de développement. *Psychologie française*, *52*, 55–70.

Roulet, L., Gonin, C., & Jakubowicz, C. (2004). Le calcul syntaxique de l'accord de genre entre le déterminant et le nom : les enfants dysphasiques diffèrent-ils des enfants normaux ? In L. Ferrand, & J. Grainger (Eds.), *Psycholinguistique cognitive : essais en l'honneur de Juan Segui* (pp. 329–347). Bruxelles : De Boeck Université.

Schelstraete, M. A., Bragard, A., Collette, E., Nossent, C., & Van Schendel, C. (2011). *Traitement du langage oral chez l'enfant. Interventions et indications cliniques*. Issy-les-Moulineaux : Masson.

Schwartz, R. G. (2009). Specific language impairment. In R. G. Schwartz (Ed.), *The handbook of child language disorders* (pp. 3–43). New York : Psychology Press.

Segui, J., & Ferrand, L. (2000). *Leçons de parole*. Paris : Odile Jacob.

Stanké, B., & Tardieu, O. (1999). *Une phrase à la fois. Activités morphosyntaxiques*. Mon tréal : Chenelière Éducation.

Tallal, P., Miller, S. L., Bedi, G., Byma, G., Wang, X., Nagarajan, S. S., Schreiner, C., *et al.* (1996). Language comprehension in language-learning impaired children improved with acoustically modified speech. *Science*, *271* (5245), 81–84.

Thal, D., Tobias, S., & Morrison, D. (1991). Language and gesture in late talkers: a one-year follow-up. *Journal of Speech and Hearing Research*, *34* (3), 604–612.

Thomas, R. M., & Michel, C. (1994). Vygotsky et la tradition soviétique. In *Théories du développement de l'enfant. Études comparatives*. Bruxelles : De Boeck Université. (pp. 317–349).

Thordardottir, E. T., & Namazi, M. (2007). Specific language impairment in French-spea king children : beyond grammatical morphology. *Journal of Speech, Language, and Hearing Research*, *50* (3), 698–715.

Trauner, D., Wulfeck, B., Tallal, P., & Hesselink, J. (2000). Neurological and MRI profiles of children with developmental language impairment. *Developmental Medicine and Child Neurology*, *42* (7), 470–475.

Tyler, A. A., Lewis, K. E., Haskill, A., & Tolbert, L. C. (2003). Outcomes of different speech and language goal attack strategies. *Journal of Speech, Language, and Hearing Re search*, *46* (5), 1077–1094.

van der Lely, H. K. J. (2005). Domain-specific cognitive systems : insight from Grammatical-SLI. *Trends in Cognitive Sciences*, *9* (2), 53–59.

van der Lely, H. K. J., & Marshall, C. (2010). Grammatical-Specific Language Impairment: a window onto domain-specificity. In J. Guendouzi, F. Loncke, & M. J. Williams (Eds.), *The handbook of psycholinguistic and cognitive processes. Perspectives in communication disorders* (pp. 403–419). New York : Psychology Press.

CHAPITRE 6

Une initiation à la méthodologie *Evidence-Based Practice*

Illustration à partir d'un cas clinique

C. Maillart, N. Durieux

Les illettrés du XXIe siècle ne seront pas ceux qui ne savent ni lire ni écrire mais ceux qui ne peuvent pas apprendre, désapprendre et réapprendre.

Alvin Toffler, écrivain

Introduction

Chaque clinicien est soucieux d'offrir à ses patients une prise en charge de la meilleure qualité possible, en tenant compte des spécificités de son patient mais aussi de ses préférences. C'est pour répondre à ces enjeux que l'approche *Evidence Based* (littéralement, basée sur des preuves, des données probantes) s'est développée. Cette démarche a d'abord été initiée en médecine, sous l'appellation *Evidence-Based Medicine* (EBM). Sackett, Rosenberg, Muir Gray, Haynes et Richardson (1996) définissent l'EBM de la manière suivante : « *The conscientious, explicit, and judicious use of current best evidence in making decisions about the care of individual patients* » (p. 71). Par extension, ces principes ont été appliqués dans divers domaines, comme par exemple en psychologie clinique et en orthophonie. Dans ces disciplines, il est fait référence à l'*Evidence-Based Practice* (EBP).

Si cette approche est encore peu développée en orthophonie-logopédie dans les pays francophones, elle devient incontournable dans les pays anglophones. Depuis 2005, l'*American Speech-Language-Hearing Association* (ASHA), la principale association professionnelle américaine en orthophonie, recommande d'intégrer les principes de la pratique fondée sur des preuves dans les décisions cliniques pour fournir des soins de qualité. En Grande-Bretagne, l'association professionnelle *Royal College of Speech and Language Therapists* (RCLST) préconise que l'EBP soit intégré à tous les niveaux de la prise en charge orthophonique (RCSLT, 2003, p. 2), allant jusqu'à suggérer que chaque équipe clinique devrait établir une « approche stratégique et systématique pour mettre en place des ressources basées sur des preuves comme base de leur organisation des soins cliniques et du développement des services » (RCSLT, 2006, p. 116). Ce n'est pas un hasard si les associations professionnelles ont adhéré à cette démarche et veillent à la diffuser largement. En effet, l'EBP est une réponse appropriée aux exigences des organisateurs de soin (gouvernement, assurance, etc.) qui demandent de plus en plus fréquemment des données chiffrées et argumentées avant de prendre des décisions en matière de gestion des soins de santé. Là où l'expérience, l'intuition clinique ou les avis d'experts suffisaient à faire rembourser une prise en charge orthophonique précédemment, il faudra de plus en plus souvent montrer que le traitement proposé est justifié, efficace et qu'il dispose d'assises scientifiques solides. Cependant, l'enthousiasme des associations professionnelles vis-à-vis de l'EBP n'est pas uniquement justifié par le fait qu'il constitue une réponse appropriée à de nouvelles contraintes externes, mais plutôt parce qu'il est une véritable opportunité pour faire évoluer les pratiques professionnelles et permettre une meilleure valorisation de l'orthophonie.

L'objectif de ce chapitre est de familiariser le lecteur avec l'EBP. La méthodologie générale est présentée, en détaillant et illustrant chaque étape par des exemples issus de la pratique orthophonique. Un accent particulier est mis sur la recherche d'informations, cette étape s'avérant particulièrement difficile pour les cliniciens (Nail-Chiwetalu et Bernstein Ratner, 2007; Guo, Bain et Willer, 2008). Les limites et les obstacles à l'EBP seront également discutés.

La démarche

Selon Dollaghan (2007), l'EBP est l'intégration des meilleures preuves issues de trois sources distinctes :

- les preuves externes venant de la *recherche* ;
- les preuves internes venant de l'*expérience clinique* ;
- les preuves concernant les préférences d'un *patient* correctement et complètement informé.

Réduire l'EBP à la seule recherche de documents est donc une perception erronée de la démarche préconisée. L'importance équivalente accordée à ces trois sources différentes, au centre desquelles se trouve le clinicien, conduit Dollaghan (2007) à parler d'E^{3}BP. Chaque clinicien est de façon régulière confronté à des incertitudes quant aux choix thérapeutiques ou aux décisions cliniques à prendre pour un patient particulier. L'EBP permet de réduire cette incertitude en aidant l'orthophoniste à trouver des informations complémentaires et à les évaluer.

Pré-requis

L'EBP s'inscrit dans une démarche de développement professionnel. Il ne peut s'appliquer que si plusieurs conditions sont remplies (Dollaghan, 2007). La première condition est la présence d'une incertitude quant au fait qu'une action clinique soit optimale pour un patient. Si la décision thérapeutique est claire et évidente – ce qui est rarement le cas ! – suivre la démarche de l'EBP n'est pas nécessaire. La deuxième condition est liée à l'intégrité professionnelle du praticien. Pour accepter de remettre en cause ses pratiques, il faut faire preuve d'honnêteté intellectuelle, accepter de prendre conscience de ses propres biais et démontrer une certaine ouverture d'esprit face au changement. Enfin, la dernière condition fait référence à l'application des principes qui sous-tendent le raisonnement clinique éthique. Ces principes repris par Kaldjian, Weir et Duffy (2005) sont au nombre de quatre :

- *beneficience* (bénéfice maximum) : l'obligation d'agir dans l'intérêt du patient ;
- *nonmaleficence* (douleur minimum) : l'obligation de ne pas nuire au patient, que ce soit physiquement, psychologiquement, d'un point de vue social, financier ou spirituel ;
- *autonomy* (auto-détermination) : l'obligation de respecter le droit du patient de déterminer ce qu'on lui fait en connaissance des risques et des bénéfices des différentes options possibles ;
- *fairness* (justice) : l'obligation d'agir de façon juste et équitable, de façon non discriminante, c'est-à-dire de traiter de la même façon des patients dans une situation semblable.

Cette capacité à se poser des questions, à remettre continuellement en cause son fonctionnement est un gage de qualité pour la pratique professionnelle. Cette pratique réflexive doit se faire en vue d'une action. Il ne s'agit pas pour le clinicien de devenir un chercheur mais de pouvoir exploiter dans sa pratique les données issues de la recherche. En cela, l'EBP peut être vu comme un pont, un lien, entre les cliniciens et les chercheurs. Comme le résume Barret-Connor (2002, p. 30 cité par Dollaghan, 2007) : « Si vous êtes un clinicien, vous devez croire que vous savez ce qui aidera votre patient ; sinon vous ne pourriez pas consulter, vous ne pourriez pas agir. Si vous êtes un scientifique, vous devez être dans l'incertitude, un scientifique qui ne se pose plus de questions est un mauvais scientifique ».

Il est également important de prendre conscience de ses propres biais subjectifs. Nos croyances nous rendent parfois peu aptes à remettre en cause des décisions qu'on a crues correctes. Il faut être conscient de la possible présence d'un effet d'attente ou du rôle de l'engagement personnel dans l'évaluation. Ainsi, le seul fait d'être persuadé de l'efficacité d'une prise en charge peut amener le clinicien à n'envisager que les éléments qui confortent ses attentes sans prendre en considération des informations contradictoires.

> Par exemple, le clinicien pourrait ne se focaliser que sur l'amélioration des performances du patient en termes d'erreurs sans prendre en considération que le patient a besoin d'énormément de temps pour mettre en place la stratégie apprise, ce qui ne la rend pas très efficace. Les recherches en psychologie sociale suggèrent

que plus un clinicien s'est investi dans la formation à une méthode particulière, moins il sera prêt à remettre en cause la valeur de ce qui lui a été enseigné. L'importance de l'investissement peut être financière (par exemple, une formation très coûteuse; l'achat d'un matériel onéreux) ou en termes de temps consacrés (par exemple, de longues sessions de formation).

Étapes de l'EBP

Sackett, Straus, Richardson, Rosenberg et Haynes (2000, p. 3–4) distinguent cinq étapes différentes afin de respecter cette approche :

- transformer le besoin d'information (sur la prévention, le diagnostic, le pronostic, le traitement, l'étiologie, etc.) en une question clinique à laquelle il est possible de répondre;
- localiser les meilleures données disponibles pour répondre à cette question;
- évaluer ces données de manière critique pour leur validité (absence de biais), leur impact (importance de l'effet) et leur applicabilité (utilité dans un contexte particulier de pratique clinique);
- combiner cette évaluation critique avec la compétence clinique du praticien et les caractéristiques individuelles du patient, ses valeurs et sa situation;
- évaluer l'efficacité de la décision clinique et l'efficience personnelle à exécuter les étapes 1 à 4 et ce, afin d'améliorer le processus de prise de décision pour la question suivante.

Dans la section suivante, les différentes étapes seront détaillées et analysées.

Étape 1 : transformer les besoins d'information en une question clinique précise

Le nombre et la richesse des éléments trouvés lors d'une recherche documentaire dépendent des mots-clés introduits, et, par conséquent, de la façon dont les questions ont été posées. Les tenants de l'EBM, dont l'EBP est issu, distinguent deux types de questions cliniques : les questions cliniques « de base » (*background questions*) et les questions « de premier plan » (*foreground questions*). Les premières répondent aux « *qui*, quoi, quand, où, pourquoi et comment » à propos d'une pathologie, d'une prise en charge ou d'un concept. Ce sont des questions simples. Par exemple, face à un patient qui a entamé une prise en charge relevant de la méthode Tomatis pour traiter un retard de langage oral, l'orthophoniste pourrait poser des questions de base telles que : « Quelle est cette méthode ? », « Comment faut-il l'appliquer ? », « Pourquoi cette méthode est-elle utilisée pour des patients présentant des retards en langage oral ? ». Ces questions sont toutes pertinentes mais elles restent assez générales. Sous cette forme, elles ne permettront pas d'apporter des réponses au clinicien qui a besoin de connaissances applicables à une situation clinique précise, à un patient spécifique.

Le deuxième type de questions cliniques, celles « de premier plan », concerne des questions plus complexes, comparant éventuellement plusieurs éléments :

des traitements, des tests, des indications, etc. Sackett, Straus, Richardson, Rosenberg et Haynes (2000) ont standardisé la démarche de questionnement pour identifier des connaissances spécifiques. Ils ont isolé les quatre composants principaux d'une question, repris sous l'acronyme PICO :

• P = patient/problème : la situation du patient, la population ou le problème posé ;
• I = intervention : un programme, une méthode d'intervention, un test diagnostique, un facteur pronostique, un traitement ;
• C = contrôle/comparaison (si cela est pertinent) : un niveau de base ou un type de prise en charge servant de point de comparaison pour l'intervention choisie ; la comparaison de deux interventions ou expositions ;
• O = objectifs : les objectifs à atteindre, les événements cliniques d'intérêt, qui peuvent comporter une dimension temporelle.

Ainsi, dans notre exemple, seuls les composants « P » (patient qui présente un retard de langage oral) et « I » (méthode Tomatis) sont identifiés. La question devrait être reformulée afin d'y inclure les autres composants.

Concernant le traitement, des questions PICO pourraient être formulées de la manière suivante :

• chez les enfants avec retard de langage (P), est-ce que la stimulation focalisée (I) conduit à une plus grande amélioration lexicale (O) que l'absence de traitement (C) ?
• chez les enfants qui souffrent d'une surdité profonde (P), les scores de lecture à 12 ans (O) sont-ils significativement meilleurs chez les enfants implantés (I) que chez ceux qui n'ont pas eu d'implants cochléaires (C) ?
• les capacités morphosyntaxiques expressives (O) de jeunes enfants présentant un retard de langage (P) s'améliorent-elles plus rapidement si la prise en charge est quotidienne (I) que si elle est moins intensive (C) ?

Concernant le diagnostic, la même logique peut être suivie :

• le test ELO (I) présente-t-il une meilleure sensibilité (O) que la NEEL (C) pour identifier des enfants présentant une dysphasie (P) ?
• quelle est la validité (O) des estimations parentales de l'intelligibilité (I) en comparaison avec une épreuve de répétition de pseudo-mots (C) pour le diagnostic des enfants à risque de trouble du langage (P) ?

Ces exemples montrent que l'ordre des éléments n'est pas important, pourvu qu'ils soient présents. Les composants PICO peuvent prendre des formes assez variées (Dollaghan, 2007). Ainsi, le « P » pourrait être défini largement (par exemple, les enfants d'âge préscolaire qui ont des troubles du langage ; les adolescents qui bégaient) ou plus spécifiquement (par exemple, les enfants d'âge préscolaire qui présentent des difficultés expressives touchant principalement les niveaux phonologiques et morphosyntaxiques ; les adolescents dont le bégaiement persiste après un traitement d'une année). Plus la population sera définie précisément, plus ciblés seront les documents trouvés. Il faut toutefois être conscient que, dans des domaines dans lesquels peu d'études sont publiées, augmenter la précision de la question de recherche conduit parfois à ne plus trouver de références. Le juste niveau de détail peut résulter d'une démarche par essais et erreurs conduisant à identifier un nombre raisonnable de références.

Étape 2 : localiser les meilleures preuves externes disponibles

Une fois la question clinique correctement posée, il s'agit de repérer dans la littérature scientifique les meilleures preuves externes disponibles. Cette recherche ne se fait pas au hasard. Elle nécessite une maîtrise des outils de recherche documentaire et une connaissance des différents types d'études scientifiques disponibles dans la littérature.

Les niveaux de preuve

Les niveaux de preuve désignent le degré de confiance à accorder à une étude, en fonction de sa conception et de sa méthodologie (Greenhalgh, 2010). Ils sont traditionnellement représentés sous la forme d'une pyramide (figure 6.1) : la littérature de synthèse (les méta-analyses et les revues systématiques) se trouve au sommet, suivie des études expérimentales (les essais contrôlés randomisés ou non randomisés), des études d'observation (études de cohortes et études de cas) et des synthèses non méthodiques de la littérature (avis d'experts, notes de cours, ouvrages, etc.) (Greenhalgh, 2010).

Les revues systématiques nécessitent une recherche méthodique et exhaustive des études originales qui pourraient apporter une réponse à la question posée *a priori* et évaluent les caractéristiques individuelles de chacune de ces études. La revue systématique est à distinguer de la revue non méthodique de la littérature, dont la validité scientifique est moindre dans la mesure où l'auteur sélectionne lui-même les études à inclure, le plus souvent sans décrire sa stratégie de recherche et sans justifier ses choix. Dans une méta-analyse, les résultats d'études cliniques comparables sont sommés et recalculés. Les essais

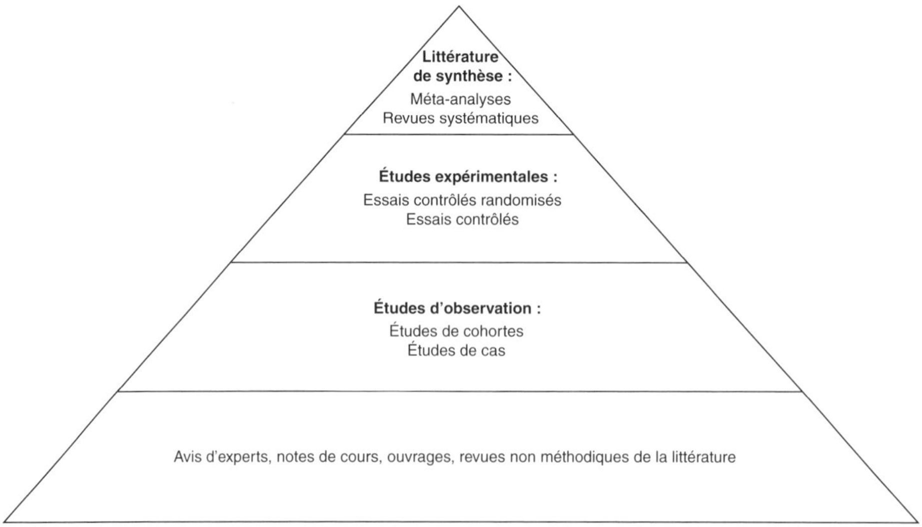

FIGURE 6.1. **Hiérarchisation traditionnelle des niveaux de preuves.**

contrôlés randomisés sont des études expérimentales considérées comme la meilleure façon d'évaluer des interventions cliniques. Idéalement, les patients sont répartis de manière aléatoire en deux groupes – un groupe traité et un groupe contrôle – et les résultats sont analysés en double aveugle, ce qui signifie que ni le patient ni le clinicien ne savent quelle intervention le patient a reçue. Dans une étude de cohorte, un groupe exposé et un groupe contrôle sont comparés mais il n'y a aucune intervention expérimentale; une étude de cohorte peut être soit prospective, soit rétrospective. Une étude de cas est une étude d'observation non contrôlée (c'est-à-dire sans groupe contrôle) sur un nombre limité de sujets.

Bernstein Ratner (2006) relève que pour l'EBP médical, les essais contrôlés randomisés constituent la « voie d'or » pour valider des traitements; néanmoins ce type d'étude peut être erroné pour certains problèmes médicaux ou pour certaines interventions non médicales. Cet auteur souligne également que même s'il n'existe pas toujours aussi systématiquement des « preuves » comme il peut en exister dans le domaine médical, aucun traitement ne devrait être administré s'il n'existe pas des preuves scientifiques de son efficacité. Lire la littérature professionnelle actuelle et revue par des pairs est indispensable.

Les outils de recherche

Dollaghan (2007) détaille trois règles qui permettent de trouver les meilleures preuves dans la littérature :

- ne pas regarder au mauvais endroit;
- effectuer des recherches dans des sources électroniques de qualité;
- regarder au bon endroit et dans le bon ordre.

Règle 1 : éviter les sources inadéquates

Les livres et les encyclopédies pourront être des sources utiles pour répondre à des questions de base (*background questions*). Mais, aussi récents qu'ils soient, ces documents ne contiennent pas les informations les plus actuelles à cause du délai nécessaire à leur parution. Ils ne contiennent pas non plus des données provenant d'une revue méthodique de la littérature disponible sur une thématique. Il faut également éviter d'accorder trop de poids à des sources pour lesquelles il pourrait y avoir un biais subjectif (par exemple, des notes de cours, des actes de congrès). Ces sources sont intéressantes pour se faire un avis sur une question mais elles ne garantissent pas l'accès aux données les plus récentes et les plus valides. Les sources pour lesquelles peut être relevé un conflit d'intérêt (tout financement ou intérêt personnel qui pourrait influencer l'interprétation des résultats de l'étude) sont à exclure. Le site commercial d'une méthode de rééducation n'est certainement pas l'endroit adéquat pour trouver des informations objectives sur l'efficacité de cette méthode.

Règle 2 : chercher électroniquement

Il existe différents outils, différentes méthodes pour repérer la documentation scientifique la plus « solide » du moment : rechercher dans des bases de données spécialisées, s'abonner à des revues, consulter la liste de références des documents considérés comme pertinents, etc. L'utilisation de ces différentes ressources dépendra de leurs aspects pratiques (par exemple, les coûts d'accès, la facilité d'utilisation) et de leur pertinence clinique, mais également de la question posée. Les bases de données bibliographiques contiennent majoritairement des références bibliographiques d'articles scientifiques. À titre d'exemple peuvent être citées les deux bases de données suivantes :

- *Medline*, base de données de la *National Library of Medicine*, couvre les domaines biomédicaux et des sciences de la vie : au début de l'année 2012, elle comprenait les références d'articles parus dans 5400 revues scientifiques;
- *PsycInfo*, produit de l'*American Psychological Association* (APA), couvre les sciences sociales et comportementales : en novembre 2011, elle comprenait les références d'articles parus dans 2492 revues scientifiques.

Le challenge étant de trouver l'information nécessaire dans un temps limité, les bases de données analytiques (par exemple, celles de la *Cochrane Library*) sont également intéressantes car elles contiennent des références revues par des experts.

L'accès à ces outils spécialisés est payant pour la majorité d'entre eux. Néanmoins, certains sont disponibles gratuitement sur Internet, comme par exemple Medline *via* PubMed. Les sites web d'associations scientifiques telles que l'APA et l'ASHA peuvent également constituer des sources d'informations intéressantes. L'ASHA, par exemple, met gratuitement à disposition un compendium de *guidelines* et de revues systématiques concernant l'audiologie et l'orthophonie.

Bernstein Ratner (2011) recense différents conseils pour faciliter la recherche d'information. Elle recommande notamment le système des « alertes » qui permet l'envoi régulier, sur une adresse mail, des références les plus récentes par rapport à un sujet d'intérêt. Cet outil de veille documentaire peut se révéler très efficace. Un profil de recherche personnalisé peut être enregistré dans un journal, une base de données (PubMed) ou un moteur de recherche (Google).

La démarche à suivre dans PubMed est la suivante :

- se rendre sur le site de Pubmed : www.ncbi.nlm.nih.gov/pubmed/;
- cliquer sur le bouton « *My NCBI* » dans le coin supérieur droit, et la première fois se créer (gratuitement) un compte (*register for an account*) – les fois suivantes, s'identifier uniquement;
- effectuer une recherche dans PubMed en utilisant les termes (en langue anglaise) les plus appropriés;
- en mode « recherche avancée », cliquer sur le numéro de l'équation de recherche à sauvegarder et sélectionner « *Save in My NCBI* » (choisir ensuite la fréquence d'envoi et le format des notices à recevoir).

Règle 3 : ordonner la recherche

La quantité de littérature disponible est en augmentation croissante. Il devient donc difficile, voire impossible, de tout lire concernant un sujet particulier, *a fortiori* pour un clinicien qui dispose de peu de temps à consacrer à la recherche d'informations. La compréhension et l'utilisation des niveaux de preuve se révèlent alors un outil précieux. La recherche se fait en partant du niveau de preuve le plus élevé. Lorsque celui-ci n'est pas disponible, il est nécessaire de descendre d'un étage dans la pyramide. Ainsi, trouver une méta-analyse ou une revue systématique permet d'obtenir rapidement une réponse ou des éléments de réponse à la question posée *a priori*.

Étape 3 : évaluer les preuves de manière critique

Rechercher dans des outils spécialisés et se référer aux niveaux de preuve ne dispensent pas le clinicien à faire preuve d'esprit critique lors de la lecture d'articles. Il doit être capable de trier les données issues de la recherche et de les intégrer au contexte particulier de la personne qu'il a en consultation.

La première étape consiste à sélectionner les articles à lire. S'il est suffisamment informatif, le titre permet de rejeter un article non pertinent. Le résumé structuré permet ensuite de répondre aux questions suivantes (Greenhalgh, 2010):

- pourquoi l'étude a-t-elle été réalisée ? (quelle était la question clinique ?) ;
- de quel type d'étude s'agit-il ?
- la méthodologie était-elle appropriée ?
- l'étude a-t-elle respecté les normes attendues de l'éthique ?

La seconde étape nécessitera de lire les articles sélectionnés et d'évaluer de manière critique en tenant compte des critères de validité (absence de biais, taille de l'échantillon, etc.), de l'importance des effets rapportés et de leur applicabilité pour le patient pour lequel la question est posée.

Toute personne souhaitant approfondir l'évaluation critique de l'information peut consulter le site web du Centre d'*Evidence-Based Medicine* d'Oxford (http://www.cebm.net/index.aspx ?o=1157) qui propose une série d'outils et d'exemples guidant la lecture critique de « preuves médicales », ainsi que l'ouvrage de Dollaghan (2007) qui fournit également des guides permettant de relever les points forts et les points faibles de différents types d'études.

Étape 4 : prendre une décision, combiner ces données avec les preuves internes issues de la pratique clinique et des préférences du patient

À ce stade, les informations externes sont récoltées, et l'analyse de la littérature a permis de disposer de pistes précises quant à l'efficacité des options thérapeutiques possibles. Il faut maintenant intégrer ces informations aux données de la pratique du clinicien, en tenant compte des préférences du patient. Les données issues des trois piliers de l'EBP vont devoir être combinées afin de prendre une décision particulière pour un patient spécifique.

Un petit détour méthodologique s'impose pour mieux comprendre les enjeux de cette étape (Kaderavek et Justice, 2010). La variable « O » de la question PICO correspond, comme mentionné précédemment, aux objectifs ou aux résultats attendus suite à l'intervention « I ». Cette mesure « O » est considérée comme la variable dépendante de l'intervention, c'est-à-dire la mesure qui va être modifiée par l'application de l'intervention. Lorsque l'on définit cette variable, il est essentiel d'en vérifier la validité et la fiabilité en se posant par exemple des questions telles que : « La mesure du "O" est-elle un bon indicateur de ce que l'on veut mesurer ? » ou « Cette mesure va-t-elle pouvoir capturer de façon fiable les modifications de performance dues à l'intervention ? ». Certains changements affectent la variable dépendante : ce sont les changements liés à la variable indépendante, dans notre cas, les conditions de l'intervention. Lorsque le clinicien s'interroge sur la façon dont l'intervention est appliquée, il se pose des questions relevant de la fidélité. Cette mesure psychométrique est importante car elle peut influencer la variable dépendante et, par conséquent, les résultats attendus (O).

Il est donc important que le clinicien se pose des questions liées à la fidélité, telles que : « Est-ce que j'administre l'intervention exactement comme elle est décrite ? » ; « Quels sont les "ingrédients actifs" de cette intervention ? » Ces questions sont importantes mais souvent peu posées. Lorsque des études démontrent l'efficacité d'une démarche diagnostique ou d'une prise en charge, les résultats ont été obtenus dans des conditions précises. Si l'on modifie le protocole d'intervention, en changeant certains composants tels que la fréquence, la durée ou la population ciblée, il est possible que les effets attendus ne soient plus identiques. Or, le clinicien doit prendre une décision thérapeutique par rapport à un patient réel, dans un contexte qui ne peut pas toujours être modifié et qui ne correspond pas toujours aux conditions rapportées par la littérature. Il est donc essentiel qu'il puisse estimer si les changements apportés au protocole décrit par la littérature risque, ou non, d'en compromettre l'efficacité.

Toute intervention doit donc préciser les « ingrédients actifs » qui la caractérisent. Il s'agit des détails concernant le « comment » et le « pourquoi » de l'intervention. On y retrouve typiquement les cibles spécifiques du traitement (par exemple : certaines mesures phonologiques, des formes grammaticales précises, etc.), les techniques thérapeutiques (par exemple : introduire une forme par modelage lors d'une session de jeu ; entraîner une production par drill) et les informations concernant le dosage (durée et fréquence de l'intervention [par exemple : 20 min/3 fois par semaine], nombre d'exercices/cibles proposés, durée totale de l'intervention [par exemple : 4 mois]). Plus les informations sont précises, plus il sera facile de reproduire les conditions d'application de la prise en charge ou d'estimer s'il sera possible de mettre en place un dispositif similaire. En effet, un clinicien pourrait décider de ne pas recourir à un traitement efficace dont il jugerait les conditions d'application trop complexes à mettre en œuvre avec un patient précis.

> Kaderavek et Justice (2010) détaillent différentes méthodes permettant d'augmenter la fidélité d'une prise en charge d'un intervenant à l'autre : l'utilisation de manuels précis, le recours à des phases d'entraînement, les interventions assistées par ordinateur, etc. Ils conseillent également d'inclure l'évaluation de la fidélité dans les études concernant l'efficacité des prises en charge, en proposant des outils originaux allant des questionnaires auto-rapportés aux *check-lists* en passant par les enregistrements audio ou vidéo.

Les preuves internes issues de la pratique clinique

La standardisation des procédures lors de l'évaluation orthophonique est maintenant comprise et appliquée par les professionnels. En effet, le recours à des consignes précises et à des conditions de passation définies est un élément important pour la comparaison d'un patient à un étalonnage. Ce qui est vrai pour l'évaluation est également valable pour la prise en charge. Si un clinicien veut bénéficier des effets obtenus lors d'études publiées, il est essentiel d'appliquer le plus fidèlement possible la procédure décrite.

Ce souci de précision dans l'administration d'une prise en charge s'applique également lors de la récolte de données des informations liées aux rééducations menées par soi-même comme clinicien. Pour pouvoir maximiser les bénéfices de son expérience clinique, il est important de consigner un certain nombre d'informations quant aux patients suivis, aux traitements choisis, et aux conditions d'application – les « ingrédients actifs » - des prises en charge proposées. De cette manière, il est possible de réaliser une sorte de méta-analyse des rééducations entreprises en vue d'essayer de mettre en évidence les conditions de réussite ou les facteurs d'échec. Cette analyse sera d'autant plus facile à faire que le clinicien aura mis en place des dispositifs permettant de mesurer l'efficacité thérapeutique de chaque prise en charge. Ainsi, la technique des lignes de base[1] empruntée aux thérapies comportementales se révèle très utile pour vérifier l'efficacité d'une prise en charge.

La collecte de preuves externes permet d'obtenir des indications générales quant à l'efficacité de certains traitements. L'application de ces traitements à un patient spécifique conduit à de nouvelles interrogations : « Pour quels patients l'intervention fonctionne-t-elle le mieux ? » ; « Ce traitement est-il applicable en tenant compte de mes conditions de pratique quotidienne ? ». Pour y répondre, l'approche des preuves issues de la pratique (PBE : *Practice-Based Evidence*) offre un cadre intéressant. Il s'agit d'une méthode de recherche clinique qui vise à mesurer l'efficacité des traitements déjà mis en place chez des patients (Horn et Gassaway, 2007). Contrairement aux essais randomisés contrôlés qui se trouvent très haut dans la pyramide des preuves externes (*cf.* figure 6.1), il n'y a pas ici de comparaison entre un groupe contrôle qui ne reçoit pas la thérapie et un groupe expérimental auquel elle est appliquée. La méthodologie préconisée par la PBE consiste à récolter systématiquement des données cliniques détaillées sur les caractéristiques du patient (aucun n'est exclu de l'étude mais on prend note de ses spécificités), les conditions d'application du traitement et le devenir des patients. L'objectif de ce type d'études n'est donc pas de prouver l'efficacité d'un traitement particulier mais plutôt de mieux comprendre l'impact de différentes variables sur le devenir des patients. Ainsi, des études réalisées en PBE dans le domaine des prises en charge des accidents vasculaires cérébraux ont centralisé des données venant de médecins, de

1. Pour une présentation de la méthode des lignes de base et son application en orthophonie, le lecteur intéressé peut consulter l'ouvrage suivant : Schelstraete, M. A. (2011). *Traitement du langage oral chez l'enfant*. Issy-les-Moulineaux : Elsevier-Masson.

kinésithérapeutes, d'ergothérapeutes, d'orthophonistes, de psychologues et de travailleurs sociaux (Horn *et al.*, 2005). Les résultats ont permis de mieux identifier les traitements conduisant à la meilleure récupération. Il est intéressant de souligner que certains résultats contredisaient les pratiques conventionnelles : par exemple, il semble préférable de commencer la rééducation directement avec des activités complexes, même pour les patients ayant les niveaux de fonctionnement les plus bas. Les études PBE ont démontré leur validité prédictive : le devenir des patients s'améliore significativement lorsque les pratiques qui étaient associées aux meilleurs devenirs dans les études PBE sont adoptées. En orthophonie, il serait très intéressant de mener de telles études. Cela permettrait d'apporter des réponses argumentées à des questions fréquemment posées par les responsables des soins de santé, telles que la fréquence ou la durée optimale des séances à conseiller pour un trouble spécifique.

Les préférences du patient

Sous l'appellation générique « préférences du patient », trois notions distinctes se retrouvent : les valeurs, les préférences et la situation du patient. Les deux premières correspondent aux objectifs, aux attentes, aux prédispositions et aux croyances que les individus peuvent émettre au sujet de certaines décisions et de leur évolution potentielle (Guyatt, Rennie, Meade et Cook, 2008). Pour parler de préférences, il faut que le patient soit informé de différentes alternatives possibles et qu'il puisse émettre un avis à ce sujet. Ceci implique que le clinicien doit prendre le temps de discuter des différentes possibilités, qu'il l'informe des risques, inconvénients et bénéfices attendus de son traitement. Ce n'est qu'à ce prix qu'on parlera d'une décision centrée sur le patient. Certains auteurs (Pauker, 2010) défendent l'idée d'une décision clinique partagée entre un patient correctement informé et son thérapeute. Cette discussion permet notamment d'évaluer les motivations initiales du patient à l'égard de la prise en charge envisagée puisque ce sont elles qui vont essentiellement contribuer à l'amorce et au maintien du changement thérapeutique. En effet, selon la conception de l'efficacité personnelle développée par Bandura (2003), la capacité d'une personne à entreprendre certaines actions dépend largement de sa croyance dans cette capacité.

Combiner les données

De nombreux auteurs s'accordent sur l'importance de cette étape d'intégration des données de différentes sources pour prendre une décision clinique mais peu d'entre eux explicitent la façon d'y parvenir. Il existe pourtant des démarches intégratives, telles que l'approche par cas (*case-based approach*) proposée par Tonelli (2006) pour l'EBM. Cette procédure pourrait s'appliquer en orthophonie. Tonelli distingue cinq sources d'influence pour prendre une décision clinique en médecine :

- **les preuves externes issues de la recherche.** Elles ont été largement développées ci-dessus. Leur principale faiblesse est le fait qu'elles ne peuvent pas toujours s'appliquer directement à un patient particulier;

• **les preuves issues de l'expérience clinique.** Il s'agit des informations qu'un clinicien tire directement de sa pratique ou de l'expérience personnelle d'autres. Les biais cognitifs qui peuvent être liés à ce type de données ont déjà été discutés ;
• **la compréhension du fonctionnement physiopathologique.** Les connaissances théoriques que possède un médecin sur le fonctionnement normal et pathologique guident également ses décisions cliniques. De la même façon, en orthophonie, les connaissances et les modélisations théoriques maîtrisées au sujet du développement normal et pathologique du langage vont influencer les choix de prise en charge. Ainsi, sachant que des études confirment le caractère prédictif de la conscience phonologique sur le développement du langage écrit, le clinicien décide d'intervenir à ce niveau pour aider un jeune apprenti lecteur. La principale limite de ce type de données concerne les relations entre les mesures physiologiques (ou comportementales dans le cas de l'orthophonie) et des indicateurs plus globaux comme la qualité de vie ;
• **les préférences du patient et ses valeurs.** Il est important que le patient puisse adhérer au traitement proposé. Si celui-ci ne correspond pas aux valeurs du patient ou aux priorités qu'il se fixe, il s'y impliquera moins et cela interférera avec les possibilités de succès du traitement ;
• **les caractéristiques du système.** Il s'agit de toutes les variables économiques, légales, logistiques ou culturelles qui peuvent avoir un effet facilitateur ou constituer un frein au bon déroulement de la prise en charge. Le coût d'un traitement, le contexte dans lequel il peut être administré sont autant de facteurs à prendre en considération.

Tonelli insiste sur le fait qu'aucun des cinq facteurs n'a de priorité sur les autres. Tous peuvent, à un moment ou un autre, être déterminants dans le choix du traitement. Le jugement clinique réside justement dans la capacité du clinicien à évaluer les différents facteurs et à ajuster leur poids relatif en fonction du cas spécifique à traiter. Dans un grand nombre de situations, les différents facteurs vont converger vers une recommandation de traitement commune. Il peut cependant arriver que cela ne soit pas le cas. Une approche classique de l'EBM/EBP conduirait à donner priorité aux données issues de la recherche. Or, le patient concerné ne partage pas toujours toutes les caractéristiques des patients étudiés en recherche. La première étape consiste à déterminer dans quelle mesure le patient à traiter ressemble aux sujets des échantillons des recherches de grande qualité issues de la littérature. Dans un tel cas, les résultats des recherches doivent être utilisés pour définir le plan d'intervention. En revanche, si le patient diffère sur certains points, le clinicien doit alors décider en quoi les recommandations issues de la recherche sont pertinentes pour ce patient précis. Lorsque cette décision est prise, le clinicien compare les caractéristiques du patient à celles de patients issus de son expérience. Le raisonnement clinique se base notamment sur des processus d'analogie. Le clinicien va être influencé dans ses décisions par les cas déjà rencontrés (ou lus) qui sont similaires à celui qui l'occupe. Dans cette perspective, le nombre de patients traités, c'est-à-dire l'expérience clinique du thérapeute, est de première importance. Ensuite, les trois autres sources sont examinées et interviennent pour ajuster la décision clinique.

Cette démarche reconnaît que la décision clinique est un processus personnel et réflexif qui peut conduire à des conclusions différentes face à des cas similaires, selon le poids relatif donné aux différentes sources. Cette variabilité, qui fait la richesse de la démarche clinique, était parfois mal comprise par les partisans d'une démarche exclusivement guidée par des données externes, considérées comme plus valides. L'EBP, comme l'EBM dont il est issu, doit évoluer vers une meilleure intégration des différentes sources. La proposition E^3BP de Dollaghan (2007) en est une belle illustration. Soulignons enfin que l'approche par cas partage certaines valeurs fondamentales de l'EBP comme le fait que le raisonnement clinique doit être rigoureux et explicite. Les cliniciens peuvent arriver à des conclusions différentes selon le poids donné aux différentes variables mais ils doivent être capables de justifier le poids accordé à chacune d'entre elles. En procédant de la sorte, l'origine des variabilités des pratiques pourra être clarifiée, ce qui facilitera les progrès en clinique (Kamhi, 2011).

Étape 5 : évaluer l'efficacité de la décision clinique et l'efficience personnelle à exécuter les étapes 1 à 4 afin d'améliorer le processus de décision

Une démarche clinique de qualité ne peut faire l'impasse sur une remise en question permanente, tant au niveau des choix posés que de la méthodologie adoptée. Sackett *et al.* (2000) suggèrent aux cliniciens d'auto-évaluer leur capacité à exécuter les différentes étapes de l'EBP afin d'améliorer leurs stratégies pour les questions qu'ils se poseront ultérieurement. Parmi les questions à se poser, Sackett *et al.* proposent, entre autres, à chacun de s'interroger de la manière suivante : La question posée était-elle pertinente et bien formulée ? ; les sources consultées étaient-elles les meilleures au vu de la question posée ? ; la méthode de recherche d'information a-t-elle été structurée ? ; les études scientifiques ont-elles été analysées de manière critique ? la décision clinique a-t-elle tenu compte des données de la littérature, de l'expertise clinique et des valeurs et préférences du patient ?

Un clinicien inscrit dans une démarche réflexive prend la peine d'évaluer la pertinence de ses choix mais aussi d'examiner les données récoltées avec une importante ouverture d'esprit. Il arrive qu'un patient n'évolue pas comme attendu ou que des articles lus remettent en cause certaines convictions ou pratiques cliniques les plus répandues. Accepter d'intégrer de nouvelles données dans ses pratiques n'est pas toujours évident.

Illustration clinique

La démarche présentée ci-dessus peut paraître abstraite. Elle est donc illustrée par une vignette clinique. À l'instar d'autres auteurs (Brackenbury, Burroughs et Hewitt, 2008), les démarches effectuées pour traiter la vignette sont détaillées et quantifiées afin que les professionnels puissent mesurer le temps et les ressources nécessaires. Il faut signaler que les deux auteurs de ce chapitre travaillent dans un contexte universitaire qui facilite l'accès aux bases de données et sont familiarisées avec la littérature scientifique en langue anglaise. Ces caractéristiques, qui ne sont pas partagées par l'ensemble du monde clinique, doivent être prises en considération.

> *Vignette clinique : Thomas*
>
> Thomas, 7 ans, présente des difficultés phonologiques importantes depuis son plus jeune âge. Il est peu intelligible et difficilement compris par ses copains à l'école. Il s'exprime par de courtes phrases. Le retard morphosyntaxique est également marqué. Son orthophoniste voudrait améliorer l'intelligibilité de Thomas particulièrement entravée par l'instabilité de ses productions, un même mot pouvant être prononcé de plusieurs façons différentes. Malgré un travail systématique et régulier des praxies bucco-linguo-faciales, l'orthophoniste voit peu de progrès. Il a entendu parler d'une méthode développée en Australie, la *Core Vocabulary Intervention*. Il se demande si cette piste pourrait aider Thomas.

Étape 1 : formuler une question clinique

La question clinique construite à partir de la vignette pourrait être la suivante : l'entraînement des praxies bucco-linguo-faciales (C) peut-il autant aider un enfant d'âge scolaire présentant des troubles phonologiques importants caractérisés par des productions instables et un retard morphosyntaxique (P) à améliorer son intelligibilité (O) qu'une approche par *Core Vocabulary Intervention* (I) ?

Cette formulation comprend des informations précises concernant l'âge du patient (âge scolaire) ou les troubles associés, les troubles phonologiques s'accompagnant de difficultés dans le développement morphosyntaxique. Certains éléments non spécifiés dans la vignette ci-dessus pourraient également être à prendre en considération tels que la sévérité de l'atteinte, la façon dont l'intelligibilité sera mesurée (taille du répertoire phonétique, pourcentage de consonnes correctes, etc.). Si la formulation actuelle est trop précise et si elle ne permet pas de trouver suffisamment de références à examiner, il sera toujours possible de la simplifier (par exemple, en supprimant la référence à l'âge ou aux troubles associés). Les éléments omis seront alors pris en considération dans l'examen des articles trouvés. Il se peut qu'aucune référence ne traite de la comparaison des deux prises en charge abordées dans la question. Dans un tel cas, il faudra trouver des documents qui parlent de chacune d'elles séparément et d'effectuer soi-même la comparaison.

Étape 2 : localiser les meilleures preuves externes disponibles

Une fois la question clinique posée, la recherche d'informations scientifiques peut être effectuée. La première étape de la recherche consiste à identifier les thématiques qui doivent être présentes dans les documents à lire et à trouver des termes permettant d'effectuer une recherche sur chacune de ces thématiques. Ensuite seulement peuvent commencer la recherche dans les outils choisis, la sélection des articles les plus pertinents et la lecture critique des documents repérés. Pour la vignette prise comme exemple, la recherche n'a pas été exhaustive et les équations de recherche ont été relativement simples, l'objectif ici étant l'utilisation des données de la recherche scientifique dans la résolution d'un problème clinique. Une recherche portant uniquement sur les différentes interventions identifiées dans le PICO a permis de repérer la littérature nous permettant d'obtenir des éléments de réponse. Le lecteur intéressé pourra consulter l'article de Brackenbury, Burroughs et Hewitt (2008) qui, sur d'autres thématiques, ont effectué des recherches plus détaillées. Pour les mêmes raisons, seules deux ressources ont été consultées : la base de données bibliographiques PsycInfo (produite par l'*American Psychological Association*) et le site web de l'ASHA.

Concernant la *Core Vocabulary Intervention*, une recherche a été réalisée dans PsycInfo avec comme mots clés les termes *core vocabulary intervention*, *core vocabulary treatment*, *core vocabulary approach*, *core vocabulary therapy* séparés par l'indicateur booléen *or*. Ceci a permis de trouver neuf documents, dont sept semblent pertinents à la lecture des seules notices bibliographiques (Crosbie, Holm et Dodd, 2005 ; Crosbie, Pine, Holm et Dodd, 2006 ; Dodd et Bradford, 2000 ; Dodd, Holm, Crosbie et McIntosh, 2006 ; Holm et Crosbie, 2006 ; Iuzzini et Forrest, 2010 ; McIntosh et Dodd, 2009). Le site de l'ASHA a permis de repérer le document de Iuzzini et Forrest (2012).

Concernant l'entraînement des praxies bucco-linguo-faciales, une recherche dans PsycInfo avec les termes *oral motor intervention*, *oral motor treatment*, *oral motor therapy*, séparés par l'indicateur booléen *or* a permis de trouver sept références, dont trois pertinentes par rapport à la question (Bahr et Rosenfeld-Johnson, 2010 ; Hayes, Savinelli, Roberts, et Caldito, 2007 ; Ruscello, 2008). Une recherche sur le site web de l'ASHA avec le terme *nonspeech oral motor treatment* a donné, entre autres, deux autres références intéressantes (Powell, 2008 ; Lass et Pannbacker, 2008).

Étape 3 : évaluer les preuves de manière critique

À ce stade, plusieurs articles sont disponibles sur les deux thérapies comparées. Il faut noter qu'aucun article comparant directement les deux prises en charge n'a été trouvé. Par conséquent, chaque thématique sera examinée séparément.

Core Vocabulary Intervention

Une lecture attentive des neuf résumés des articles trouvés lors de la phase précédente conduite à en sélectionner quatre pour une lecture plus approfondie. Ces quatre articles (Crosbie, Holm et Dodd, 2005 ; Dodd, Holm, Crosbie et McIntosh, 2006 ; Iuzzini et Forrest, 2010 ; McIntosh et Dodd, 2009) ont été publiés dans des revues internationales de bon niveau (*Child Language Teaching and Therapy; International Journal of Communication Disorders, Advances in Speech-Language Pathology, Clinical Linguistics et Phonetics*), avec comité de lecture, ce qui est une garantie de qualité. Deux d'entre eux ont été trouvés grâce aux abonnements institutionnels de l'université des auteurs de ce chapitre, un directement sur le site web d'un des auteurs d'un article et le dernier a été obtenu suite à une demande par e-mail au premier auteur. Cette dernière manière d'obtenir des articles est peu utilisée par les cliniciens, or elle est souvent très fructueuse. Un contact direct avec les auteurs de l'un ou l'autre article permet très fréquemment d'en obtenir une copie.

D'emblée, on peut noter qu'aucun article disponible ne se situe au sommet de la pyramide des preuves. Les essais contrôles randomisés sont rares dans le domaine de l'orthophonie. Certains auteurs (Pring, 2004; Robey et Schultz, 1998) suggèrent même que ce type d'études est prématuré dans notre discipline. Ils considèrent que les premières étapes en recherche clinique consistent à mettre en place des études de cas et des rapports cliniques argumentés afin d'évaluer la pertinence et les effets potentiels, positifs comme négatifs, d'un traitement avant de lancer des études de groupe. La majorité des papiers sont des études d'observation (études de cas unique – Dodd *et al.*, 2006 – ou multiple – trois patients pour McIntosh et Dodd, 2009; quatre patients pour Iuzzini et Forrest, 2010). Seule l'étude de Crosbie *et al.* (2005) est une étude expérimentale non randomisée. Tous les articles ont évalué l'efficacité de la *Core Vocabulary Therapy*. Cette intervention cible la production du mot dans son entièreté et non la correction d'erreurs liées à un son particulier. L'enfant est entraîné à produire de façon consistante, mais pas forcément correcte, un ensemble de mots fonctionnels de haute fréquence. Cette thérapie est décrite comme étant particulièrement adaptée aux enfants présentant des troubles de parole instable causés par un déficit de planification phonologique. L'ensemble des articles confirment l'efficacité de cette approche pour améliorer la stabilité et l'intelligibilité des productions de ces patients. En revanche, cette intervention se révèle moins efficace qu'une thérapie basée sur les contrastes phonologiques lorsque les patients présentent des troubles phonologiques stables accompagnés de représentations phonologiques déficitaires (Crosbie *et al.*, 2005). Les différents articles amènent des informations intéressantes concernant les ingrédients actifs de la prise en charge. Ainsi, McIntosh et Dodd (2009) montrent des évolutions positives mais différentes, en termes de séances nécessaires ou de taille de l'amélioration selon le niveau de l'atteinte initiale mesurée par le pourcentage de consonnes correctes. Enfin, l'étude de Iuzzini et Forrest (2010) suggère qu'une approche combinée de la *Core Vocabulary Therapy* avec un entraînement de la stimulabilité des phonèmes permet d'obtenir des résultats très encourageants en termes de précision phonémique, de stabilité ou d'augmentation du répertoire phonémique. L'examen de ces articles semble suffisant pour conclure que la *Core Vocabulary Therapy* (I) est une piste intéressante pour améliorer l'intelligibilité (O) des enfants présentant des troubles phonologiques instables, ce qui correspond bien au profil (P) de Thomas.

Praxies

Une lecture attentive des cinq résumés des articles sélectionnés conduit à en garder quatre pour une lecture plus approfondie. Un d'entre eux (Bahr et Rosenfeld-Johnson, 2010) concerne une population qui ne correspond pas à la description de Thomas. Les articles restants ont été publiés dans des revues internationales avec comité de lecture. Trois d'entre eux sont issus d'un numéro spécial récent (2008) de *Language, Speech, and Hearing Services in School* consacré à l'efficacité des traitements oro-moteurs n'impliquant pas des sons de parole, ce qui correspond à un entraînement des praxies. Par ailleurs, l'article de Powel fournit un résumé complet des différentes questions discutées dans ce numéro spécial. Il sera donc lu et présenté en priorité. L'entraînement des praxies bucco-linguo-faciales pour améliorer l'articulation des sons de parole est une pratique courante, actuellement enseignée et présentée dans de nombreux manuels consacrés à la rééducation orthophonique. Les exercices de tonification de la langue, des joues, les massages, l'entraînement au souffle sont autant d'activités proposées aux patients présentant des troubles articulatoires ou phonologiques. Lass et Pannacker (2008) ont effectué une analyse critique de onze études consacrées à cette thématique. Sur les onze études, seules deux mettent en évidence un apport significatif des praxies sur l'articulation ou la qualité de la voix. Malheureusement, ces deux études peuvent être critiquées au niveau méthodologique et statistique. Par ailleurs, elles se situaient assez bas dans la pyramide des preuves. Les neuf autres études examinées ne montraient aucun effet significatif suite à ce type de prise en charge. Le travail de synthèse de ces différentes données conclut que « l'efficacité de ces approches pour le traitement des troubles phonologiques n'a pas été établie » (Powell, 2008, p. 423). Ces données nous semblent suffisantes pour répondre à la question initiale posée.

Étape 4 : prendre une décision, combiner ces données avec les preuves internes issues de la pratique clinique et des préférences du patient

L'examen des données de la littérature nous apprend, d'une part, que l'efficacité de la stimulation des praxies bucco-linguo-faciales pour améliorer l'intelligibilité de la parole n'a pas été démontrée et, d'autre part, que la *Core Vocabulary Intervention* a démontré son efficacité pour des patients présentant des troubles similaires à ceux de Thomas. Les choix thérapeutiques dictés par la littérature sont donc clairs.

Dans la vignette présentée, l'orthophoniste ne connaît pas la *Core Vocabulary Intervention*. Il est donc difficile de tenir compte de son expérience personnelle avec ce type de prise en charge. En revanche, le thérapeute peut faire l'exercice de comparer les populations décrites dans les articles avec les spécificités de Thomas afin d'adapter au mieux les ingrédients actifs nécessaires. Les préférences du patient ne pourront pas s'exprimer au travers d'un choix éclairé entre deux thérapies dont l'efficacité a été démontrée puisque seule l'une d'entre elles s'est révélée significativement efficace. Il ne serait pas éthique de proposer au patient une prise en charge non efficace. En revanche, comme la *Core Vocabulary Intervention* consiste à entraîner spécifiquement un stock d'une cinquantaine de mots fréquents, le choix des items cibles à travailler pourra être discuté avec Thomas et sa famille.

Étape 5 : évaluer l'efficacité de la décision clinique et l'efficience personnelle à exécuter les différentes étapes de la démarche préconisée par l'EBP

L'évaluation de l'efficacité thérapeutique est déterminée par la nature de l'intervention. Elle doit se concevoir avant d'amorcer le travail clinique. Le recours à des lignes de base est la façon la plus simple d'objectiver les progrès réalisés. Selon que l'intervention est considérée comme « item spécifique » ou relevant d'une « procédure » à entraîner, deux ou trois listes seront nécessaires. La première liste comprend les items faisant l'objet de l'intervention, ici les 50 mots choisis pour être spécifiquement entraînés. Une deuxième liste est composée de mots non entraînés mais appariés aux mots de la première liste, en tenant compte de leur fréquence et de leurs caractéristiques phonologiques. Une rééducation « items spécifiques » efficace doit entraîner une amélioration significative des mots de la première liste (mots travaillés) mais non de la seconde (mots non travaillés). Il est également possible que la prise en charge améliore globalement l'intelligibilité, *via* une augmentation du répertoire phonémique et une meilleure adéquation de la précision phonologique. Si tel est le cas, les deux listes progresseront, qu'elles soient ou non travaillées. L'ajout d'une troisième liste, comprenant des items auxquels la prise en charge ne s'applique pas, peut ainsi se révéler intéressant.

Auto-évaluer l'efficience personnelle à accomplir la démarche de l'EBP est également important. Par rapport à la vignette clinique, les éléments suivants peuvent être relevés :

- la question clinique posée était pertinente et bien formulée (elle contenait les ingrédients PICO et les études scientifiques repérées ont confirmé son intérêt) ;
- PsycInfo et le site de l'ASHA sont deux outils de recherche d'informations pertinents, mais d'autres auraient pu également être utilisés, comme par exemple Medline ;
- la recherche de preuves scientifiques a été relativement basique, mais elle a permis de trouver des références intéressantes. Une recherche plus développée aurait permis de trouver davantage de documents sur le sujet, particulièrement sur l'entraînement des praxies bucco-linguo-faciales (dans PsycInfo par exemple, une recherche aurait pu être effectuée sur le pluriel des termes *intervention*, *treatment* et *therapy* ainsi qu'une recherche utilisant les termes du thesaurus de PsycInfo), dans la mesure où cette rééducation fait l'objet de discussion dans le monde scientifique ;
- les études scientifiques ont été analysées de manière critique : une attention particulière a porté sur la qualité des périodiques, la méthodologie utilisée par les différentes études ainsi que sur la pertinence des études, leur validité et l'importance des effets rapportés ;
- les données de la littérature, l'expertise clinique et les valeurs et préférences du patient ont été discutés lors de la décision relative au traitement à recommander.

Discussion

Globalement, l'ensemble de la démarche effectuée, allant de la formulation de la question clinique (10 minutes), à la décision clinique (15 minutes), en passant par la recherche documentaire (45 minutes) et l'évaluation des preuves (5 heures) a nécessité un peu plus de 6 heures. En ajoutant la sélection des items avec la famille et la constitution des lignes de base, l'entièreté de la démarche nécessite certainement 7 heures. Ce temps serait probablement revu à la hausse sans connexion Internet de haut débit et les facilités offertes dans le contexte universitaire (bases de données et abonnements institutionnels). Le caractère chronophage ne peut donc être minimisé et constitue un frein réel à une utilisation plus systématique de l'EBP. Cette démarche, indispensable pour améliorer la qualité de la pratique et pouvoir défendre l'utilité des prises en charge orthophoniques chez les décideurs politiques, doit donc être soutenue et accompagnée. Il est utopique de penser que les cliniciens y recourront spontanément sans formation et sans aide extérieure. Enfin, les orthophonistes ne s'approprieront la démarche que si elle leur donne accès à des informations intéressantes et transférables dans leur pratique clinique. Se pose alors la question de la qualité et de la quantité des données externes disponibles dans notre discipline.

Temps requis

La vignette présentée ci-dessus montre que la partie la plus conséquente de la démarche est la recherche et l'analyse des preuves (les étapes 2 et 3). Ces étapes pourraient être réalisées par des groupes de professionnels, par exemple au sein des associations professionnelles. Cette procédure est depuis une dizaine d'années mise en place en Amérique du nord et en Grande-Bretagne. Des questions cliniques issues du terrain sont formalisées (étape 1), font l'objet de recherche documentaire (étape 2) et l'analyse des preuves ainsi récoltées conduit à l'élaboration de revues systématiques ou encore de recommandations cliniques (étape 3). Ces recommandations, en anglais *guidelines,* sont ensuite diffusées *via* des sites ou des revues d'associations professionnelles. La démarche devient nettement plus raisonnable pour le clinicien : il peut effectuer les étapes 4 et 5 à partir des recommandations trouvées.

Accès aux informations

L'accès aux outils de recherche documentaire et à l'information scientifique est plus aisé dans certains contextes professionnels. Néanmoins, certaines ressources sont disponibles gratuitement sur le web et d'autres peuvent être accessibles moyennant une inscription (payante mais relativement raisonnable) dans une bibliothèque universitaire ou encore en s'affiliant à une association professionnelle.

Une recherche d'information peut être effectuée de manière ponctuelle, mais il est également possible d'effectuer de la veille documentaire notamment grâce aux alertes dans les bases de données spécialisées (facilitant l'identification régulière des informations pertinentes) ou à partir des sites web des éditeurs pour des périodiques particuliers (afin de recevoir la table des matières de chaque nouveau fascicule). S'inscrire à une liste de discussion professionnelle peut également permettre de se tenir informé. Le risque est d'être submergé par les informations obtenues. Il convient dès lors de choisir le meilleur moyen en fonction de sa discipline et de ses besoins.

Formation des professionnels

Cette évolution soulève la question plus générale de la formation des orthophonistes à la recherche documentaire et à l'analyse des documents trouvés, tant d'un point de vue méthodologique que statistique. Il est essentiel que les cliniciens deviennent des consommateurs critiques et avertis des données de la recherche. Ils devraient pouvoir évaluer la qualité d'un document ressource et en extraire les informations les plus pertinentes. Cela s'apprend et devrait donc être travaillé en formation initiale. Au vu du développement important et rapide de notre jeune discipline, il est bien plus important de former de futurs professionnels à trouver des informations valides, à les évaluer et à en extraire l'essentiel que de cibler la plus grande partie de leur formation sur l'acquisition de connaissances très rapidement dépassées.

Plus globalement, les futurs orthophonistes devraient être préparés à devenir des évaluateurs critiques de leur propre pratique clinique. Une pratique de qualité passe par des auto-évaluations périodiques sur le *comment* et *pourquoi* de l'application de certaines thérapies. L'orthophoniste devrait se poser régulièrement les questions suivantes : quelles sont les raisons qui font que ce traitement fonctionne ? Cette prise en charge repose-t-elle sur des preuves externes objectives ? Existe-t-il des preuves cliniques de l'efficacité de ce traitement ? (Brackenbury, Burroughs et Hewitt, 2008). Parallèlement, la démarche de l'étude de cas pour déterminer l'efficacité d'une prise en charge devrait être plus systématisée. À ce sujet, Wambaugh et Bain (2002, cités par Dodd, 2007) recommandent aux cliniciens de suivre les étapes suivantes :

- définir des objectifs mesurables (*outcome*) ;
- spécifier le traitement choisi ;
- mettre en place des mesures de fiabilité et d'efficacité (*cf.* lignes de base) ;
- suivre de près l'acquisition, la généralisation et le maintien des objectifs ciblés par l'intervention ;
- récolter des données contrôles (structures non traitées, etc.).

Lien recherche/pratique en orthophonie

La condition préalable à l'EBP est l'existence d'une recherche de haut niveau en orthophonie générant des données publiées sur l'efficacité des prises en charge. En médecine, ce préalable ne pose aucun problème mais l'orthophonie ne peut pas s'appuyer sur une longue tradition de recherche. Les principaux écueils ont déjà été abordés : manque d'études de premier niveau dans la hiérarchie des preuves, hétérogénéité de la population étudiée, manque de description systématique par les cliniciens des ingrédients actifs de leurs prises en charge, difficulté de mener des recherches randomisées ou en double aveugle, manque d'études longitudinales permettant d'appréhender le devenir des patients à moyen et long terme (Dodd, 2007). Cette recherche n'est évidemment pas inexistante mais elle doit continuer à se développer. Les principaux enjeux vont être d'arriver à développer une recherche qui soit connectée aux réalités des pratiques cliniques, qui les nourrissent et leur permettent d'évoluer.

Conclusion

Depuis une dizaine d'années, l'EBP fait partie de la pratique orthophonique dans les pays anglo-saxons. S'il faut s'en convaincre, Lass et Pannbacker (2008) ont recensé une importante liste d'activités cliniques, de symposiums ou de numéros spéciaux liés à l'EBP en orthophonie depuis 2001. À un moment où la formation en Europe en orthophonie tend à s'aligner sur un niveau master (BAC + 5), il est temps d'adopter des paradigmes permettant de systématiser le recours à des preuves objectives, qu'elles soient issues de la recherche ou de l'expérience clinique, pour justifier les décisions thérapeutiques. Ceci est particulièrement vrai pour le suivi de patients présentant des troubles sévères, comme les enfants dysphasiques.

S'approprier l'EBP est un enjeu majeur pour le développement professionnel de l'orthophonie dans les pays francophones. La profession est face à un choix : soit elle s'organise, se forme et choisit d'évaluer elle-même l'efficacité de ses pratiques, soit elle laisse cette tâche à d'autres instances et prend le risque d'en assumer les conséquences à long terme.

Références

American Speech-Language-Hearing Association (2005). *Evidence-based practice in communication disorders*. [Position statement]. Retrieved from http://www.asha.org/docs/html/PS2005-00221.html.

Bahr, D., & Rosenfeld-Johnson, S. (2010). Treatment of children with speech oral placement disorders (OPDS) : A paradigm emerges. *Communication Disorders Quarterly*, *31*, 131–138.

Bandura, A. (2003). *Auto-efficacité : le sentiment d'efficacité personnelle*. (J. Lecomte, Trans.) Bruxelles : de Boeck. (Ouvrage original publié en 1997.)

Brackenbury, T., Burroughs, E., & Hewitt, L. E. (2008). A qualitative examination of current guidelines for evidence-based practice in child language intervention. *Language, Speech, and Hearing Services in Schools*, *39*, 78–88.

Bernstein Ratner, N. (2006). Evidence-based practice: An examination of its ramifications for the practice of speech-language pathology. *Language, Speech, and Hearing Services in Schools*, *37*, 257–267.

Bernstein Ratner, N. (2011). Some pragmatic tips for dealing with clinical uncertainty. *Language, Speech, and Hearing Services in Schools*, *42*, 77–80.

Crosbie, S., Holm, A., & Dodd, B. (2005). Intervention for children with severe speech disorder : A comparison of two approaches. *International Journal of Language and Communication Disorders*, *40*, 467–491.

Crosbie, S., Pine, C., Holm, A., & Dodd, B. (2006). Treating Jarrod: A core vocabulary approach. *Advances in Speech Language Pathology*, *8*, 316–321.

Dodd, B. (2007). Evidence-based practice and speech-language pathology: Strengths, weaknesses, opportunities and threats. *Folia Phoniatrica et Logopaedica*, *59*, 118–129.

Dodd, B., & Bradford, A. (2000). A comparison of three therapy methods for children with different types of developmental phonological disorder. *International Journal of Language and Communication Disorders*, *35*, 189–209.

Dodd, B., Holm, A., Crosbie, S., & McIntosh, B. (2006). A core vocabulary approach for management of inconsistent speech disorder. *Advances in Speech Language Pathology*, *8*, 220–230.

Dollaghan, C. A. (2007). *The handbook for evidence-based practice in communication disorders*. Baltimore, MD : Brookes Publishing.

Greenhalgh, T. (2010). *How to read a paper: The basics of evidence-based medicine*. (4th ed.). Chichester, England : Wiley-Blackwell.

Guo, R., Bain, B. A., & Willer, J. (2008). Results of an assessment of information needs among speech-language pathologists and audiologists in Idaho. *Journal of the Medical Library Association*, *96*, 138–144.

Guyatt, G., Rennie, D., Meade, M., & Cook, D. J. (2008). *Users' guide to the medical literature: A manual for evidence-based clinical practice*. (2nd ed.). New York, NY : McGraw Hill.

Hayes, S. L., Savinelli, S., Roberts, E., & Caldito, G. (2007). Use of nonspeech oral motor treatment for functional articulation disorders. *Early Childhood Services: An Interdisciplinary Journal of Effectiveness*, *1*, 261–281.

Holm, A., & Crosbie, S. (2006). Introducing Jarrod : A child with a phonological impairment. *Advances in Speech Language Pathology*, *8*, 164–175.

Horn, S. D., Dejong, G., Smout, R. J., Gassaway, J., James, R., & Conroy, B. (2005). Stroke rehabilitation patients, practice, and outcomes : Is earlier and more aggressive therapy better ? *Archives of Physical Medicine and Rehabilitation*, *86*, S101–S114.

Horn, S. D., & Gassaway, J. (2007). Practice-based evidence study design for comparative effectiveness research. *Medical Care*, *45*, S50–S57.

Iuzzini, J., & Forrest, K. (2010). Evaluation of a combined treatment approach for childhood apraxia of speech. *Clinical Linguistics and Phonetics*, *24*, 335–345.

Iuzzini, J., & Forrest, K. (2012). *Modified core vocabulary for treatment of children with inconsistent errors*. Retrieved from : www.asha.org/Events/convention/handouts/2009/2530_Iuzzini_Jenya/.

Kaderavek, J. N., & Justice, L. M. (2010). Fidelity : An essential component of evidence-based practice in speech-language pathology. *American Journal of Speech-Language Pathology*, 19, 369–379.

Kaldjian, L. C., Weir, R. F., & Duffy, T. P. (2005). A clinician's approach to clinical ethical reasoning. *Journal of General Internal Medicine*, *20*, 306–311.

Kamhi, A. G. (2011). Balancing certainly and uncertainty in clinical practice. *Language, Speech and Hearing Services in Schools*, *42*, 59–64.

Lass, N. J., & Pannbacker, M. (2008). The application of evidence-based practice to nonspeech oral motor treatments. *Language, Speech, and Hearing Services in Schools*, *39*, 408–421.

McIntosh, B., & Dodd, B. (2009). Evaluation of core vocabulary intervention for treatment of inconsistent phonological disorder: Three treatment case studies. *Child Language Teaching and Therapy*, *25*, 9–29.

Nail-Chiwetalu, B., & Bernstein Ratner, N. (2007). An assessment of the information-seeking abilities and needs of practicing speech-language pathologists. *Journal of the Medical Library Association*, *95*, 182–188.

Pauker, S. G. (2010). Medical decision making : How patients choose. *Medical Decision Making*, *30*, 8S–10S.

Powell, T. W. (2008). An integrated evaluation of nonspeech oral motor treatments. *Language, Speech, and Hearing Services in Schools*, *39*, 422–427.

Pring, T. (2004). Ask a silly question : Two decades of troublesome trials. *International Journal of Language and Communication Disorders*, *3*, 285–302.
Robey, R., & Schultz, M. (1998). A model for conducting clinical outcome research: An adaptation of the standard protocol for the use in aphasiology. *Aphasiology*, *12*, 787–810.
Royal College of Speech and Language Therapists (2003). *Research and development strategy*. London, England : Author.
Royal College of Speech and Language Therapists (2006). *Communicating Quality 3*. London, England : Author.
Ruscello, D. M. (2008). Nonspeech oral motor treatment issues related to children with developmental speech sound disorders. *Language, Speech, and Hearing Services in Schools*, *39*, 380–391.
Sackett, D. L., Rosenberg, W. M., Muir Gray, J. A., Haynes, R. B., & Richardson, W. S. (1996). Evidence based medicine: What it is and what it isn't. *BMJ*, *312*, 71–72.
Sackett, D. L., Straus, S. E., Richardson, W. S., Rosenberg, W., & Haynes, R. B. (2000). *Evidence-based medicine : How to practice and teach EBM*. (2nd ed.). Edinburgh, Scotland : Churchill Livingstone.
Tonelli, M. R. (2006). Integrating evidence into clinical practice: An alternative to evidence-based approaches. *Journal of Evaluation in Clinical Practice*, *12*, 248–256.

Chapitre 7
Difficultés pragmatiques des enfants dysphasiques

E. Collette, M.-A. Schelstraete

Introduction

Pour être un partenaire adéquat dans la conversation, il ne suffit pas de maîtriser les aspects structurels du langage, tels que la phonologie et la morphologie, et d'être capable de produire une séquence de mots correctement agencés entre eux. Quand nous communiquons, d'autres compétences essentielles entrent en jeu. C'est notamment le cas des habiletés pragmatiques que nous allons aborder dans ce chapitre.

Les habiletés pragmatiques peuvent se définir (Bates, 1976; Costermans et Hupet, 1987) comme les compétences qui permettent d'utiliser adéquatement le langage en tant qu'outil de communication, dans un certain but et en tenant compte du contexte de l'interaction (par exemple, ce que l'interlocuteur sait et ce qu'il ne sait pas). C'est donc la capacité à dire « ce qu'il faut comme il le faut » pour communiquer étant donné l'interlocuteur que l'on a en face de soi et la situation de communication. Ainsi, nous ne parlerons pas de la même manière, en disant exactement la même chose, à la maison ou au travail, à un ami proche ou à un inconnu dans la rue et ce, même si le sujet de la conversation est le même.

Les capacités pragmatiques sont tributaires du développement des compétences linguistiques formelles (acquisition de la phonologie et de la grammaire) et sémantiques (vocabulaire et discours), mais elles impliquent aussi la maîtrise d'habiletés spécifiques (par exemple, l'alternance des rôles, l'établissement d'un référent commun, l'utilisation d'actes de langage). Elles requièrent également des habiletés cognitives plus générales (comme la capacité à intégrer des informations venant de plusieurs sources, la capacité à adopter le point de vue d'autrui) et nécessitent des compétences sociales telles que la prise en compte du statut social de son interlocuteur (Hupet, 2006).

Notons que le concept de « pragmatique » est plus ou moins large en fonction des auteurs. Notamment, certains y intègrent les compétences *discursives* car celles-ci sont étroitement liées aux compétences pragmatiques. Les compétences discursives renvoient à la capacité à utiliser le langage comme « son propre contexte » (Hickmann, 2000), c'est-à-dire, en expression, à produire un discours cohérent, dans lequel les liens entre les énoncés successifs sont correctement effectués, et à traiter, en réception, ces relations de cohérence (par exemple le traitement des pronoms, des connecteurs, la réalisation des inférences, etc.). D'autres auteurs ne font pas clairement la distinction entre les deux (c'est le cas, par exemple, dans la *Children Communication Check-list* de Bishop, 1998). Ici, nous aborderons la notion de compétences pragmatiques en nous attachant aux caractéristiques communes à la gestion de toute situation de communication, sans tenir compte du type de discours. Nous intégrons donc les aspects discursifs, en veillant néanmoins à être aussi précises que possible.

Dans une première partie de ce chapitre, nous allons d'abord décrire les symptômes qui peuvent être observés dans le cadre d'un trouble pragmatique, qu'il soit primaire ou secondaire à d'autres troubles. Puis nous aborderons la question de la difficulté du diagnostic différentiel entre les troubles du développement du langage, l'autisme et les troubles pragmatiques. Sans être exhaustives, nous relèverons certaines spécificités qui ont été mises en évidence en ce qui concerne les compétences pragmatiques des enfants présentant un trouble du développement du langage. Nous terminerons cette première partie en décrivant différentes techniques et outils d'évaluation des compétences pragmatiques. Dans un deuxième temps, nous présenterons trois vignettes cliniques, afin d'illustrer l'importance de l'évaluation des habiletés pragmatiques dans le cadre d'un diagnostic différentiel.

Les troubles pragmatiques

Les troubles pragmatiques sont définis comme la difficulté à utiliser le langage pour transmettre et comprendre un message. Ce type de troubles est généralement assez visible car l'enfant s'avère être un piètre partenaire conversationnel, peu informatif, peu collaborant et inadéquat dans la conversation. En cas de trouble pragmatique, différents symptômes peuvent être relevés (*cf.* par exemple, McTear et Conti-Ramsden, 1992 ; Rapin, 1996 ; Adams, 2001, 2002 ; Maillart, 2003 ; de Weck, 2010) :

- un répertoire réduit d'actes de langage. Les actes de langage étant « une façon de faire quelque chose avec du matériel linguistique », par exemple une requête, une appréciation, un ordre, etc. Dans les cas les plus sévères, on observera un répertoire réduit aux seules requêtes, de même qu'une compréhension littérale des actes indirects. Par exemple, à une requête indirecte comme « veux-tu fermer la fenêtre ? », l'enfant répondra « oui » ou « non » ;
- une certaine passivité dans la conversation et par conséquent peu d'initiations, ou des initiations inappropriées (par exemple, l'enfant pose des questions dont il connaît la réponse). Cette passivité se traduit notamment par des difficultés à collaborer pour établir un référent commun ou à restaurer la compréhension en

cas de « panne conversationnelle », par exemple quand un malentendu survient dans la conversation. Les enfants avec un trouble pragmatique ont plutôt l'air de monologuer que de participer à un dialogue ;

- une prise de tour de rôle inadéquate dans la conversation, que ce soit temporellement ou sémantiquement : l'enfant interrompt son interlocuteur ou au contraire ne répond pas à temps ou encore répond « à côté de la plaque » ;
- un manque d'adaptation à l'interlocuteur et à ses connaissances, une faible prise en compte des besoins de l'interlocuteur, de ses états mentaux. On relève ainsi des stratégies inefficaces pour attirer l'attention d'autrui (par exemple, l'enfant parle de quelque chose qui n'est pas compréhensible pour autrui ou qui n'intéresse que lui), des difficultés à marquer ce qui est présupposé et ce qui est nouveau (par exemple, les articles indéfinis et définis sont utilisés à mauvais escient), des changements fréquents de thème, avec une tendance à passer « du coq-à-l'âne », sans négocier le changement de thème conversationnel, et enfin des difficultés de cohérence et notamment dans l'utilisation des pronoms personnels (utilisation ambiguë) ;
- des difficultés narratives : les enfants avec trouble pragmatique rapportent peu d'informations dans des tâches de rappel d'histoire ;
- des difficultés de compréhension : difficultés à réaliser des inférences, compréhension basée sur des mots isolés qui servent d'indices plutôt que sur la signification complète de l'énoncé, etc. ;
- dans certains cas, on peut également observer des comportements d'écholalies, une utilisation stéréotypée d'énoncés dépourvus de fonctions communicatives évidentes, persévérations, circonlocutions (« tourne autour du pot »).

Il est important de noter que les troubles pragmatiques que l'on observe chez certains enfants peuvent être « secondaires » à des difficultés langagières (touchant la phonologie, le lexique et/ou la morphosyntaxe), car ces difficultés vont limiter les capacités de communication de l'enfant (Prutting et Kirchner, 1987). Le déficit pragmatique sera alors d'autant plus important que les difficultés langagières sont sévères, comme dans le cas d'une dysphasie. Les troubles peuvent également être dus à des difficultés cognitives car les habiletés pragmatiques nécessitent la mise en place de processus cognitifs fort coûteux, ce qui aura un impact chez des enfants présentant un retard mental, par exemple (Bishop, 1997).

Les troubles pragmatiques peuvent également être « primaires », c'est-à-dire, qu'ils sont présents en dépit d'un langage formel correct ou que le trouble du langage observé ne suffit pas à expliquer l'ampleur des difficultés de communication présentées. Rapin et Allen (1983) ont utilisé le terme de *semantic-pragmatic deficit syndrome* (syndrome sémantico-pragmatique) pour parler de ces enfants bavards, possédant de faibles capacités de gestion de l'alternance des tours de parole, ayant des difficultés à maintenir un même sujet de conversation, ne tenant pas compte des connaissances de leur interlocuteur, ayant un style très littéral et des capacités d'inférence limitées, etc. Le terme de *semantic-pragmatic language disorder* (désordre sémantico-pragmatique) a ensuite été repris par Bishop et Rosenbloom (1987). Notons que Rapin et Allen regroupaient, sous cette étiquette, tous les enfants présentant des difficultés de communication, quel que soit le tableau dans lequel ce trouble apparaissait (autisme, syndrome de Williams, etc.). C'est pourquoi, plus tard, Bishop (2000) a préféré employer le terme de *pragmatic language impairement* (ou trouble pragmatique du langage). Selon cet auteur, le trouble pragmatique est une catégorie intermédiaire entre autisme et trouble du développement du langage, ce trouble pouvant être associé à des difficultés langagières importantes ou à des traits autistiques, sans que ce ne soit systématiquement le cas.

Problème de diagnostic différentiel

Nous savons que les compétences discursives et pragmatiques sont affectées dans l'autisme (Rapin, 1996). L'autisme se définit en effet comme un trouble envahissant du développement caractérisé, notamment, par une altération qualitative des interactions sociales, du langage et de la communication (*cf.* triade des symptômes de l'autisme du DSM-IV). Même lorsque la personne présentant de l'autisme a acquis un niveau linguistique relativement correct (autisme dit de haut niveau et syndrome d'Asperger), il n'est pas rare d'observer des difficultés à raconter une histoire cohérente, à participer à une conversation, etc. (Norbury *et al.*, 2004). Néanmoins, l'autisme n'est pas le seul tableau dans lequel on relève un déficit de la pragmatique. Outre en cas de retard mental où le déficit cognitif va engendrer des difficultés pragmatiques (à des degrés divers selon le syndrome[1]), on décrit également des difficultés pragmatiques marquées chez les enfants présentant un déficit de l'attention avec hyperactivité (*Attention Deficit/Hyperactivity Disorder*, ADHD) (Bishop et Baird, 2001). De même, en cas de dysphasie, on observera des difficultés d'expression et/ou de compréhension qui constituent une entrave à la communication, les compétences pragmatiques en seront également affectées (*cf.* infra).

Par ailleurs, un trouble pragmatique peut coexister avec des difficultés langagières et/ou des traits autistiques, même si ce n'est pas nécessairement le cas (Bishop, 2000). Il n'est pas non plus rare d'observer des difficultés d'insertion sociale (retrait, difficultés d'adaptation sociale, etc.) chez les enfants dysphasiques (Fujiki et Brinton, 1994). Certaines études longitudinales mettent d'ailleurs en évidence des changements de profils chez des enfants présentant initialement un trouble du développement du langage. Ces études suggèrent qu'avec le temps, les difficultés langagières deviennent moins spécifiques avec une diminution des capacités non verbales et une augmentation des difficultés sociales chez les adolescents et les jeunes adultes, avec parfois l'apparition de traits autistiques (*cf.* par exemple, Howlin, Mawhood et Rutter, 2000).

On note donc certaines similarités entre les enfants et adolescents présentant de l'autisme, une dysphasie ou un trouble pragmatique. À l'heure actuelle, l'un

1. Certains syndromes génétiques induisant un retard mental s'accompagnent en effet de difficultés pragmatiques spécifiques, liées par exemple à la présence de traits autistiques comme dans le X-fragile ou à un fonctionnement social particulier, comme dans le syndrome de Williams-Beuren; dans d'autres cas, comme dans le syndrome de Down par exemple, les compétences pragmatiques sont plutôt un point fort (McDuffie et Abbeduto, 2009).

des enjeux de la clinique dans ce domaine est donc de parvenir à réaliser un diagnostic différentiel entre ces différents troubles. Ce diagnostic est loin d'être toujours évident : les limites entre les différentes pathologies sont floues, et les similitudes et les spécificités des atteintes discursives et pragmatiques ne sont pas toujours claires. Il existe ainsi des patients pour qui ni le diagnostic d'autisme ni le diagnostic de dysphasie ne peuvent être posés : ils ne présentent pas tous les critères diagnostiques mais un profil intermédiaire, par exemple, des difficultés linguistiques, pragmatiques et quelques traits autistiques (Bishop, 2003). Or le diagnostic peut se montrer essentiel car il va permettre d'orienter les aides et traitements proposés à ces enfants.

Difficultés pragmatiques des enfants dysphasiques

En cas de trouble du développement du langage, différents éléments vont avoir un impact sur le développement des habiletés pragmatiques. Comme on l'a vu précédemment, les enfants dysphasiques disposent d'outils linguistiques peu opérationnels en production et en compréhension, ce qui va avoir un impact sur leur capacité à communiquer. De plus, on observe souvent, dans le contexte d'un trouble langagier, un appauvrissement de l'*input* linguistique. En effet, d'une part, l'adulte a tendance à s'adapter au niveau langagier de l'enfant (Mac Tear et Conti-Ramsden, 1996). D'autre part, les enfants présentant un trouble langagier ont parfois tendance à rester en retrait et à limiter la fréquence de leurs interactions communicationnelles, suite aux nombreux échecs de communication qu'ils ont déjà vécus (Mac Tear et Conti-Ramsden, 1992). Enfin, un dernier élément est l'importance des ressources consommées par les processus linguistiques qui ne sont pas automatisés chez les enfants dysphasiques. Ces ressources ne sont dès lors plus disponibles pour d'autres mécanismes, notamment ceux qui sont impliqués dans les habiletés pragmatiques (Just et Carpenter, 1992).

Différentes études ont observé des faiblesses chez les enfants présentant un trouble spécifique du développement du langage (TDL) dans la gestion adéquate d'une conversation (alternance des tours de parole, cohérence du discours, etc.). Nous en présentons ci-dessous quelques illustrations :

Actes de langage

Mac Tear et Conti-Ramsden (1992) ont observé que les enfants TDL présentaient un répertoire limité d'actes de langage par rapport à leurs pairs. Ils éprouvent des difficultés à comprendre des actes de langage et à sélectionner les formes adéquates en production. De plus, ils ont tendance à comprendre de manière littérale les actes indirects.

Initiations des échanges et réponses aux initiations

En général, les enfants TDL initient peu la conversation. De plus, ils éprouvent des difficultés à utiliser des stratégies adéquates, en tenant compte des besoins de l'interlocuteur et de la situation conversationnelle (Mac Tear et Conti-Ramsden,

1996). Rice, Sell et Hadley (1991) observent également qu'ils s'adressent préférentiellement aux adultes et ont tendance à répondre avec des énoncés courts et à utiliser des moyens non verbaux.

Alternance des tours de parole

On note moins de chevauchements internes (un interlocuteur est en train de parler quand l'autre prend également la parole) chez les enfants TDL que chez les enfants contrôles de même âge chronologique ou de même niveau linguistique. En fait, ils font principalement des chevauchements qui traduisent le fait qu'ils poursuivent leur idée ou qu'ils introduisent une nouvelle information qui n'est pas reliée à l'intervention de l'adulte (Mac Tear et Conti-Ramsden, 1992). Il est intéressant d'observer que les enfants avec un trouble langagier réceptif présentent davantage de difficultés de prise de tour de parole que les enfants avec un trouble langagier touchant uniquement le versant expressif du langage (Craig et Evans, 1993).

Pannes conversationnelles

Les pannes conversationnelles sont plus fréquentes chez les enfants TDL (Yont, Hewitt et Miccio, 2002). On observe en effet davantage de situations dans lesquelles l'un des interlocuteurs n'a pas compris ce que l'autre a voulu lui dire, suite à des propos inintelligibles, par exemple, mais également à causes d'énoncés ambigus.

Réparations conversationnelles

Suite à des chevauchements internes, les enfants TDL tendent davantage à ne pas réparer les accrocs conversationnels, en comparaison à des enfants de même âge chronologique et de même âge linguistique (Fujiki, Brinton et Sonnenberg, 1990).

Demandes de clarification

Les enfants TDL réalisent moins de requêtes de clarification que les enfants contrôles (Hupet, 1996). Ils éprouvent également des difficultés à répondre adéquatement aux demandes de clarification. Leurs difficultés augmentent quand ils doivent répondre à plusieurs demandes de clarification successives pour un même contenu sémantique (Brinton et Fujiki, 1982).

Questions-réponses

Les enfants TDL posent moins de questions que leurs pairs dans les conversations (Brinton et Fujiki, 1982).

Établissement d'un référent commun

Les enfants TDL sont peu efficaces dans ce type de tâche. En effet, ils ont des difficultés à fournir suffisamment d'informations pertinentes pour que leur interlocuteur puisse choisir l'image qu'ils ont choisie (Chantraine, 1994).

Évaluation des troubles pragmatiques

Nous ne disposons malheureusement pas, à l'heure actuelle, de beaucoup d'outils en français permettant d'évaluer de manière précise et ciblée l'ensemble des compétences pragmatiques chez l'enfant. Cependant, nous pouvons avoir recours à différentes techniques et outils d'évaluation qui, combinées, nous apporteront de précieuses informations. Loin d'être une liste exhaustive, nous allons décrire différents types d'évaluation (pour une description plus détaillée, *cf.* Hupet [2006], Monfort [2007] ainsi qu'Adams [2002], notamment pour les épreuves existant en anglais).

Tests psychométriques

Il n'existe pas un test unique, qui évaluerait tous les aspects des compétences pragmatiques. Il est donc nécessaire d'utiliser différentes parties de tests pour obtenir une analyse la plus fine possible. Parmi les tests disponibles en français, notons par exemple le bain des poupées (BEPL, Chevrie-Muller *et al.*, 1988) et la *Maison Fisher-Price* (Le Normand, 1991) qui évaluent certaines compétences communicatives (actes de langage, prises d'initiative, etc.) dans un contexte de jeu symbolique. L'échelle de communication sociale précoce (Guidetti et Tourette, 1993) permet d'analyser les interactions de l'enfant (interaction sociale, attention conjointe, régulation du comportement) dans la communication préverbale et les débuts de la communication verbale. L'EVALO 2–6 (Coquet, Ferrand, Roustit, 2009) évalue la compréhension et la production de certains actes de langage et de routines conversationnelles à travers un entretien d'accueil de l'enfant et d'un dessin réalisé sous consignes. Une tâche de communication référentielle est également proposée, dans laquelle l'enfant doit donner des indications à l'expérimentateur, pour que celui-ci puisse sélectionner des objets et les disposer afin qu'ils soient positionnés exactement de la même manière que sur une photo que l'enfant a choisie et que l'expérimentateur ne voit pas.

Inventaires

Il existe de nombreux inventaires (publiés généralement en anglais), standardisés ou non, évaluant les habiletés pragmatiques, qui peuvent être complétés soit par l'expérimentateur (en situation de jeu avec l'enfant, par exemple), soit par un proche de l'enfant. Ils permettent de lister les compétences observées chez l'enfant dans une ou plusieurs situations. On trouve des inventaires assez généraux, évaluant différents aspects des compétences pragmatiques (par exemple, en anglais, l'inventaire de Prutting et Kirchner [1987] qui évalue des compétences pragmatiques générales à partir de l'observation de l'interaction de l'adulte et de l'enfant) ou, au contraire, des inventaires ciblés, évaluant spécifiquement un aspect de la pragmatique (par exemple, les actes de langage et les intentions communicatives). La grille la plus connue et la plus utilisée est certainement la *Children's Communication Checklist* (CCC, Bishop, 1998). Elle a été traduite en français (Maillart, 2003). Il s'agit un outil d'évaluation des aspects qualitatifs du langage consistant en une grille complétée par un adulte proche de l'enfant. Elle est composée de neuf sous-échelles qui évaluent les aspects structurels du langage (phonologie, syntaxe), les difficultés pragmatiques (initiation de la conversation, cohérence, langage stéréotypé, utilisation du contexte conversationnel et rapport conversationnel) ainsi que les aspects non linguistiques des comportements (relations sociales et centres d'intérêt). Pour chaque sous-échelle, le proche indique si une affirmation correspond « pas du tout, peu ou tout à fait » à l'enfant. C'est une grille subjective de première ligne mais qui apporte des informations utiles pour mettre en évidence un « profil ». Parmi ses avantages, on note que c'est un outil sensible, complet, facile à utiliser, bien validé, et qui peut être complété par des personnes qui connaissent bien l'enfant. Il existe une version plus récente, la CCC-2, validée en anglais (Norbury *et al.*, 2004). Cette deuxième version est constituée de dix sous-échelles (les sous-échelles ont été modifiées avec notamment l'addition d'une échelle « sémantique » supplémentaire) qui permettent d'obtenir deux nouveaux scores composites, évaluant les compétences générales de communication et les difficultés d'interactions sociales. Les items se veulent plus concrets et moins subjectifs. On demande désormais au proche d'estimer la fréquence d'apparition de tel ou tel comportement.

Évaluation naturelle de l'interaction

L'évaluation peut être réalisée en situation familière (maison, école, etc.) ou en situation de jeu. Elle permet d'analyser qualitativement différentes compétences pragmatiques : par exemple, les actes de langage, les initiations et les réponses à l'initiation, la gestion des tours de parole, les réparations conversationnelles, la gestion du thème conversationnel, la cohérence, etc.

Évaluation d'un échantillon narratif

Des tâches de récits sur images ou de rappel de récits peuvent être proposées, des difficultés narratives étant fréquentes chez les enfants présentant un trouble pragmatique (Adams, 2001). Une évaluation qualitative des indices discursifs peut alors être réalisée (connecteurs, anaphores, etc.). Le « récit de la grenouille » (*Frog, Where are you*, Meyer, 1969) est une épreuve de récit sur images fréquemment utilisée dans la recherche, notamment dans des études portant sur le développement des compétences discursives, et pour laquelle on dispose de grilles de décodage (par exemple, Le Normand, 2007 ; Norbury et Bishop, 2003).

Analyse d'un échantillon de conversation

L'analyse qualitative d'un échantillon de conversation peut apporter de précieuses informations sur les difficultés pragmatiques de l'enfant (cohérence, gestion des tours de parole, réparations conversationnelles, gestion du thème conversationnel, etc.).

Évaluation de la compréhension en contexte

Il ne faut pas négliger l'importance de l'évaluation de la compréhension « en contexte », notamment en analysant les capacités de l'enfant à comprendre des inférences, des expressions idiomatiques (capacité à déduire une signification non littérale d'une expression, par exemple l'épreuve d'Iralde et Lainé, 2004), des implications conversationnelles (inférer une signification non littérale, en se basant sur le contexte de l'interaction, par exemple, le LECPC de Bernicot *et al.*, 2005), etc.

Tâches de communication référentielle

Les tâches de communication référentielle permettent notamment d'évaluer les compétences liées à la « théorie de l'esprit » (c'est-à-dire la capacité à se faire une représentation des états mentaux d'autrui, à « lire » dans l'esprit des autres) qui doivent être mobilisées dans la conversation. Dans ce type de tâche, l'enfant et son interlocuteur doivent communiquer de manière efficace sans se voir pour atteindre un but donné (*cf.* Chantraine, 1994). Pour ce faire, l'expérimentateur et l'enfant disposent chacun d'une même série d'images et sont séparés par un écran qui les empêche de voir les images de l'autre. Ils doivent décrire les images pour que l'autre puisse les remettre dans le même ordre. Cette épreuve a pour avantage qu'elle permet d'estimer tour à tour la production de l'enfant et sa compréhension, et qu'elle donne des informations sur différents indices, comme la capacité à collaborer pour définir un référent commun, à participer aux réparations de pannes conversationnelles, etc.

Chaque type d'évaluation a ses avantages et ses inconvénients (Adams, 2002). L'observation naturelle est une situation écologique mais demande énormément de temps, que ce soit pour la récolte de données ou de leur analyse. De plus, si un comportement n'apparaît pas dans une situation précise, on ne peut pour autant déduire qu'il n'existe pas dans d'autres circonstances (Prutting et Kirchner, 1987). Enfin, il est difficile d'évaluer la compréhension en situation naturelle. D'un autre côté, les situations standardisées ne reflètent pas toujours les situations « réelles », même si elles peuvent être assez naturelles quand les jeux et le matériel proposés sont appropriés. Les grilles d'observation, quant à elles, peuvent être complétées par des proches de l'enfant, qui le connaissent bien et ce, dans différentes situations de vie, mais elles restent soumises à la subjectivité de celui qui les remplit. De plus, de nombreux inventaires non normés permettent de dégager des points forts et des faiblesses chez un enfant mais sans donner d'indication sur le degré de gravité des difficultés de l'enfant. Une solution est donc de combiner les différents types d'évaluation, ce qui permet d'évaluer des aspects différents de la pragmatique dans des situations variées et d'obtenir des informations quantitatives et qualitatives. On peut ainsi observer l'enfant en situation familière, faire compléter une grille par les parents et par l'instituteur, analyser un échantillon de conversation et utiliser des situations plus normées pour évaluer certaines habiletés ciblées. De plus, il n'est pas inutile de débuter l'évaluation par un entretien détaillé avec les parents, qui, en plus d'informations plus générales, permettra d'obtenir des données précises sur le développement et les capacités de communication de l'enfant.

Malgré cela, l'évaluation des compétences pragmatiques reste complexe, et ce, notamment parce qu'il n'existe pas de véritables normes développementales clairement établies. Le tableau 7.1 (d'après Adams, 2002) illustre bien le fait que

Tableau 7.1. Développement des compétences pragmatiques chez l'enfant tout-venant : un résumé de quelques études (d'après Adams, 2002).

Compétences pragmatiques	Âges d'émergence*	Sources
Alternance des rôles dans la communication préverbale	8–9 mois	Ninio et Bruner, 1978
Premières intentions communicatives préverbales	12 mois	Coggins et Carpenter, 1981
Développement d'un premier répertoire d'actes de langage	14–32 mois	Snow *et al.*, 1996
Respect des règles de l'alternance des rôles dans la communication verbale	entre 2 ; 6 et 3 ; 6	Klecan-Aker et Swank, 1988
Maintient d'un thème conversationnel dans une interaction avec un adulte	à partir de 2 ans	Ervin-Tripp, 1979
Réalisation de demandes de clarification	à partir de 2 ans	Gallagher, 1977 ; Ferrier *et al.*, 2000
Adaptation du style de discours en fonction de l'interlocuteur	à partir de 2 ans	Dunn et Kendrick, 1982
Utilisation de formes rudimentaires de politesse	à partir de 2 ans	Bates *et al.*, 1979
Réponse à des demandes non spécifiques de répétition	2 ans	Yont *et al.*, 2000
Majorité des actes de langage acquis	3–4 ans	Tough, 1979 ; McTear et Conti-Ramsden, 1992
Capacité à inférer des informations d'une histoire	3–4 ans	Paris et Upton, 1976
Capacité à inférer une signification indirecte	4–6 ans	Eson et Shapiro, 1982
Réparation du non-respect des tours de parole	5 ans	Ervin-Tripp, 1979
Diminution des pauses (« blancs ») dans l'interaction	5 ans	Dewart et Summers, 1997
Présence de la trame d'une histoire	5–7 ans	Liles, 1993
Habiletés métapragmatiques	6–7 ans	Andersen-Wood et Smith, 1997
Maîtrise des marqueurs discursifs	7 ans	Kyratzis et Ervin-Tripp, 1999
Utilisation efficace de références anaphoriques	6–7 ans	Karmiloff-Smith, 1985

Compétences pragmatiques	Âges d'émergence*	Sources
Capacité à être suffisamment informatif	9 ans	Lloyd *et al.*, 1995
Formes de politesse totalement acquises	à partir de 9 ans	McTear et Conti-Ramsden, 1992
Diminution des erreurs de cohésion et de référence	9–12 ans	Ripich et Griffin, 1988 ; Bamberg, 1987
Explication d'expressions idiomatiques	jusqu'à 17 ans	Spector, 1996

* Les âges donnés sont des approximations et non des normes développementales.

l'âge d'apparition des différentes compétences pragmatiques et de leur maîtrise reste assez approximatif. Par exemple, vers 3–4 ans, le répertoire des actes de langage est presque complet (Tough, 1979 ; MacTear et Conti-Ramsden, 1992) mais il faudra attendre 9 ans ou plus pour voir apparaître l'entièreté des formes de persuasion et de politesse (MacTear et Conti-Ramsden, 1992). Ce tableau met également en évidence le fait que les premières habiletés se développent très tôt, dès les premières interactions, et qu'elles continuent à se développer très tardivement. En effet, différentes études portant sur le développement langagier ont analysé les premières intentions communicatives dans la communication préverbale et observent, par exemple, l'émergence de l'alternance des rôles vers 8–9 mois (Nino et Bruner, 1978). En revanche, des études portant sur la capacité à expliquer des expressions idiomatiques nous indiquent que certaines compétences continuent à s'améliorer jusqu'à 17 ans (Spector, 1996).

D'autres facteurs complexifient l'évaluation, comme les interactions complexes qui existent entre les influences sociales, linguistiques, cognitives et culturelles sur la pragmatique. Le facteur socioculturel aura par conséquent un impact important sur le développement des compétences pragmatiques. De plus, il existe des variations développementales importantes en fonction du style individuel de communication de chaque individu. Et enfin, on peut observer des variations importantes en fonction du contexte et de l'interlocuteur. L'endroit où se déroule l'évaluation ainsi que la situation précise d'évaluation et les personnes présentes vont donc avoir un impact important (Adams, 2002).

Illustration de l'évaluation des difficultés pragmatiques

Trop souvent, l'évaluation des habiletés pragmatiques est négligée dans les bilans langagiers. Afin d'illustrer l'intérêt de l'évaluation des compétences pragmatiques dans le cadre d'un diagnostic différentiel entre dysphasie, autisme et trouble pragmatique, nous allons décrire brièvement trois patients : « A. », « L. » et « S. ». Ces patients ont tous bénéficié d'un bilan logopédique du langage oral évaluant les différents niveaux langagiers (phonologie, lexique, morphosyntaxe). Une tâche rappel de récit (CMS, Cohen, 2001) et de communication référentielle a également été proposée, ainsi que la *Children's Communication Check-list* de Bishop (1998) qui a été notamment complétée par les mamans des trois patients. Ces outils ne sont bien entendu pas suffisants pour poser un diagnostic différentiel mais, nous le verrons, nous apportent des informations précieuses quant au profil de ces enfants, à savoir la présence de difficultés pragmatiques ou de certains traits autistiques associés. Il est bien évidemment nécessaire de compléter par la suite ce bilan pragmatique de première ligne.

Description des trois patients

« A. » est âgé de 13 ans. Il a déjà été diagnostiqué comme étant dysphasique et vient pour faire le point sur ses difficultés et pour orienter au mieux les prises en charge et la scolarité. Le bilan langagier met en évidence un déficit lexical en production avec des signes de manque du mot ainsi qu'un déficit morphosyntaxique tant au niveau réceptif qu'expressif.

« L. » est âgé de 11 ans. Cet enfant présente beaucoup d'anxiété et certains traits autistiques mais le diagnostic d'autisme a été écarté. Il possède un monde imaginaire très riche. Les parents se plaignent de difficultés pragmatiques (digressions, enfant inadéquat dans la conversation, donne des détails inutiles, est peu informatif, etc.). Le bilan langagier réalisé nous indique des scores globalement dans les normes des enfants de son âge, si ce n'est une faiblesse en morphosyntaxe expressive. Nous avons également proposé une épreuve évaluant la compréhension des expressions idiomatiques, inspirée de la tâche d'Iralde et Lainé (2004) car ses parents se plaignaient de sa difficulté à comprendre le double sens des mots. On propose à l'enfant douze expressions et il doit choisir la signification correcte parmi trois propositions. Mis à part une expression (« donner sa langue au chat »), toutes les expressions sont comprises de manière littérale (par exemple, « jeter l'argent par la fenêtre » : « on prend l'argent et on le jette par la fenêtre quand on est fou »).

« S. » est âgé de 10 ans. Il présente des traits autistiques marqués (évite le regarde de l'adulte, a des intérêts privilégiés, des fous rires inexpliqués, etc.). Ses parents décrivent des difficultés à répondre de manière adéquate, à être cohérent et logique, à ne pas tout prendre au pied de la lettre et à se représenter les états mentaux d'autrui. Le bilan nous rapporte un déficit lexical expressif et un déficit morphosyntaxique touchant la compréhension et la production.

Tâche de rappel de récit

Dans cette épreuve (CMS, Cohen, 2001), on raconte deux récits aux enfants qui doivent ensuite les répéter (rappel immédiat). Ensuite, 25 à 35 minutes plus tard, on leur demande à nouveau de les raconter (rappel différé). Puis on leur pose une série de questions portant sur les récits et pour lesquelles ils doivent répondre par oui ou par non (reconnaissance différée). Cette tâche a pour objectif d'évaluer les capacités de l'enfant en mémoire verbale mais nous nous intéresserons ici, qualitativement, aux aspects pragmatiques et discursifs de ces récits.

« A. » : Le contenu de ses récits est proche des récits originaux. On ne note aucune déformation des informations et aucune intrusion. Ses propos sont cohérents. Il est cependant nécessaire d'encourager A. et de le relancer pour qu'il donne un maximum d'informations. Il utilise des phrases relativement courtes et simples sur le plan syntaxique, mais on ne note aucune erreur grammaticale. Les pronoms personnels sont toutefois utilisés de manière ambiguë (par exemple : « ils »).

« L. » : Même s'il reste relativement proche des récits originaux, nous observons que L. mélange certains éléments (par exemple : le prénom des personnages; il dit que deux hommes sont en noir alors que c'est leur voiture qui est noire, etc.) et qu'il invente également quelques informations supplémentaires. Au niveau morphosyntaxique, nous notons quelques erreurs de flexions verbales (par exemple : « il disa ») et de concordance de temps. Certains énoncés sont incorrects sur le plan grammatical. Il se trompe également dans le choix des pronoms (par exemple : « eux » pour « Marie et Claire »).

« S. » : Il déforme certains éléments de l'histoire (par exemple : « magasin de banque » au lieu de « magasin d'alimentation »). Plusieurs erreurs sont visiblement dues à une mauvaise compréhension de certains termes qui peuvent avoir plusieurs significations (par exemple : « elle **vit**, dans un bateau à moteur, deux hommes en train de pêcher » devient « elle était dans un bateau, elle **vivait** dans un bateau »). En rappel différé, le récit s'éloigne encore un peu plus de l'histoire de départ. De plus, S. mélange les deux histoires.

Tâche de communication référentielle

Dans cette tâche, l'enfant et la logopède possèdent les mêmes images, représentant le personnage Tintin, soit seul, soit accompagné d'un de ses compagnons d'aventure, dans différentes situations. Aucun des deux ne voit les images de l'autre. Chacun à son tour choisit une image et la décrit pour que l'autre puisse la retrouver sans hésitation parmi toutes les images.

« A. » : Dans la situation où il doit retrouver l'image, on observe que A. attend bien d'avoir tous les éléments pertinents pour choisir l'image correcte. Il ne fait aucune erreur. Quand c'est à son tour de décrire les images, ses performances sont entravées par ses difficultés lexicales et morphosyntaxiques (*cf.* extrait 1). Il cherche ses mots et l'on note des erreurs dans ses constructions de phrases. Mis à part pour la première image à décrire où il a été nécessaire de lui demander des informations complémentaires, A. donne spontanément suffisamment d'informations pertinentes pour que l'image correcte soit retrouvée. De plus, il collabore bien, répond aux questions d'éclaircissement et s'aide d'indices non verbaux.

Extrait 1

A. : Alors – euh – Tintin et Milou, ils sont avec un ami qui est chinois et – euh – un petit pantalon noir et y a une sorte de – un peu comme j'ai moi – mais en vert (il montre son pull).

Logopède : Un pull ?

A. : Oui – euh – non.

Logopède : Une chemise ?

A. : Oui.

« L. » : Il n'éprouve aucune difficulté à retrouver les images qu'on lui décrit. En revanche, lui-même ne donne pas toujours suffisamment d'informations pour que l'image soit retrouvée et il fournit les indications sans tenir compte des connaissances de son interlocuteur (par exemple, il parle d'un endroit où son papa est parti). Il ne collabore pas correctement avec son interlocuteur (il ne répond pas aux questions posées mais persévère dans son explication). Il ajoute certaines informations relatives aux sentiments des personnages (ex : Tintin n'aime pas cet enfant). Il utilise les pronoms de façon ambiguë et des termes génériques trop peu précis (par exemple : un animal). On note également quelques erreurs syntaxiques (*cf.* extraits 2 et 3).

Extraits 2 et 3

Extrait 2

L. : Ça c'est une de mes préférées, mon papa est parti en voyage. C'est Tintin qui visite. À côté de lui, un personnage qui habite – euh – son pays il est grand. Il habite en dessous de nous, en dessous de l'Europe et au-dessus de l'Antarctique.

Logopède : Explique-moi un peu plus l'image...

L. : Bon ben, il tient une caméra.

Extrait 3

L. : Là, c'est Tintin avec un personnage américain.

Logopède : Tu crois que j'ai assez d'informations pour trouver ? Plusieurs personnes peuvent venir d'Amérique.

L. : Bon, ben c'est écœurant mais y en a qui mangent le foie des buffles et des taureaux et ils adorent camper dehors.

Logopède : Qui sont ces gens dont tu me parles ?

L. : Ils croient vraiment en des Dieux.

Logopède : Mais comment s'appellent-ils ?

L. : Des fois, ils sacrifient les gens. [...]

« S. » : Il aime beaucoup cette épreuve et se montre impatient. Dans la situation où il doit retrouver l'image, il sélectionne la bonne image sans aucune hésitation lorsqu'il attend d'avoir toutes les informations nécessaires, mais il a parfois tendance à se précipiter. Dans la situation inverse, il décrit les images de façon très complète et demande directement si l'image a bien été retrouvée. Il n'a hésité que pour une seule image (*cf.* extrait 4) mais a correctement répondu à la demande d'éclaircissement de la logopède.

Extrait 4

S. : Y a Abdallah qui essaye quand il ouvre la porte.

Logopède : Il essaye quoi ?

S. : Il arrose la tête de Tintin.

Children's Communication Check-list de Bishop (1998)

Dans le tableau 7.2 sont indiqués les scores des trois patients à la grille de Bishop (1998), complétée par la maman de chaque enfant. Les échelles 1 et 2 (intelligibilité-fluence et syntaxe) évaluent des composantes formelles du langage (par exemple, production des sons, construction grammaticale des énoncés). Les échelles 3 à 7, qui permettent d'obtenir le score « composant pragmatique », évaluent différents aspects de la pragmatique. Les échelles 8 et 9 sont non linguistiques et évaluent respectivement les relations sociales et les centres d'intérêt de l'enfant, qui sont généralement altérés dans l'autisme. Les colonnes « min » et « max » indiquent l'étendue observée chez des enfants tout-venant, sans difficultés langagières, âgés de 6 à 16 ans (Bishop et Baird, 2001 ; *cf.* Maillart, 2003). Ainsi, le score le plus faible obtenu par un enfant sans difficulté langagière à l'échelle évaluant le composant pragmatique est de 140. Les scores en gras et en italique sont ceux qui sont inférieurs à ceux observés dans la population normale. Les scores soulignés sont les scores « limites ».

« A. » : Son mauvais score à l'échelle d'intelligibilité-fluence est dû à ses difficultés à s'exprimer de façon compréhensible pour son interlocuteur. Son score « limite » à l'échelle de syntaxe confirme les difficultés observées à ce niveau dans le bilan langagier : A. éprouve encore des difficultés à former des énoncés grammaticalement complexes. Son score au composant pragmatique est « limite » également car il est pénalisé dans sa communication par ses difficultés de compréhension et d'expression. Il éprouve des difficultés à tenir des propos cohérents pour l'interlocuteur et à être un partenaire adéquat et actif dans la conversation. En revanche, on ne note pas de caractéristiques autistiques.

Tableau 7.2. **Scores des trois patients à la grille de Bishop (1998).**

Sous-échelles	A.	L.	S.	Min.	Max.
1. Intelligibilité-fluence	***31***	***29***	*32*	*32*	*37*
2. Syntaxe	*30*	*30*	*31*	*30*	*32*
3. Initiation conversation	*30*	*21*	***19***	*21*	*30*
4. Cohérence	*31*	***28***	***24***	*31*	*36*
5. Langage stéréotypé	*24*	***20***	***18***	*22*	*30*
6. Utilisation contexte conversationnel	*26*	*28*	***19***	*26*	*32*
7. Rapport conversationnel	*30*	*34*	*32*	*30*	*34*
8. Relations sociales	*29*	*30*	***22***	*26*	*34*
9. Centres d'intérêt	*28*	*29*	***24***	*25*	*34*
Composant pragmatique	*141*	***131***	***112***	*140*	*162*

« L. » : Son score d'intelligibilité est parasité par le fait qu'il ne tient pas compte des besoins de son interlocuteur. Il éprouve donc des difficultés à se faire comprendre. Son score « limite » en syntaxe concorde avec les résultats obtenus lors du bilan langagier. Il obtient des scores inférieurs à ceux attendus à plusieurs sous-échelles pragmatiques, ce qui met clairement en évidence la présence de difficultés dans l'utilisation du langage pour communiquer. L. présente des difficultés à tenir des propos cohérents pour l'interlocuteur et à être un partenaire adéquat dans la conversation : on note des difficultés à gérer les capacités d'initiation à la conversation (par exemple, il parle à n'importe qui, de n'importe quoi, il explique de manière répétée des choses qui n'intéressent pas les autres), à tenir compte des besoins de son interlocuteur quand il explique quelque chose, à dire des choses appropriées et de manière cohérente, à comprendre les aspects plus complexes ou plus fins du langage (par exemple, expressions figurées), à ne pas changer brusquement de thème de conversation. En revanche, les scores aux sous-échelles « utilisation du contexte conversationnel » et « rapport conversationnel » sont dans la norme. L présente donc certaines capacités conversationnelles. Parmi ses points forts, on note la maîtrise des règles de politesse, les réponses à l'initiation, l'utilisation du non-verbal, etc. On ne note pas de caractéristiques autistiques marquées.

« S. » : Il obtient un score limite en intelligibilité-fluence, dû à ses difficultés expressives. Les scores aux sous-échelles, dites « pragmatiques » (3 à 7), mettent clairement en évidence la présence de difficultés dans l'utilisation du langage pour communiquer. S. présente des difficultés à tenir des propos cohérents pour l'interlocuteur et à être un partenaire adéquat et actif dans la conversation : on note des difficultés importantes à gérer les capacités d'initiation à la conversation, à tenir compte des besoins de son interlocuteur, à dire des choses appropriées, à comprendre les aspects plus complexes ou plus fins du langage. Son profil correspond à ce que Bishop (1998) a observé auprès d'enfants présentant des caractéristiques autistiques, notamment en ce qui concerne le langage stéréotypé (par exemple, phrases favorites, thème de prédilection, informations trop précises). Dans les échelles non linguistiques, on retrouve également des caractéristiques de l'autisme (par exemple : domaine d'intérêt privilégié). De manière générale, cette grille met bien en évidence les difficultés importantes éprouvées par S. à « lire dans l'esprit des autres » (*cf.* déficit de la « théorie de l'esprit »).

Conclusion

Les trois enfants présentés en illustration montrent donc des profils très différents. Loin d'être redondantes, nous observons que la tâche de rappel de récit, la tâche de communication référentielle et la grille de Bishop (CCC) se complètent et nous apportent des renseignements différents. Tandis que les difficultés pragmatiques de A. semblent davantage être une conséquence de son trouble langagier, L. et S. présentent un trouble pragmatique primaire qui ne semble pas pouvoir être expliqué uniquement par leurs difficultés langagières plus ou moins importantes. S. parvient à collaborer et se montre adéquat dans la tâche de communication référentielle, contrairement à L. De plus, S. présente des traits autistiques marqués, ce qui n'est pas le cas des deux autres enfants. Ces deux outils nous permettent de cibler les difficultés des enfants, même s'ils ne sont bien évidemment pas suffisants à eux seuls pour poser un diagnostic différentiel et doivent êtres complétés, dans le cadre d'un bilan multidisciplinaire, pour orienter au mieux la prise en charge. Les auteurs de la *Children's Communication Check-list* indiquent en effet eux-mêmes que cette grille est utile pour dépister en première ligne des difficultés pragmatiques et identifier les enfants présentant un trouble langagier chez qui il serait bon de détailler l'évaluation du fonctionnement cognitif et social, mais qu'il faut garder à l'esprit que les scores manquent de précision (Norbury, 2004).

Conclusion générale

Les compétences pragmatiques sont des habiletés complexes qui nécessitent la mise en place de compétences linguistiques ainsi que d'habiletés spécifiques (alternance des rôles, établissement d'un référent commun, etc.) et d'habiletés cognitives et sociales plus générales. Ceci a un impact important pour l'évaluation et le diagnostic car ces différentes aptitudes sont susceptibles d'être altérées à des degrés divers, ce qui va moduler le profil observé. Par exemple, chez les enfants dysphasiques, ce sont surtout les difficultés linguistiques qui prédominent. Dans une moindre mesure, on peut également observer des difficultés sur le plan social et dans la maîtrise des habiletés spécifiques et cognitives (notamment si les mécanismes linguistiques consomment trop de ressources). En revanche, dans l'autisme, le déficit premier se situe dans les habiletés spécifiques et également dans les habiletés cognitives générales si l'enfant présente un retard mental, auxquelles s'ajoutent d'importantes difficultés sociales.

Qu'il soit primaire ou secondaire, qu'il coexiste ou non avec des difficultés langagières et/ou des traits autistiques, un trouble pragmatique aura des répercussions importantes dans le quotidien des enfants. C'est pourquoi, lors du bilan du langage oral, il est important de ne pas négliger l'aspect « pragmatique ». Néanmoins, les compétences pragmatiques sont complexes à évaluer car il n'existe pas de réelles normes et nous disposons de peu d'outils complets et ciblés. Face à une suspicion de trouble pragmatique, il est donc nécessaire d'utiliser plusieurs types d'outils d'évaluation, dans différentes situations pour obtenir un maximum d'informations qualitatives et quantitatives, et pouvoir dégager certains profils.

L'évaluation des compétences pragmatiques participe au diagnostic différentiel entre dysphasie, autisme et trouble pragmatique, mais ce diagnostic est loin d'être toujours évident, c'est pourquoi il est crucial qu'un bilan multidisciplinaire soit réalisé, et pas uniquement un bilan logopédique complet, l'objectif ultime étant de pouvoir proposer des pistes de prises en charge les plus adaptées possible aux spécificités de chaque enfant. En fonction des difficultés de l'enfant, une prise en charge portant sur les compétences pragmatiques pourra notamment être envisagée. Plusieurs études ont en effet prouvé l'efficacité de différentes techniques visant à améliorer les habiletés pragmatiques (*cf.* notamment Schelstraete, Bragard, Collette, Nossent et Van Schendel, 2011 pour une synthèse).

Références

Adams, C. (2001). Clinical diagnostic and intervention studies of children with semantic-pragmatic language disorder. *International Journal of Language & Communication Disorders, 36* (3), 289–305.

Adams, C. (2002). Practitioner Review : The assessment of language pragmatics. *Journal of Child Psychology and Psychiatry, 43* (8), 973–987.

Adams, C., Lloyd, J., Aldred, C., & Baxendale, J. (2006). Exploring the effects of communication intervention for developmental pragmatic language impairments: a signal-generation study. *International Journal of Language & Communication Disorders, 41* (1), 41–65.

Bates, E. (1976). *Language and context: the acquisition of pragmatics*. New York : Academic Press.

Bernicot, J., Laval, V., Bareau, B., & Lacroix, A. (2005). L'évaluation des capacités pragmatiques chez l'enfant : présentation de nouveaux outils. In B. Piérart (Ed.), *Le langage de l'enfant : développement et évaluation*. Bruxelles : De Boeck.

Bishop, D. V. M. (1997). *Uncommon understanding: development of language comprehension in children*. Hove, UK : Psychology Press.

Bishop, D. V. M. (1998). Development of the children's communication check-list (CCC): a method for assessing qualitative aspects of communicative impairment in children. *Journal of Child Psychology and Psychiatry, 39*, 879–891.

Bishop, D. V. M. (2000). Pragmatic language impairment : a correlate of SLI, a distinct subgroup, or part of the autistic continuum ? In D. V. M. Bishop, & L. B. Leonard (Eds.), *Speech and Language Impairments in Children: Causes, Characteristics, Intervention and Outcome*. Hove : Psychology Press.

Bishop, D. V. M. (2003). Autism and specific language impairment : categorical distinction or continuum ? *Autism: Neural Basis and Treatment Possibilities, Novartis Foundation Symposium 251*, 213–234.

Bishop, D. V. M., & Baird, G. (2001). Parent and teacher report of pragmatic aspects of communication: Use of the children's communication check-list in a clinical setting. *Developmental Medicine & Child Neurology, 43* (12), 809–818.

Bishop, D. V. M., & Norbury, C. F. (2002). Exploring the borderlands of autistic disorder and specific language impairment: a study using standardized diagnostic instruments. *Journal of Child Psychology and Psychiatry, 43* (7), 917–929.

Bishop, D. V. M., & Rosenbloom, L. (Eds.). (1987). *Childhood Language Disorders: Classification and Overview*. Oxford : Basil Blackwell.

Brinton, B., & Fujiki, M. (1982). Comparison of request-response sequences in the discourse of normal and language-disordered children. *Journal of Speech and Hearing Disorders, 47*, 57–62.

Chantraine, Y. (1994). Le développement des capacités référentielles. In J. Costermans (Ed.), *La pragmatique. Questions de logopédie (Vol.* 28, pp. 105–136).

Chevrie-Muller, C., Simon, A. M., Le Normand, M. T., & Fournier, S. (1988). *Batterie d'évaluation psycholinguistique*. Paris : Éditions du centre de psychologie appliquée.

Cohen, M. J. (2001). *CMS Échelle de mémoire pour enfants*. Paris : Éditions du centre de psychologie appliquée.

Coquet, F., Ferrand, P., & Roustit, J. (2009). *EVALO 2-6*. Isbergues : OrthoÉdition.

Costermans, J., & Hupet, M. (1987). Dimensions pragmatiques du fonctionnement et de l'acquisition du langage. In J. A. Rondal & J. P. Thibaut (Eds.), *Problèmes de psycholinguistique générale* (pp. 87–173). Liège : Mardaga.

Craig, H., & Evans, J. (1993). Pragmatics and SLI : Within-group variations in discourse behaviours. *Journal of Speech and Hearing Research, 36*, 777–789.

Fujiki, M., Brinton, B., & Sonnenberg, E. A. (1990). Repair of overlapping speech in the conversations of specifically language-impaired and normally developing children. *Applied Psycholinguistics, 11*, 201–215.

Fujiki, M., & Brinton, B. (1994). Pragmatics and Social Communication in Child Language Disorders. In G. Richard, & G. Schwartz (Eds.), *Handbook of Child Language Disorders*. New York : Psychology Press.

Guidetti, M., & Tourette, C. (1993). *Évaluation de la communication sociale précoce*. Paris : Éditions EAP.

Hickmann, M. (2000). Le développement de l'organisation discursive. In M. Kail, & M. Fayol (Eds.), *L'acquisition du langage. Le langage en développement : au-delà de trois ans* (pp. 83–116). Paris : PUF.

Howlin, P., Mawhood, L., & Rutter, M. (2000). Autism and developmental receptive language disorder - a follow-up comparison in early adult life. II: Social, behavioural and psychiatric outcomes. *Journal of Child Psychology and Psychiatry and Allied Disciplines, 41*, 561–578.

Hupet, M. (1996). Troubles de la compétence pragmatique : troubles spécifiques ou dérivés ? In G. de Weck (Ed.), *Troubles du développement du langage. Perspectives pragmatiques et discursives* (pp. 61–68). Lausanne : Delachaux et Niestlé.

Hupet, M. (2006). Bilan pragmatique. In F. Estienne, & B. Piérart (Eds.), *Les bilans de langage et de voix*. Paris : Masson.

Iralde, L., & Lainé, A. (2004). Compréhension d'expressions idiomatiques familières selon le degré de transparence métaphorique. *Le langage et l'homme, 39* (2), 141–166.

Just, M. A., & Carpenter, P. A. (1992). A capacity-constrained theory of comprehension: individual differences in working memory. *Psychological Review, 99*, 122–149.

Le Normand, M. T. (1991). La démarche de l'évaluation psycholinguistique chez l'enfant de moins de trois ans. *Glossa, 26*, 14–21.

Le Normand, M. T. (2007). Évaluation de la production spontanée du langage oral et de l'activité sémantique du récit chez l'enfant d'âge préscolaire. *Rééducation Orthophonique, 231*, 53–71.

MacTear, M. F., & Conti-Ramsden, G. (1992). *Pragmatic disability in children*. London : Whurr Publishers Ltd.

MacTear, M. F., & Conti-Ramsden, G. (1996). Facteurs pragmatiques et apprentissage du langage. In G. de Weck (Ed.), *Troubles du développement du langage. Perspectives pragmatiques et discursives* (pp. 113–144). Lausanne : Delachaux et Niestlé.

McDuffie, A., & Abbeduto, L. (2008). Language retardation in children with mental retardation of genetic origin: Down Syndrome, Fragile X Syndrome and Williams Syndroms. In R. G. Schwartz (Ed.), *Handbook of child language disorders* (pp. 44–66). New York : Pyschology Press.

Maillart, C. (2003). Les troubles pragmatiques chez les enfants présentant des difficultés langagières : présentation d'une grille d'évaluation : la Children's Communication Checklist. *Les cahiers de la SBLU, 13*, 13–22.

Meyer, M. (1969). *Frog, Where are you ?* New York : Dial Books.

Monfort, M. (2007). L'évaluation des habiletés pragmatiques chez l'enfant. *Rééducation orthophonique, 231*, 73–85.

Norbury, C. F., & Bishop, D. V. M. (2003). Narrative skills of children with communication impairments. *International Journal of Language & Communication Disorders, 38* (3), 287–313.

Norbury, C. F., Nash, M., Baird, G., & Bishop, D. V. M. (2004). Using a parental check-list to identify diagnostic groups in children with communication impairment: a validation of the Children's Communication Chec-klist-2. *International Journal of Language & Communication Disorders, 39* (3), 345–364.

Prutting, C. A., & Kirchner, D. M. (1987). A clinical appraisal of the pragmatic aspects of language. *Journal of Speech and Hearing Disorders, 52*, 105–119.

Rapin, I. (1996). Practitioner Review : Developmental language disorders: a clinical update. *Journal of Child Psychology and Psychiatry and Allied Disciplines, 37*, 643–655.

Rapin, I., & Allen, D. A. (1983). Developmental language disorders: nosologic considerations. In U. Kirk (Ed.), *Neuropsychology of Language, Reading, and Spelling* (pp. 155–184). New York : Academic Press.

Rice, M. L., Sell, M. A., & Hadley, P. A. (1991). Social interactions of speech - and language - impaired children. *Journal of Speech and Hearing Research, 34,* 1299–1307.

Schelstraete, M. A., Bragard, A., Collette, E., Nossent, C., & Van Schendel, C. (2011). *Traitement du langage oral chez l'enfant.* Paris : Masson-Elsevier.

De Weck, G., & Rosat, M. C. (2003). *Troubles dysphasiques.* Paris : Masson.

De Weck, G., & Marro, P. (2010). *Les troubles du langage chez l'enfant : description et évaluation.* Paris : Masson.

Yont, K. M., Hewitt, L. E., & Miccio, A. W. (2002). 'What did you say'?: understanding conversational breakdowns in children with speech and language impairments. *Clinical Linguistics and Phonetics, 16* (4), 265–285.

Conclusion

L'ensemble des questions envisagées dans les différents chapitres du présent ouvrage invite à considérer les dysphasies ou troubles spécifiques sévères et persistants du langage oral dans toute leur complexité. Les études scientifiques effectuées sur cette pathologie montrent clairement qu'une simple définition en termes d'écart-type par rapport à une norme et de critères d'exclusion est nettement insuffisante. Au contraire, une compréhension en profondeur de ce trouble requiert de prendre en considération de nombreuses variables tant sur le plan langagier que non langagier, et tant sur le plan individuel qu'environnemental.

Longtemps ciblée sur les troubles langagiers d'enfants d'âge scolaire, la recherche dans ce domaine s'est ouverte aux aspects non linguistiques, cognitifs, affectifs ou sociaux, et s'étend désormais du tout jeune enfant aux conséquences des troubles langagiers développementaux chez l'adulte. L'utilisation du langage, et non plus simplement ses caractéristiques formelles, est maintenant au centre de l'attention des chercheurs, comme en témoignent les recherches sur les troubles pragmatiques.

De même, l'impact d'un trouble lié au langage oral sur les apprentissages scolaires n'est pas à négliger. Parmi les perspectives de recherches ouvertes, il est important d'objectiver l'impact des troubles sur la qualité de vie des patients en élaborant des mesures de sévérité des troubles en lien avec l'impact dans la vie quotidienne.

Ainsi, des approches en termes de facteurs de risque et de facteurs de protection permettent de mieux cerner pourquoi certains enfants se retrouvent en difficulté pour acquérir leur langue maternelle.

Ce type d'approche justifie pleinement une conception de l'évaluation, du diagnostic et du traitement en termes d'*evidence-based* : c'est au clinicien que revient la responsabilité d'estimer les facteurs de risque et de protection observés dans le profil d'un enfant, en regard de son expertise et de sa connaissance de la littérature.

472660 - (II) - (0,6) - OSB 80

Elsevier Masson S.A.S
62, rue Camille-Desmoulins
92442 Issy-les-Moulineaux Cedex

Dépôt légal : septembre 2012
Réimpression : novembre 2013
Composition réalisée par
SPI Publisher Services
Pondichéry (Inde)

Imprimé en Pologne par Dimograf